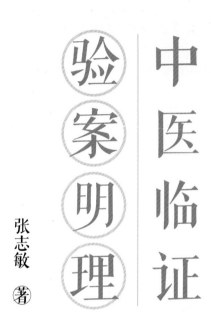

中医临证
验案明理

张志敏 著

人民卫生出版社
·北 京·

图书在版编目（CIP）数据

中医临证验案明理 / 张志敏著 . —北京：人民卫
生出版社，2022.10

ISBN 978-7-117-33662-8

Ⅰ. ①中… Ⅱ. ①张… Ⅲ. ①医案 —汇编 —中国 —现
代 Ⅳ. ①R249.7

中国版本图书馆 CIP 数据核字（2022）第 201898 号

人卫智网	**www.ipmph.com**	医学教育、学术、考试、健康，
		购书智慧智能综合服务平台
人卫官网	**www.pmph.com**	人卫官方资讯发布平台

中医临证验案明理
Zhongyi Linzheng Yan'an Mingli

著 者： 张志敏
出版发行： 人民卫生出版社（中继线 010-59780011）
地 址： 北京市朝阳区潘家园南里 19 号
邮 编： 100021
E - mail： pmph @ pmph.com
购书热线： 010-59787592 010-59787584 010-65264830
印 刷： 河北新华第一印刷有限责任公司
经 销： 新华书店
开 本： 710 × 1000 1/16 **印张：** 15 **插页：** 2
字 数： 253 千字
版 次： 2022 年 10 月第 1 版
印 次： 2022 年 11 月第 1 次印刷
标准书号： ISBN 978-7-117-33662-8
定 价： 59.00 元

打击盗版举报电话：010-59787491 E-mail：WQ @ pmph.com
质量问题联系电话：010-59787234 E-mail：zhiliang @ pmph.com
数字融合服务电话：4001118166 E-mail：zengzhi @ pmph.com

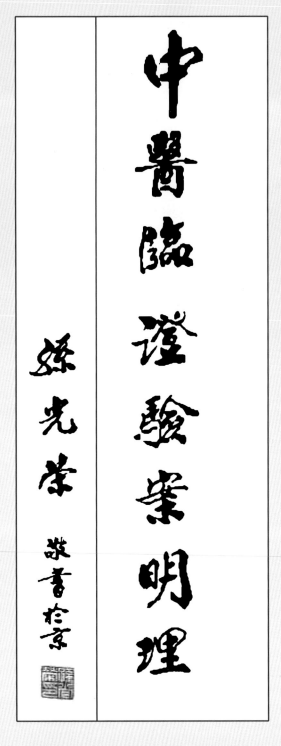

国医大师孙光荣教授为本书题写书名

著者简介

张志敏,女,1972年10月出生,河北邯郸人,医学博士,教授,主任中医师,全科医生,博士研究生导师。曾获国家中医药管理局第三批"全国优秀中医临床人才""广东省杰出青年医学人才""广州市第二批优秀中医临床人才研修项目"优秀学员等称号。1996年本科毕业于张家口医学院(现为河北北方学院)中医系,2000年毕业于南京中医药大学中医儿科学专业,2003年博士毕业于广州中医药大学中医内科学专业。现任广州医科大学附属第一医院中医科主任、中医教研室主任、中西医结合临床医学系副主任,兼任中国民族医药学会流派传承分会秘书长、中华中医药学会感染分会常务委员、广东省传统医学会副会长、广东省中医药学会监事等。

长期致力于中西医结合临床、教学和科研工作。曾先后跟师于张家口王陶冶,太原任正建,南京江育仁、汪授传,广州李任先、劳绍贤,国医大师孙光荣,四川祝之友等老师,私淑泰州王玉玲、洛阳民间中医张林等。2018年3月起,跟师钟南山院士,致力于疑难重症的中西医协同治疗研究。

主要研究领域:从脾胃论治疑难杂症,从体质调理亚健康状态等。擅长应用黄帝内经等理论指导临床治疗不明原因的发热、支气管扩张咯血、难治性胸腹腔积液、肿瘤并发症、股骨头坏死,以及针药并用治疗顽固性呃逆等。曾系统讲授中医基础理论、金匮要略、中医儿科学、中医养生学等。主持国家自然科学基金项目2项,广东省自然科学基金项目等10余项。发表学术论文40余篇,获得国家发明专利4项。主编《中医养生知要》1部。指导硕士生10余名。

中医药学是我国劳动人民与疾病斗争的智慧结晶,承载着中华民族几千年的文化和历史,是中华民族瑰丽的文化宝藏,为中华民族的繁衍做出了巨大贡献。毛泽东同志指出:"中国医药学是一个伟大的宝库,应该努力发掘,加以提高。"2019年全国中医药大会召开期间,习近平总书记对中医药工作作出重要指示,强调:"要遵循中医药发展规律,传承精华,守正创新,加快推进中医药现代化、产业化,坚持中西医并重,推动中医药和西医药相互补充、协调发展,推动中医药事业和产业高质量发展,推动中医药走向世界,充分发挥中医药防病治病的独特优势和作用,为建设健康中国、实现中华民族伟大复兴的中国梦贡献力量。"为中医药事业未来的发展指明了方向。我本人从事西医学呼吸系统疾病的临床研究工作60余载,十分关心和支持中医药事业的发展。新型冠状病毒肺炎疫情发生后,广大中医药工作者从一开始就与我们一起奋战在抗疫一线,在实践中制订了一系列中西医并重的新型冠状病毒肺炎诊疗方案,共同守护了人民的生命健康,为人类抗击新型冠状病毒肺炎疫情交上了一份满意的答卷。

张志敏教授长期从事中医药临床工作,饱览群书,博闻强记,在临床救治过程中,对中医经典多有发挥,辨证思路独特,注重中医整体观念,善于从《黄帝内经》"肺与大肠相表里"的理论出发,运用理肺清肠、表里双清之法治疗呼吸系统疑难疾病,临床疗效确切。从2018年3月开始,张志敏教授和我一道在门诊开展呼吸系统疑难病的诊治工作,在努力学习西医之长的同时,积极运用中药干预,中西医协同治疗,对于呼吸系统疑难病证的治疗,进行了大胆的探索和尝试,取得了满意的疗效。张教授勤于临证,善于思考,撰写了《中医临证验案明理》一书,将二十多年来的中医临床验案进行了系统总结,其中包括了部分我们共同诊治的病例,是对中西医协同诊治疑难危重症模式的一种新探索。

　　《中医临证验案明理》以呼吸系统疑难病的诊疗为核心,充分发挥中医学整体辨证的优势,对内、外、妇、儿等多个学科的疾病均有涉猎。在"脾胃为后天之本""六腑以通为用""九窍不通肠胃之所作也"等经典理论的指导下,志敏主任充分发挥中医学辨治特色,以"虚则太阴,实则阳明"为依据,在支气管扩张咯血、哮喘、间质性肺疾病的案例中灵活运用理肺清肠之法,多获良效。在"明理""个人体会"部分,对个人的辨证思路及用药经验进行了细致讲解,读后确有所得。"个性是共性的基础,共性寓于个性之中"。临床上每一个病案都会为我们认识疾病的本质提供线索和帮助,对强调辨证论治的中医学来讲,学习医案是提高临床水平的一条重要途径。

　　《中庸》中说:"博学之,审问之,慎思之,明辨之,笃行之。"张志敏教授的验案切合临床、阐发经典、详于明理、用药独到、疗效确切、可法可用,实可裨益后学,故乐为之序!

2021 年 1 月 29 日于羊城

序二

2019 年 10 月《中共中央 国务院关于促进中医药传承创新发展的意见》发布，习近平对中医药工作作出重要指示指出，"中医药学包含着中华民族几千年的健康养生理念及其实践经验，是中华文明的一个瑰宝，凝聚着中国人民和中华民族的博大智慧"，为中医药的发展指明了方向，祖国中医药事业迎来了蓬勃发展的重要历史机遇。我辈应当按照习近平总书记的指示做好"传承精华，守正创新"，其中"传承"是中医药发展的前提和基础。中医学是一门临床实践医学，医家的临床经验十分宝贵，医案是医家总结传承临床经验的重要载体。昔有《名医类案》《临证指南医案》《寓意草》等医案名著，是中医临床的重要参考文献，清代名医吴鞠通深入钻研《临证指南医案》，总结叶氏治疗温热病之临床经验，才有医学经典《温病条辨》问世。

张志敏教授毕业于广州中医药大学，熟读经典，跟随名师，勤于临床，在治疗内科疑难杂病方面颇多心得，善用通泄阳明之法，临床多获奇效，病者每颂圣手。适过羊城，张教授以其《中医临证验案明理》书稿示余，邀为之序，著书作序，实非易事，但能有裨益发展和传承国学中医者，皆为至善之事。细读书稿，其病涉内外妇儿，其症及肺肾心肝，范围甚广，病案描述真实，过程详尽，读之如身临其境。其于证症纷扰之中，觅藏奸之独处，明病之标本先后，辨脏之寒热虚实，对岐黄之论、仲景之说多有发挥。明理之论，引经据典，深入浅出，明其理，审其证，确实可读。"个人体会"信手拈来，或谈体会，或另附类案，或谈医德、论人文，值得鉴阅。选编案例中有多个钟南山院士团队合作联合查房或门诊中西医协同诊治疑难重病的案例，这些都充分显示本书在中医治疗疑难杂症或危重病方面的特色和优势，同时也彰显了作者较为深厚的中医经典理论功底，故能从容应对复杂的临床，并取得较好的疗效，为今后中西医协同诊治疑难重证的合作模式进行了初步的尝试和探索。

张志敏教授临证善用通泄阳明之法，读全书之医案，其用大黄、芒硝、番泻叶者十之七八，深得《黄帝内经》"头痛耳鸣，九窍不通，肠胃之所生""六腑以通为用"之旨。昔有张从正主汗吐下三法祛病，以开攻下之一门，今读此稿，颇多《儒门事亲》之古风！孔子云："三人行，必有吾师焉。"张教授此作，理清法显，读有所获，裨益后学，故乐为之序！

庚子年腊月

序 三

翻看张志敏教授之《中医临证验案明理》手稿，初从目录标题一瞥，便觉饶有趣味，似乎并非一般普通常见疾病之治疗经验，而更多是临床反复就诊不愈，或是住院多次都未能见效，或是西医治疗效果不彰，真是沉疴难治，比比皆是。而通过中医精确辨证，恰当用药，或对于咯血急症，或对于难治性胸腹水，或是风湿性心脏病之心衰，或是难缠之风湿杂症，审证求因，辨证施治，似乎随处可见中医辨证之手眼，仲景之所谓"的证"者，随手拈来。而组方用药，辛热之姜附，泻下之硝黄，补气之全真一气汤，活血之桃核承气汤，无论内外，更有妇孺，或针药并用，或内外合治，活泼新鲜，一真中医尔！

细读每案之后之"明理"，皆以中医经典岐黄之论为据，以明该案之机，如抽丝剥茧；或论病之先后，以求其根本，而终归审证求因，治病求本之道。"个人体会"部分，挥洒自如，有推而广之之义，或叙述类案，或明志，或呐喊，为中医，为健康！实引中医人之共鸣，不愧为医中侠肝义胆者！

纵观全篇，此书可为西学中者、中医学者之重要参考。作者有感而发，难免挂一漏万，书中确有对西医学描述或表达欠妥之处，尚可商榷，然瑕不掩瑜。本书问世之时正值中医盛世，作者学研俱丰，勤于笔耕，难得佳作，以飨诸位。

中山大学　吴伟康
2020 年 12 月 10 日于羊城

序|四

　　中医药学是中华文明的瑰宝,是中华民族传统文化的重要组成部分,蕴含着中国传统文化的精神内核,在长期发展中积累了丰富的防病治病方法和实践经验。中医临证经验是医家临床积累的成果,是中医传承发展的核心要素,而医案作为中医诊疗资料的一种特殊载体,不仅是单纯的医疗记录,更是医家诊病技艺、辨治思路、诊疗经验的全面呈现。

　　《中医临证验案明理》汇集了张志敏教授多年的临床典型医案,涉及甚广,内外妇儿、急症缓病兼而有之,且案例多为辗转多地,中西兼施,或者未见疗效,或者余症不愈,又者为中西医协同诊治疑难病例,选案甚精,可谓沉疴顽疾。关于其治,不局限于中药,尚有针药并用,临床疗效及辨治思路充分体现了张教授临床经验丰富,见解独到,也突显了中医治疗疑难危重病的优势。

　　当前,中医药振兴发展迎来天时、地利、人和的大好时机,深入发掘中医药宝库中的精华,要遵循中医药发展规律,传承精华,守正创新,坚持中西医并重,推动中医药和西医药相互补充、协调发展,张教授中西汇通,病案真实,内容详尽,也正是如此,乃可抽丝剥茧,从病证之始终,寻失治误治,了邪正之盛衰,明病位之所在,辨标本之不同,定脏腑之寒热。案后"明理",从中医经典出发,析病机之变,明理确证。"个人体会"部分,详尽辨治之疑惑,审证求本之理,更是论医论德,乃大医之所见。

　　书中内容论理精辟,详审病机,切中要害,认为浊气不降,腑气不通,乃杂病诸候之源,临证善用清降大肠之法,案中用大黄、芒硝、番泻叶十之七八,运用方药恰当,当下时下,见效迅速,可谓霹雳手段。同时,张教授中医理论扎实,中医临证功底深厚,对付此般疑难,四诊详尽,审证求因,辨证精准,遣方用药灵活,硝黄、姜附、参芪、麻桂、二陈……攘外安内,一气呵成。善用经典,活用经方,师古不泥古,同时配合针灸,内外兼施,双管齐下,事半功倍。

纵观全书,作者中西汇通,博采众长,中西医治疗记录详尽,作者有感于中西医治疗前后证候、症状的演变,可为西学中之参考,亦可助中医同道提升疑难杂症及危重症之中医临证思维。作者学富五车,临证丰富,笔下生花,本书可谓难得的佳作。

庚子年八月

前言

中医学理论源远流长数千年，在积极有效指导临床治疗方面，逐步形成一套完备的诊治体系。诸如以阴阳五行、脏象经络、气血津液、卫气营血等理论为指导，逐渐形成颇具特色的六经辨治、杂病辨治、专病辨治、温热病辨治等体系，在解释人体生理病理，认识疾病现象，阐释病因病机，总结疾病规律，有效指导疾病防治方面，为中华民族繁衍昌盛做出了巨大贡献。

随着西医东渐，文化交流，中西医学的碰撞已经成为一种必然。无论是基础理论的认识，还是临床疾病的治疗，西医学的诊治在国人疾病诊治中几乎成为主流，而国学中医似乎日渐式微，究竟为何？显然，文化的渗透，对中西医学的误解，几乎缺失的中医健康观念，无论是患者，还是医者，特别是中医人，更多时候我们在临证中，几乎丢失中医学理论的思维，而一味和西医学思维较劲，这些因素使得中医疗效不尽如人意。是时候回归中医，回归经典，回归华夏文明自信啦！或者正是因为临床的复杂性，西药、手术、放化疗、支架介入等洋枪洋炮，使得小米加步枪的传统中医药或外治法的疗效发挥受到一定的影响。但如何在竞争中充分发挥中医药的特色和优势，如在重大疑难病证中发挥中西医协同治疗的优势，在常见慢性病诊治过程中突显中医药治未病特色，应该是值得每一位中医人思考的。

1996 年，我有幸考入张家口医学院（现为河北北方学院）中医系，初学中医基础理论第一课，便觉得中医学是那样的真实亲切，而且可以实实在在地解决病人的痛苦。我被迷住啦！偶然地，在图书馆浏览到《名老中医之路》一书，其中路志正老师先后用参附汤化裁、增液承气汤化裁治疗温病逾月不愈案例，让我体会到中医之神奇，从而奠定了我毕生从事中医临床的信念，希望在临床上，通过应用中医理论，切实帮助患者解除病痛，提高其生活质量。除学习理论知识外，我经常在假期跟诊当时张家口医学院门诊部的各位中医老师，切实体会到"早临证，多临证"之妙处，特别是王陶治老师对中医临床的自信和丰富的经验,以及在见习中给予我很多的动手机会,让我终生难忘。闲暇之余,我参加了社团组织按摩推拿学习兴趣小组,有时也到公园跟师练练气功等,虽然后来也没有在这些方面有所建树,但让我对中医的体会更加真实,并且有效运用点穴、推拿、针灸等技术进行临床实践,真正体会中医之效用神奇。五年本科学习后,虽然可以通过辨证论治解决一些常见临床病证,但对于如何解决专科专病,疑难病证等问题,仍有疑惑。我带着疑惑再次到南京、广州连续六年求学,在不断地求学过程中,给我印象最深的是研究生阶段的任正建老师,也算是研究生班同班"同学"。山西任正建老师,师从赵明锐先生,深悟伤寒真谛。在有效治疗肝炎、糖尿病等方面,任老师真正能"继往圣之绝学",青出于蓝,几乎毫无保留地将中医如何治疗现代糖尿病、肝炎的思维传授给我,为我应用中医药治疗任何西医学命名的疾病扫除了障碍。

2004 年春,一位中学老师跟我联系,说自己患了"股骨头坏死",虽几经周折,多方治疗,效果均不理想,经常发作的腰腿疼痛让他在讲台上感觉到人生的无奈。听说我是学中医的,希望我能开个方子,帮他治疗一下这种"不死的癌症"。那时我还在广州中医药大学读书,应用中药治疗腰腿痛经验尚不足,但大胆尝试,或可有益。于是,我给老师开了"身痛逐瘀汤"加减的方子。1 周后,疼痛似乎有减轻,但减不足言。原方加水蛭、莪术,再服。很快,老师的疼痛明显减轻。连续服药近两月,疼痛偶有发作。结合现代解剖学知识,深思股骨头坏死之中医机制,加之本病可能服药疗程之久,故治疗上急性疼痛期"汤丸并进",缓解期汤丸间隔服药,仿古方大小活络丹之意,活用中药祛风除湿,健脾补肾,活络止痛于一体,最终造福乡里。此方在家乡曾治疗股骨头坏死病人数百,流传 10 余年。在《山西中医》发表治疗此病心得时,主编非常热情地建议我申报课题或申请专利。彼时可能机会还不成熟,但我相信,知识为全人类所共有,中医的有效治疗,将为每一位有需要的医生和患者带来希望。感谢老师在我中学时的教育,特别感谢他在我行医路上的支持和信任。

2018 年 3 月起,我有幸跟师钟南山院士查房、门诊,使得我有更多的临床学习机会,并对呼吸疑难病例进行中医药的治疗和实践,真正实现疑难病例中西医协同治疗的理念。

道可道,非常道;名可名,非常名。而明理之难,在于心。临床之象,疾病之状,当视形之虚实,体之盛衰,务究其内外浅深。故此书心授之法,重在明理,难免有失于全,但示后学者活人之法耳。

学医、行医之路遥遥,感恩一路上曾给予我中医思维、心灵启迪的每一位老师,感谢因中医而结缘的每一位同学、朋友,还有成就我们真正成为医生的每一位患者。"病为本,工为标。"标本相得,则万病可除。健康中国,需要和谐的医患关系和全民中医素质的共同提高。我将继续不忘"解除病人之痛苦"之初心,撸起袖子,为进一步弘扬中医文化,砥砺前行!

张志敏

2022 年 1 月

|目|录|

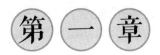

第一章

发 热 案

第一节 登革热发热皮疹案

案 1：患者钟某，男，69 岁。因发热反复 4 日，伴四肢皮疹 1 日，于 2014 年 9 月 28 日来诊。患者自诉 4 日前因蚊子叮咬后出现恶寒、肢冷、周身酸痛，咽喉不利，口干，饮食减少，继而出现发烧，遂到附近诊所就医，检查血常规均在正常范围，予以对症支持治疗后，症状未见明显改善，遂于今日至我科门诊寻求中医治疗。患者来诊时，面色潮红，口唇干裂，诉周身酸痛难忍，咽喉疼痛，不思饮食，时恶心欲呕，大便不通，上肢近腕处、下肢近踝处出现大量红色皮疹，舌质红，苔厚腻，脉弦滑。再次检查血常规提示：白细胞下降至 3.01×10^9/L。考虑为登革热，嘱其居家隔离，另予以中药：

柴胡 10g	黄芩 15g	石膏 30g	知母 10g
法半夏 10g	陈皮 10g	白芍 10g	党参 10g
木香 10g	大黄 10g	芒硝 5g	甘草 10g

2 剂，水煎服。1 日 1 剂。

二诊，2014 年 10 月 1 日，患者服药后，大便通畅，身热渐退，肌肤皮疹渐退，症状好转，仍不欲饮食，舌苔渐退，脉较前缓和。此为余热未净，胃气未复。原方去芒硝，加石菖蒲、路路通、莱菔子各 10g。再服 3 剂。

三诊，2014 年 10 月 4 日，患者诸症好转，饮食好转，自诉可以吃米饭一小碗。此胃气来复，疾病好转之征兆。即刻复查血常规提示：白细胞已经恢复到正常范围。

案 2：患者许某,女,65 岁。因低热反复 3 日,伴皮疹 2 日,于 2014 年 9 月 27 日来诊。患者自诉 3 日前不慎被蚊子叮咬后出现恶寒、肢冷、周身酸痛、四肢乏力,口干,饮食减少,身低热,自服对乙酰氨基酚(百服宁)等感冒药症状不减,随后到社区诊所就医,经过予以对症支持治疗后,症状未改善,因素体体质差,遂至我科门诊寻求中医治疗。患者来诊时,面色少华,口唇干红,精神倦怠,自诉周身酸软,咽喉不利,不思饮食,大便不通,量少,质黏腻,颜面颧骨近耳部位、上肢近腕处、手背等处散见少量红色皮疹,舌质淡红,苔白腻,脉弦细。检查血常规提示:白细胞下降至 $2.64 \times 10^9/L$。考虑为登革热,嘱其居家隔离,另予以中药:

柴胡 10g	黄芩 15g	石膏 15g	知母 10g
法半夏 5g	陈皮 10g	白芍 10g	党参 15g
木香 10g	大黄 5g	芒硝 5g	甘草 10g

3 剂,水煎服。1 日 1 剂。

二诊,2014 年 10 月 1 日,患者服药后,大便通畅,低热未退,每在午后或夜间仍觉发热,体温在 37.3~37.7℃之间。仍不欲饮食,舌苔、脉变化不大。原方去芒硝,加藿香、葛根、石菖蒲、路路通各 10g。再服 3 剂。

三诊,2014 年 10 月 4 日,低热已退,患者诸症好转,仍饮食不佳,自诉双下肢乏力。再次复查血常规提示:白细胞 $4.64 \times 10^9/L$,已经恢复到正常范围。原方去藿香、大黄,加茯苓、白术各 15g。再服 5 剂。

【临证明理】 "登革热"乃西医之名。纵观一年运气之变,早在清明端午之交,四月底、五月初病发热者,多形盛体实者;立夏至夏至前后七月、八月病发热者,冒暑伤湿夹虚夹湿,热势缠绵,病者初见虚象;至中秋国庆前后病热者,实乃伏邪久羁,伤及元真之气,故见伤及血络之诸症。考《黄帝内经》之《热论》《刺热论》《评热病论》《逆调论》《疟论》《刺疟论》《气厥论》诸篇论热,无不因六淫风、寒、暑、湿、燥、火之变,经络脏腑之寒热相移,故其治者,异法方宜,以人为本也。

【个人体会】 登革热流行于全球热带及亚热带地区,尤其在东南亚、太平洋岛屿和加勒比海等地的 100 多个国家和地区。2014 年夏秋季节,广东省暴发流行登革热,病例已经超过两万人,而仅在广州市 1 日新增病例超过 1 000 人。登革热是一种全身性疾病,临床表现复杂多样。如发热、皮疹或皮下出血,可伴头痛、全身肌肉酸痛、骨骼和关节疼痛,明显乏力,并可出现恶心、呕吐、腹泻等胃肠道症状。然而由于本病为自限性疾病,通常预后良好。影响预后的因素包括患者既往感染登革热病毒史、年龄、基础疾病、并发症等,并且多数患者为普通登革热,重症登革热比较少见,死亡率极低。重症登革热患者因可发生休克及重要脏器损伤,须住院救治。因目前西医尚无特效抗病毒药物,主要采取支持及对症治疗措施。笔者先后在门诊治疗登革热患者20余例,采用中药辨证施治,效果良好。

同样,2014年西非地区埃博拉病毒肆虐,疫情严重,患者死亡率极高,至今美国、西班牙均有疑似病例的报道。至今仍无特效救治办法,人类或许将面临一场生死存亡的挑战。国内广州地区的登革热大流行,甘肃省肃北地区发现1例人感染鼠疫并死亡,对我们医务工作者提出严峻的考验。这是否与五运六气的变化有密切关联呢?太值得去思考和研究啦!未雨绸缪,我们能做些什么呢?思之,慎之!

第二节　慢性阻塞性肺疾病并肺部感染发热案

患者蒋某,男,76岁,退休干部,长期在珠海居住。因发热咳嗽反复20余日,于2013年5月26日会诊。患者年高体弱,将护失宜,调理不慎,复感风寒导致恶风发热,咳嗽多痰,在当地三甲中医院住院治疗。住院期间检查提示为慢性阻塞性肺疾病合并肺部感染,经过积极抗感染并对症支持治疗,并反复更换多种抗生素治疗后,发热症状缓解不明显。患者家属于2013年5月24日经朋友介绍想转到我院呼吸科治疗,因床位紧张被安排到5月26日转院。次日,患者病情缓解,体温略有下降,家属来电,不想再转院,我建议其在当地请中医会诊,配合中药治疗。不料,到5月26日,患者病情反复,体温又升至39℃以上。下午患者家属即从珠海带齐病例资料,请求中医会诊。其年高体弱,形体消瘦,胃纳欠佳,二便尚可,有高血压、糖尿病、慢性阻塞性肺疾病病史。入院后,体温反复不降,精神倦怠,恶风怕冷,咳嗽多痰,痰黏难咳,腹胀,大便偏干,量少,夜寐一般,舌质红,苔黄厚腻。因年高气弱,病人在珠海住院,病情较重,虑其交通不便,途中转运或有一定的风险。四诊合参,患者乃因风寒外感,而内伤积滞,复伤痰饮(多日静脉输液、寒水内停),故暂以祛风散寒,辛开苦降之法,除满消胀为先:

藿香 10g	黄芩 10g	党参 10g	石菖蒲 10g

路路通 10g	生石膏 30g	干姜 10g	大黄 10g
番泻叶 5g	桂枝 10g	防风 10g	甘草 5g
陈皮 5g	法半夏 10g	荆芥 10g	

2 剂,水煎服,加生姜 5 片,红糖一勺。

二诊,患者服药 1 剂,当晚泻下 3 次,泻下许多秽浊之物,身热渐降,自觉周身舒畅,胃纳稍增,咯痰较前顺畅,精神好转。原方大黄、番泻叶减半。继续服用 3 剂。

三诊,电话来诊,患者体温正常,诸症好转,准备出院,可是主管医生却因抗生素头孢哌酮钠舒巴坦钠(舒普深)未用够 14 天,拒绝给病人办理出院手续。我耐心劝家属好好跟医生沟通,争取早日出院。

【临证明理】《素问·热论》言:"今夫热病者,皆伤寒之类也。"人生于气交变当中,因体弱久病而感时令之邪气。或愈或不愈;或时有所遗者,有"热甚而强食之",亦有"病已衰而热有所藏,因其谷气相薄,两热相合"导致发热反复不愈。结合本案之发热反复不愈,集外感时邪、内伤积滞、痰饮内停于一体,故因势利导而采用双解之法,表里同治,务在给邪以出路。否则,闭门留寇则必然致邪气嚣张病势缠绵,甚或内犯脏腑而成危急之重症。

【个人体会】 此案患者年高体弱,因外感内伤之合邪而导致发热不退,刘完素之"防风通圣丸""双解散"正是此意。后清代冯兆张创风寒包火哮症方,亦是此意。奈何近日医者,只知辛凉解表,以合西医之消炎抗病毒之说,或一味依赖西药,却不知西药也有对症不治病、消炎不退热之困惑或尴尬之局促。而此时中西医结合的优势又在哪里呢? 太值得医生尤其是中医生或者中西医结合者深思。近之临证,失治、误治者也不足为奇,然医者不明病家不知者已不在少数,而所谓医疗之纠纷,乃由于低级错误被病人窥知一二而已。值得探讨的是,中医医生对西医疗程、规范的坚持如此执着,究竟为什么? 难道应用中药中病即止就不是原则吗?

第三节　放线菌感染致反复咳嗽咯痰发热纳差案

患者肖某,男,52 岁,湖南人,长沙晚报记者。因反复咳嗽、咳痰 14 年,加重伴发热 5 个月,入院。患者于入院前 14 年无明显诱因出现咳嗽、咳痰、低热、盗汗,具体不详,当时到当地传染病医院就诊,诊断为继发性肺结核,给予抗结核药物治疗共 8 个月,痰菌转阴停药。此后时有咳嗽、咳痰,间断自服药物对症治疗。5 个月前无明显诱因出现咳嗽、咳痰加重,发热,体温达 38.0~39.0℃,伴有畏寒,周身乏力,食欲差,就诊于中南大学湘雅医院,行支气管镜灌洗液培养示烟曲霉生长,痰涂片见假菌丝,下呼吸道标本需氧培养 + 涂片镜检革兰染色见:白假丝酵母菌。诊断为重症肺炎、肺曲霉病、慢性阻塞性肺疾病、支气管扩张、陈旧性肺结核,先后给予亚胺培南、莫西沙星、利奈唑胺、伏立康唑(静滴 20 余天)治疗,症状明显好转出院,后续口服伏立康唑片(0.2g b.i.d.)共 2 个月,门诊定期复查胸部 CT 病灶明显好转。1 个月前受凉后再次出现发热,咳嗽、咳痰加重,再次就诊于中南大学湘雅医院,给予头孢哌酮舒巴坦钠(舒普深)抗感染治疗 9 天病情好转出院。2 天前受凉后再次出现发热、测体温最高达 37.8℃,咳嗽、咳黄黏痰,活动后气促,周身乏力,食欲差,今来我院门诊就诊,予完善胸部 CT 检查后以肺部感染、慢性阻塞性肺疾病、支气管扩张、陈旧性肺结核收住病房。患者精神状态差,易激动,无盗汗,无胸痛、咯血,无恶心、呕吐,食欲差,二便可,近 2 年体重减轻约 10kg。

既往史:发现陈旧性肺结核病史 18 年。发现情绪障碍病史 5 个月,未用药。个人史、家族史无特殊。

体格检查:体温 38.0℃,脉搏 120 次/min,呼吸 21 次/min,血压 110/60mmHg。发育正常,营养中等,神志清楚,呼吸平顺,自动体位,对答切题,检查合作。皮肤黏膜无黄染,全身浅表淋巴结未触及。头颅五官无畸形,双侧瞳孔等圆等大,对光反射存在。颈无抵抗,气管居中,甲状腺无肿大。双侧胸廓对称,听诊双肺呼吸音粗,双下肺可闻及少量湿啰音。心界不大,心率 120 次/min,律齐,未闻及病理性杂音。腹平、软,未及包块,无压痛,无反跳痛,肝脾肋下未及,肝区无叩击痛,双肾区无叩击痛,移动性浊音阴性,肠鸣音存。脊柱四肢无畸形,活动正常,肌力正常。生理反射存在,病理反射未引出。

专科检查:胸廓正常对称,呼吸平稳,双侧无胸壁肿块,肋间隙正常,呼吸节律两侧对称,触诊语颤正常,双肺叩诊呈清音,听诊双肺呼吸音粗,双下肺可闻及少量湿啰音。

辅助检查:

支气管肺泡灌洗液 + 痰培养(2018-03-06 中南大学湘雅医院):烟曲霉。下呼吸道标本需氧培养 + 涂片镜检(2018-03-10、2018-07-05 中南大学湘雅医院):白假丝酵母菌。胸部 CT(2018-03-09 中南大学湘雅医院):双肺多发支气管扩张并感染,双肺多发间质性炎症(以双下肺为著)。胸部CT(2018-03-19中南大学湘雅医院):双肺多发支气管扩张并感染,情况较前稍好转,双肺多发间质性炎症较轻明显好转,双侧胸腔积液较前增多。胸部CT(2018-04-19中南大学湘雅医院):双肺多发支气管扩张并感染,情况较前明显好转,双肺多发间质性炎症较轻明显好转,双侧胸腔积液较前明显吸收。胸部CT(2018-06-12中南大学湘雅医院):双肺多发支气管扩张并感染,情况基本同前,左上肺体积缩小,双上肺病变,结核?双侧胸腔少量积液同前,心包少量积液。胸部CT(2018-09-06我院门诊):①左肺多发间、实质性炎症,继发支气管扩张症,拟左上肺巨大空腔并腔内隐球菌形成;左肺毁损,请结合临床。②右肺散在炎症,右上肺含气不全。③两侧胸膜增厚并少量积液,左侧为著。④心包少量积液。甲状腺彩超(2018-03-07中南大学湘雅医院):甲状腺右侧混合性结节,双侧锁骨上窝多发淋巴结肿大。

入院诊断:①慢性阻塞性肺疾病;②支气管扩张;③慢性肺曲霉菌病;④甲状腺结节。入院后:①予以完善相关检查;②给予抗感染、化痰、对症等治疗。患者入院第4天,因咳嗽多痰,身热、气促反复,精神倦怠,纳差而请中医科会诊。观其形体瘦削,精神倦怠,口唇干裂起皮,咳嗽、气促,纳差,腹胀,按之有振水声,偶有压痛,大便不畅,夜寐不宁,舌前半部分光红无苔,后半部分黄苔厚腻而不见根底,呈两截状,脉弦细而数。患者久病阴伤,又夹肠腑不通,痰饮内停,积滞不化,故治疗以开通道路为先,标本兼治,拟新加黄龙汤化裁:

玄参10g	生地黄30g	麦冬15g	石斛15g
栀子15g	川芎30g	生石膏30g	路路通5g
芦根15g	大黄20g	何首乌10g	丹参15g
鸡血藤15g	番泻叶10g	芒硝(冲服)10g	甘草10g

3剂水煎,并复渣服。1日1剂,频煎频服。

二诊,患者自诉服药1剂后,泻下量多,腹胀减,因次日行介入手术而停药,仍身热反复,口干,舌苔稍退,脉细数。原方继续服用。

三诊,患者身热稍退,时有咳嗽、咳少量黄白黏痰,活动后气促,周身乏力,食欲欠佳,无胸痛、咯血,舌脉较前缓和。

辅助检查:

血常规示白细胞11.10×10^9/L,中性粒细胞比率79.9%,中性粒细胞数8.9×10^9/L,红细胞3.54×10^{12}/L,血红蛋白94g/L,红细胞比容0.29,红细胞平均体积81.4fL,红细胞分布宽度变异系数15.7%,血小板492×10^9/L,

钠 132.0mmol/L，钙 1.96mmol/L。凝血示凝血酶原时间 14.9 秒，纤维蛋白原 6.91g/L，PTT 比率 1.20，D-二聚体 3 525ng/ml FEU，白蛋白 26.9g/L。一般细菌涂片检查:G+ 球菌及 G- 杆菌 G+ 杆菌。尿常规示白细胞 45.10/μL，上皮细胞 61.90/μL。降钙素原检测:0.13ng/ml。胸部 CT(2018-09-06 我院门诊):①左肺多发间、实质性炎症，继发支气管扩张症，拟左上肺巨大空腔并腔内隐球菌形成;左肺毁损，请结合临床。②右肺散在炎症，右上肺含气不全。③两侧胸膜增厚并少量积液，左侧为著。④心包少量积液。程璘令主任医师查房:患者为慢性消耗状态，有陈旧性肺结核病史，伴有支气管扩张，外院肺泡灌洗液及痰均培养出烟曲霉，我院门诊胸部 CT 提示左上肺巨大空腔并腔内隐球菌形成，左肺毁损。目前诊断:慢性阻塞性肺疾病、支气管扩张、慢性肺曲霉菌病、甲状腺结节。指示:①患者随时有大咯血风险，向家属交代病情，备好床边吸痰机及气管插管等;②尽快完善支气管动脉造影，评估支气管动脉情况，完善支气管镜检查完善肺泡灌洗液的病原学检查、情况允许时行支气管镜肺活检检查。再次请中医科张志敏医师会诊，证型阴虚夹痰，治以养阴化痰，原方去生地黄、何首乌，加枳实、槟榔各 15g，再服 5 剂。

四诊，患者体温恢复正常，咳嗽、咳黄白黏痰，痰量增多，伴活动后气促，无畏寒、发热，无胸痛、咯血，精神、饮食好转，二便正常。继续间断服用中药调理治疗。患者出院后，中西药结合先后调理近年余，症状改善，生活质量逐渐提高。

【临证明理】 此案患者病程长，病史复杂，而发热之由，无非外感内伤两端。初次会诊，患者一派阴虚夹热之证，然腹中振水音，疼痛而拒按，又显实象，况舌象呈两截，更示病情复杂而预后凶险。故治疗也甚为小心。只得移步换景，但以保护胃气为本。留得一分胃气，即保得一分生机。清代王旭高对"两截舌"有专门论述，提示病情危急，预后凶险。当今临床，急危重症，中西医结合，协同诊治，势在必行!

【个人体会】 患者是钟南山院士门诊病人，初诊时我因在大学授课而未能在门诊见到。次日，钟院士来电话并再三嘱咐希望给患者应用中药综合治疗并长期随访。患者最终诊断为"放线菌感染"，应用"青霉素"治疗后，症状改善。出院后中西医结合治疗，患者非常满意。2019 年 8 月 14 日，患者再次到钟院士门诊复诊，希望中西药协同治疗。精神好转，面色稍红润，体重稍增，希望不断改善体质，预防感冒。由此可见，对重大疾病的治疗，中西医协同治病势不可挡，感谢钟院士对我的信任和支持!

第四节 外伤后瘀血发热案

患者梁某,男,36 岁,广州番禺人,因反复低热 8 月余由门诊拟"发热查因",于 2010 年 5 月 10 日入院。患者于 2009 年 9 月无明显诱因出现午后低热,每于下午 3 点到 6 点间发作,温度波动于 37.2~37.4℃之间,伴有恶寒,烦躁,手足心热,颧红,盗汗,眠差。曾先后于南方医科大学、中山三院、番禺中心医院等多家医院诊治,症状未有明显改善。患者逐渐出现精神抑郁,时有烦躁并有焦虑表现。于 2010 年 2 月 10 日中午从家中五楼坠楼后,由家人急诊送入番禺人民医院,拟诊为:①L3 椎体爆裂性骨折并不全瘫;②失血性休克;③双肺挫裂伤;④双侧血气胸引流术后;⑤多处软组织裂伤;⑥抑郁症。入院于 2 月 11 日行 L3 椎管减压、植骨、椎弓根内固定术,术后予以对症营养支持,康复治疗。患者于 3 日前再次出现午后低热,情绪烦躁,为求中医药进一步系统诊疗而入我区。入院时症见:身热时起,下半身局部汗出,午后尤甚,神志清楚,时觉烦躁,无胸闷心悸,无咯血,腹胀,饮食、睡眠一般,大便不畅干结。

既往史:2010 年 2 月 11 日行 L3 椎管减压、植骨、椎弓根内固定术。

体格检查:T 37℃,P 80 次 /min,R 20 次 /min,BP 122/80mmHg。发育良好,营养良好,言语清晰,反应一般,腰部手术后双下肢活动障碍,起身及躺下时困难需人帮助,情绪烦躁。舌质紫黯红,舌苔白润,脉紧。全身皮肤、黏膜未见黄染、发绀及出血点,腰背可见术后瘢痕,浅表淋巴结未扪及肿大。头颅五官端正,双侧瞳孔等大等圆,对光反射灵敏。颈项对称,活动欠灵活。胸廓对称,肋间隙正常,双肺触觉语颤正常,叩诊呈清音,双肺呼吸音清。心率 80 次 /min,律齐,各瓣膜听诊区未闻及明显病理性杂音。腹肌紧张,有明显压痛,脐部周围可触及条索状物。肝脾未触及,墨菲征(-)。肝、肾区无叩击痛;移动性浊音阴性。肠鸣音正常。脊柱腰椎生理弯曲变直、双下肢肌肉萎缩,腰部有长约 20cm 的手术瘢痕,伤口愈合良好,右手手腕部有长约 5cm 的瘢痕,双下肢无浮肿。前后二阴未查,排泄物未见。双上肢肌力肌张力正常,双下肢肌力 V 级,生理反射存在,病理反射未引出。

四诊合参：

望：面色少华，精神疲倦，行走不便，需人搀扶，舌紫黯有瘀点苔厚而燥。闻：声音重浊，咳嗽偶作。问：午后低热，颧红，下肢多汗，上半身无汗，周身乏力，口干，纳眠一般，大便干结如羊矢或黏腻不畅。切：腹部紧张欠柔，轻度压痛，脐部周围可触及条索状物。脉沉弦滑。辨病辨证依据：患者素体盛壮，多饮强食，经常饮酒，进食肥腻，积滞内停，使脾胃受损，中气不足，阴火内生；情志抑郁，肝气不能舒达，气郁发热。病久气血运行不畅，壅滞不畅。舌脉与体质及手术影响有关。方药：

炙麻黄 2 包(10g)	桂枝 2 包(10g)	白术 2 包(10g)
肉桂 2 包(10g)	干姜 2 包(10g)	吴茱萸 2 包(10g)
大黄 2 包(10g)	黄芪 1 包(5g)	制川乌 2 包(10g)
炙甘草 1 包(5g)	制附子 4 包(20g)	生姜各 2 包(10g)

6 剂，开水冲服，每日 2 剂。

二诊，服药后大便泻下量多，身热渐减，仍局部汗出，舌苔渐退，脉较前缓和。原方去麻黄、大黄，加当归、熟地黄，5 剂。

三诊：身热已退，周身汗出，因需要专科康复治疗而予以出院，继续中药调治月余。

【临证明理】 患者素体湿热、饮食不节，湿热内困，久病不愈，六郁皆从火化，复因情志郁火而骤然从高空坠落，经络损断而瘀血生，内外合邪致郁热、瘀血相互集结不解。治疗当凡跌搓闪扑之后，必先快利之品而通下。然久治不愈，实未得其秘也。

【个人体会】 患者入院目的明确，就是要治疗反复低热，至于外伤后的康复治疗，可以到专科医院或社区进一步调理。患者素体湿热，生意场上酒食不忌，肠道壅塞日久，复因高空坠落，经络损伤，瘀血内生，病机更加复杂，加之手术中络脉更伤，外感风寒湿冷之其，内外合邪，新旧叠加，并且腹诊有"腹部紧张欠柔，轻度压痛，脐部周围可触及条索状物"，结合"瘀血在下，其人如狂"之精神症状表现，应用温通之法而取效。仲景以"但见一证便是"论柴胡证，蓄血证亦当如此。虽然获效，但结合体质，温药之用，似有泛滥之流弊。临证当深思，而不可拘于一家之言。不可以时下"火神派"盛行之专温补而废医者之绳墨。

第五节 热入血室发热不愈案

贾某,女,37岁,河北邯郸人,公务员。因发热反复20余日,于2013年6月13日初诊。患者于5月中旬到北京出差,回来途中因感车上空调冷气而觉浑身发冷,当晚回到家中就开始出现畏寒发热,恰逢月经来临,自觉疲惫不堪,随即到附近门诊部就医。经过对症处理并抗感染治疗3日,仍身热不退,伴咳嗽声重,咽喉肿痛。于次日到市中心医院治疗。住院期间,患者发热反复不退,体温持续在38.5~39.5℃之间,检查心肺无异常,血象略有升高,其余脑脊液、血培养、痰培养、TB(结核杆菌)、肿瘤治疗、免疫治疗等均无异常发现,经过抗感染治疗2周,症状无明显缓解。每每体温超过39℃即予以塞来昔布(西乐葆)等对症处理,抗生素已经改为每8小时1次,治疗效果仍不理想。家属担心病人会"烧出"其他什么病,于是要求转至北京大医院治疗。患者父母年事已高,孩子尚在读书,远道千里之外求医亦有诸多不便。犹豫之后,病人和家属商量再三,决定请中医会诊。前医以柴胡桂枝汤3剂不效。遂于今日午后两点电话至广州求会诊。问诊得知患者形体略虚胖,月经已停数日,胃纳尚可。恶风怕冷,二便如常,夜间发热,并且热势较高,每服退热药后,汗出热减,药力刚过,身热又起。自诉口干欲饮,饮食一般。舌质黯苔厚腻微黄。患者以发热为主诉,虽病程日久,但终未传里入阴,且在经期发病,仍为外感范畴。结合其住院前后用药,虑其体内有痰瘀之积,故治疗当以表里双解之剂为先导:

麻黄 10g	桂枝 10g	黄芩 10g	法半夏 10g
黄芪 10g	淡附子 30g(先煎)	当归 10g	陈皮 10g
大黄 10g	石膏 20g	麦冬 10g	甘草 10g

3剂,水煎服,加生姜5片,红糖一勺。

二诊,患者来电,服药1剂后,周身肌肤微热,微汗出,身热渐降至37.5℃,渐觉周身畅快,两剂药后,自觉畏寒恶风症减,夜间热势渐减。原方去石膏、附子,加柴胡、番泻叶各10g,再服3剂。

三诊,患者身热渐退,余症均减。再在原方基础上,大黄、番泻叶减量,继续服药3剂。次日电话告知已经出院。

四诊,患者于6月23日,经水至,腹痛,经血量少,舌苔仍厚腻不退,微黄。

前方减去麦冬、麻黄,加香附、川芎、桃仁各 10g,再服 5 剂调理而安。

【临证明理】 宋代陈自明《妇人大全良方》云:"妇人伤风发热,经水适来,昼则安静,暮则谵语,有如疟状,此为热入血室。治者无犯胃气及中上焦,宜服小柴胡汤。若脉迟身凉,当刺期门穴。"妇人经期,不慎外感,邪气乘虚而入于血室,若又有内伤饮食在先,则风寒、痰瘀、宿食搏击,必成缠绵之势,若治不得法,则又恐成结胸、肺痿之虞。临证不得不深思而慎取之。观明代武之望《济阴纲目》列举热入血室病案数例,举此证可治之法,或言其常,或言其变,实乃治此病之良师,而为临证之法门,堪当"纲目"之重,绝非虚言。

【个人体会】 妇人热入血室,张仲景立小柴胡汤和刺期门之法以示后人。然现代临床有滥用抗生素和液体疗法,不胜枚举。误治又使得本案之病机更为复杂。前医用柴胡桂枝汤,或是知其常而不知其变也。故采用表里双解之法以获效。此案通过电话询问而诊治,一切全凭个人经验和推断,非敢废圣人四诊合参之绳墨,乃实有不得委屈之情。若非有效,则对医者之责难,又岂可免于一途? 况医者,仁心仁术,倘若心中有一丝杂念,绝不可为医。若又多一分名利在心,亦难得为良工。信乎先贤之教,只愿为苍生中一中医耳,断非能为大医之妄言!

第六节　超高龄老人之肺部感染后余热不清案

患者伍某,女,92 岁,广州人。因反复发热、咳嗽咳痰 2 周余,加重 1 天,于 2014 年 1 月 28 日收住入院。患者于 2 周前受凉后出现发热,体温达 39℃,咳嗽、咳痰,平躺后咳嗽加重,痰为白色黏稠痰、量少、难以咯出,无伴气促、胸痛、胸闷。曾到珠江医院急诊就诊,诊断为"肺部感染",给予青霉素、环丙沙星等抗感染治疗后,仍然反复发热。患者 1 天前发热、咳嗽等症状加重,遂到我院门诊就诊,门诊为求进一步系统治疗收入我科。入院诊见:神志清,精神疲倦,发热,体温 37.5℃,咳嗽、咳痰,平躺后咳嗽加重,白色黏稠痰、量少、难以咯出,伴有胸闷,无气促胸痛,无恶寒,无鼻塞、流鼻涕。自起病以来胃纳差,睡眠差,大便难解,夜尿 3~4 次,舌质干红,无苔,脉滑数。入院后经过予以西医抗感染、对症支持并中药清热化痰止咳等治疗后,症状改善拟定于 2 月 11 日出院。因患者家属担心发热反复,遂托人请在出院前会诊。观其形体消瘦,四肢蜷缩,倦怠懒言,神志尚清,面色晦黯不泽,口黯红,唇干裂无津液,自觉口干难忍,饮水即吐,不欲饮食,咳嗽时作,咯痰不畅,大便数日不通,夜间睡眠不宁,舌质干红少津,舌苔根部厚而黑燥不见底,脉细涩。患者热病后,津液大伤而胃气未复,发热症状虽有好转,然"灰中有火",恐成燎原之势,故当急下存阴。方药:

柴胡 15g	黄芩 10g	法半夏 10g	生地黄 15g
玄参 10g	栀子 10	淡豆豉 10	石菖蒲 5g
路路通 5g	肉桂 5g	木香 5g	鸡血藤 15g
大黄(后下)10g	芒硝(冲服)10g	甘草 10g	

5 剂,水煎服,1 日 1 剂。

二诊,2014 年 2 月 15 日,患者出院回家后,服药 1 剂,当晚泻下 4 次,次日口干稍减,仍不欲饮食,服药 5 剂后,大便日行 2~3 次,舌根黑苔逐渐变薄。饮食可以逐渐吃少量稀粥。原方减芒硝 5g,加番泻叶 5g,再服 5 剂。

三诊,2014 年 2 月 24 日,患者服药后,饮食逐渐增加,舌苔已经由黑转黄,可以下床稍稍走动,仍时觉口干,干咳少痰,遂于原方去芒硝,减大黄 5g,加莱菔子 10g,再服 5 剂。

四诊,2014 年 3 月 3 日,患者因食用糯米鸡后,病情反复,口干,腹部胀闷,舌苔厚腻,脉涩。原方加槟榔、厚朴各 15g,再服 5 剂。

五诊,患者诸症好转,饮食如常,原方 5 剂,隔日服。随访 2 年,患者每觉腹胀,大便不畅,即按上方用免煎中药颗粒剂如法炮制,开水冲服,无不适。家人甚是欣慰。随访 2 年,仍健在。

【临证明理】 患者耄耋之年,身患热病,经住院之治疗,体温虽降,但热邪未去,仍口干不得饮食,二便不畅,故急下存阴。初以小剂,病人 4 日后,方可饮水,其中之热毒可知。或有人问,年高体弱,鲁莽用药,是否考虑后果? 当是之时,唯见患者精神萎靡,身体蜷缩,口唇干裂,舌质苍老,苔焦黑,脉细如丝,久治不愈,生机不灭,急当泻下存阴。"留得一分津液,便有一分生机",诚非虚言!

【个人体会】 此案患者为超高龄患者,热病后,宜养阴。然患者身热虽减,然余毒未清,故用小剂量硝、黄,以成缓下之功。四诊时,患者因饮食不节过食黏腻而病情反复,经云:"病热少愈,食肉则复,多食则遗,此其禁也。"热病之难调,由此可见一斑。曾偶遇吴伟康教授,他问及用大黄之经验,我即用此案回复,病人有是证用是药,不拘年龄,况仲景之教,临证之本义,实顺势而治,乃中医之道、临床之秘也!

第七节 肝内胆管多发结石并胆道感染发热案

患者魏某,女,37 岁,北京人,从事制药工作。因反复上腹疼痛伴发热 20 余天,于 2017 年 6 月 26 日入院。患者 20 余天前无明显诱因出现间歇性上腹绞痛不适,疼痛不能忍受,未向他处转移、放射,伴恶心、呕吐,自发现皮肤、巩膜黄染,伴尿黄,发热(最高体温 39℃),至当地医院就医。上腹部增强 CT 示:肝门区胆管及肝左叶胆管内多发结石合并胆管感染,肝内胆管及胆总管扩张;诊断为肝内胆管多发结石并胆道感染,予头孢拉定及奥硝唑抗感染、止痛等对症处理后腹痛较前好转,体温恢复正常,今为求进一步诊治至我院就诊,门诊拟肝内胆管多发结石并胆道感染。

既往史:否认高血压,糖尿病,冠心病,肾病等重大疾病史。1998 年 12 月因十二指肠降段梗阻行胃部分切除术、胃空肠毕 II 式吻合。1999 年行胆总管十二指肠吻合、胆道内支撑术。2008 年行胆囊切除术 + 胆总管空肠吻合术 + 胰管探查术。有输血史,具体品种、用量不详,未见不良输血反应。个人史、家族史无特殊。

体格检查:体温 36.2℃,脉搏 60 次 /min,呼吸 20 次 /min,血压 113/62mmHg。发育正常,营养中等,神志清楚,呼吸平顺,自动体位,对答切题,检查合作。全身皮肤黄染,巩膜轻度黄染。头颅五官无畸形,双侧瞳孔等圆等大,对光反射存在。颈部无抵抗,气管居中,甲状腺无肿大。双侧胸廓对称,双肺呼吸音清,未闻及干湿啰音。心界不大,心率 60 次 /min,律齐,未闻及病理性杂音。腹部平软,未扪及包块,无压痛,无反跳痛,肝脾肋下未及,肝区无叩击痛,双肾区无叩击痛,移动性浊音阴性,肠鸣音存。脊柱四肢无畸形,活动正常,肌力正常。生理反射存在,病理反射未引出。

专科检查:全身皮肤黄染,巩膜轻度黄染。腹壁平坦,上腹正中见 15cm 长的手术后瘢痕,下腹右侧见 5cm 手术瘢痕,无肌紧张,上腹压痛,墨菲征阴性,肝脏肋下未及,脾脏肋下未及,肠鸣音正常,无肾区叩击痛,无输尿管行程压痛。

辅助检查:

(2017-6-13 赤峰市医院)上腹部增强 CT 示:肝门区胆管及肝左叶胆管内

多发结石合并胆管感染,肝内胆管及胆总管扩张。

诊断:1. 肝内胆管多发结石并胆道感染;2. 胃部分切除术后;3. 胃空肠毕Ⅱ式吻合术后;4. 胆总管十二指肠吻合术后;5. 胆道内支撑术后;6. 胆囊切除术后;7. 胆总管空肠吻合术后。

入院后,血常规:白细胞 13.93×10^9/L,中性粒细胞比率 73.3%,红细胞 3.30×10^{12}/L,血红蛋白 98g/L;钾 3.22mmol/L;谷丙转氨酶 48.6U/L,白蛋白 31.4g/L,总胆红素 48.7μmol/L,直接胆红素 22.1μmol/L。入院后先后行全麻下行经皮经肝道胆道镜探查 + 取石术、B超引导下经皮经肝穿刺胆道镜取石引流术。术后患者诉伤口疼痛,无腹胀、腹痛,无发热、畏寒,无恶心、呕吐,无尿黄,大便正常,精神、胃纳、睡眠尚可。查体心肺功能无异常。停留胃管引出 200ml 褐色胃液,停留左右胆道引流管分别引出 5ml、100ml 褐色引出液,停留尿管引出 600ml 淡黄色尿液。继续予以万古霉素及哌拉西林钠舒巴坦钠抗感染、止血、护胃、护肝、补液等对症治疗。停留左右胆道引流管分别引出 50ml、100ml 褐色引出液。停留左右胆道引流管分别引出 50ml、200ml 褐色引出液。患者无伤口疼痛,无腹胀、腹痛,无发热、畏寒,无恶心、呕吐,无尿黄,大便正常,精神、胃纳、睡眠尚可。停留左右胆道引流管引流通畅。予以出院。

初诊,2017 年 7 月 23 日,患者因出院后 10 余日仍发热反复,身黄,目黄,精神疲倦,纳少,大便不畅,腹胀,停留左右胆道引流管有引流液体褐色引出。观其形体矮小瘦弱,身目黄染,面色萎黄,精神倦怠,言语低微,表情痛苦,舌质黯,苔腻,脉紧涩。患者素体禀赋不足,湿热内羁经络,复因多次手术而感风冷之气,停留左右胆道引流管使得机体内外相通,更感外来邪气,病机复杂。治疗暂以祛风清热,利湿退黄为先,方药:

茵陈 30g	党参 15g	白术 15g	茯苓 15g
苍术 10g	黄柏 10g	泽泻 10g	穿破石 10g
栀子 10g	石菖蒲 15g	黄芩 15g	淡豆豉 15g
葛根 10g	木香 10g	大黄 10g	厚朴 15g
鸡血藤 10g	番泻叶 5g	芒硝(冲服)5g	甘草 10g

3 剂,水煎服,1 日 1 剂。

二诊,2017 年 7 月 26 日复诊,患者服药后,大便通利,胃纳稍增,精神稍好转,仍午后低热,身目黄染,夜寐可。舌质黯,苔腻,脉弦细。患者形体羸弱,气血不足,复因外伤之邪,似当以扶正为先,所谓"相体虚实,察病轻重"之义,仿东垣升阳散火汤合茵陈蒿汤加减,方药如下:

茵陈 30g	党参 15g	白术 15g	茯苓 15g
苍术 10g	黄柏 10g	泽泻 10g	穿破石 10g
栀子 10g	石菖蒲 15g	黄芩 15g	淡豆豉 15g
葛根 10g	木香 10g	大黄 10g	厚朴 15g
鸡血藤 10g	番泻叶 5g	芒硝(冲服)5g	甘草 10g

3 剂,水煎服,1 日 1 剂。

三诊,2017 年 7 月 29 日,身热已退,昨天已经拔管一根,还保留一根,纳少,口干,大便不畅。舌质红,苔厚,脉沉涩。原方去升麻,加番泻叶 5g 冲服。

四诊,2017 年 8 月 2 日,近日无发热,在肝胆外科再次拔管。精神可,偶反酸,原方化裁 10 剂,返北京调理。

【临证明理】 患者因先天不足,后天调护不当,多次手术后,体虚更甚。现患者虽病史复杂,但须明其病机和治疗目标。四诊合参,目前患者存在的主要问题有二:一是身热反复不退;二是术后留置引流管,确实因感染导致发热而无法拔去。故治疗须先治其发热,给拔管以机会,看似两个问题,实则一也。求其本则标本兼治。此案患者之发热,病因有四:一是术中外感之风寒湿热之郁,加之插管处外感之邪,遥相呼应;二是胆道结石瘀滞不通;三是禀赋不足,术后伤正,气血更虚;四是术后或伤口处瘀血、痰浊内停。治疗当标本同治,表里同治,内外同治,虚实同治,无非调其阴阳而已。

【个人体会】 此案病人体质虚弱,又多次反复手术,病史复杂。然细细分析,解决问题关键是如何通过中药有效治疗控制发热,热退身凉,使得病人有机会拔管,减少再次感染的机会。至于黄疸之症,则需假以时日,或可有望。经过月余调理,患者已经成功退热拔管并平安返回。作为中医生,有时觉得自己好似侠客,对急病急症治疗时有快刀斩乱麻的畅快,偶尔用针亦有如用暗器之功,沾沾自喜。然每遇此案,却又不得不细细斟酌,对自己也是一种考验。

第八节 肾小球肾炎并发热案

患者梁某,男,61 岁,广州人。因发热伴双下肢浮肿反复月余,加重 1 周,于 2017 年 4 月 29 日就诊。半月前曾在某医院住院诊治,诊断为急性肾小球肾炎,治疗10余日,效果欠佳,仍发热,遂主动要求出院,在亲戚的介绍下来我院中医科门诊求治。观其形体虚浮,精神疲惫,短气乏力,在家人的搀扶下步入诊室,咳嗽偶作,咽喉不利,下肢浮肿,按之凹陷,大便不畅,小便不利,身热,面色黧黑,没有食欲,自诉咽痛,每日上午9—11时发热,午后减,夜寐不能。舌质紫红有裂纹,苔根厚腻,脉紧涩。患者湿热内盛,外感引动内湿,湿热郁蒸阳明,故治疗以清利为法,方药:

苍术 10g	黄柏 10g	紫菀 10g	穿破石 10g
栀子 10g	石菖蒲 15g	黄芩 15g	淡豆豉 15g
葛根 10g	党参 10g	大黄 10g	厚朴 15g
鸡血藤 10g	番泻叶 5g	芒硝(冲服)10g	甘草 10g

5剂,水煎服,1日1剂。

二诊,2017年5月4日,患者服药后自觉身热稍退,二便通利,下肢浮肿减,仍舌红,有裂纹,苔根黄厚腻,脉弦紧欠柔。原方去葛根、厚朴,加萆薢、荆芥各10g。继续服3剂。

三诊,2017年5月6日,身热反复,原因为患者于昨日在外院行骨髓穿刺术复感外邪,继续服前方5剂。

四诊,服药后,身热已退,口干,下肢肿减,小便通利如常,仍纳差,咽喉不利,咳嗽有痰,舌质红苔厚,脉弦。原方加石膏20g、车前子10g,再服5剂。

五诊,2017年5月15日,患者自诉精神好转,饮食改善。二便可,舌质红,苔微腻,脉濡。原方去淡豆豉,加木香5g,再服5剂调理。

【临证明理】《素问·风论》云:"风之伤人也,或为寒热,或为热中,或为寒中,或为疠风,或为偏枯,或为风也,其病各异,其名不同,或内至五脏六腑。"而肾风之状,则"多汗恶风,面庞然浮肿,脊痛不能正立,其色炲,隐曲不利,诊在肌上,其色黑"。而《素问·热论》言:"治之各通其脏脉,病日衰已矣。其未满三日者,可汗而已;其满三日者,可泄而已。"如此,此案治则已明。临证明理,重在发微,经典之秘,昭然若揭。如若囿于西医之诊,必茫然不知所措。

【个人体会】 患者形体虚浮,湿热内蕴,天气变化引动内邪,饮食积滞日久,脏腑气机紊乱,清浊相干,故现诸症。治疗以清利为大法,升清降浊,邪去则正气自复。无独有偶,半年后,患者发热又起,再依前方如法炮制而愈。有人以中医之不可重复为由,而否认其科学性,实未得其本义也!

第九节　系统性红斑狼疮之发热胸腔积液案

患者郑某,女,42 岁,已婚,广州人。因发热伴胸痛 1 周,于 2004 年 3 月 2 日下午收住入院。患者于 1 周前无明显诱因出现发热、胸痛,体温最高达 40℃,胸疼以右侧为甚,吸气时加重,无咳嗽,咯血等,曾至荔湾区中医院就诊,经予以头孢拉啶(先锋Ⅵ)、鱼腥草注射液等药治疗后,症状无明显好转。患者于 3 月 1 日至该院复诊,胸片提示:右侧胸腔大量积液,左侧胸腔中量积液。遂于 3 月 2 日转至我院感染科治疗。入院时,患者神志清楚,精神可,身热不甚,胸痛,纳少,气促,口干,大便偏干,夜寐欠安。

体格检查:T 37.5℃,P 96 次 /min,R 24 次 /min,BP 110/70mmHg。神志清楚,精神倦怠,营养中等,反应灵敏,查体合作。头颅五官无畸形,面色潮红,口唇干红,全身皮肤黏膜无黄染,颌下淋巴结轻度肿大,有压痛。颈柔软,无抵抗,气管居中,甲状腺无肿大。胸廓饱满,呼吸动度减弱,两侧中下肺呼吸音消失,肺部叩诊呈实音,上肺呼吸音明显增强,中肺触觉语颤增强。心尖冲动下移,律齐,未闻及病理性杂音。腹部平软,无压痛,肝脾肋下为触及。脊柱四肢无畸形,关节活动自如。神经系统检查生理反射正常存在,不亢进,病理反射为引出。

入院后检查结果:

血常规:WBC 5.6×10^9/L,Hb 112g/L(2004-03-03),WBC 3.8×10^9/L,Hb 101g/L(2004-03-12),WBC 16.5×10^9/L,Hb 93g/L(2004-03-22),WBC $2.8 \sim 3.1 \times 10^9$/L,Hb 86g/L(2004-04-03)。红细胞沉降率 96mm/h,IgG32.3G/L,CEA(–),AFP(–)。胸片:右侧胸腔大量积液,左侧胸腔中量积液。胸部 CT:右下肺叶、中叶外侧段,左下肺炎症可能,未排除肺泡癌。胸腔积液检查:淡褐色,李凡他试验(+),蛋白(++),抗酸杆菌、癌细胞未找到。骨髓涂片:反应性增生骨髓象。复查胸部 CT:右肺纤维性肺结核。

入院诊断:大量胸腔积液查因? ①肺结核;②肺泡癌。

入院后诊治经过:入院后,予以抗感染和积极的对症治疗,先后于 3 月 5 日、9 日、10 日行胸腔穿刺术,共抽取淡褐色胸腔积液约 1650ml,同时予以抗感染及对症处理。3 月 12 日请呼吸病研究所主任医师会诊,根据病情及实验室检查结果,考虑肺结核的可能性大,并予以抗结核治疗。3月13日—18日,患者病情平稳,症状明显减轻,仍时有低热,不咳嗽,无胸痛,食欲一般。3月19日患者全身出现淡红色的皮疹,考虑为药物过敏引起,因胸腔积液检查不支持肺结核的诊断,遂停用抗结核治疗。3月22日—26日,患者出现高热不退,体温持续在40~41℃之间,经抗感染治疗并对症治疗,效果不佳。即于26日下午请中医科会诊。会诊时症见:患者神志清楚,精神差,恶寒时作,身灼热少汗,面色晦黯不泽,两颧有瘀点瘀斑,潮红,口唇红,且干裂起皮,不咳嗽,无胸痛,腹部压痛明显,舌质绛紫,黑苔满布而干,脉滑数。辨证为表里同病。予以防风通圣汤化裁3剂,以表里双解,当晚1剂,次日2剂,方药:

炙麻黄 10g	桂枝 10g	生石膏 30g	防风 10g
生地黄 20g	白术 10g	熟附子 5g	黄芪 10g
当归 10g	连翘 10g	枳实 10g	甘草 10
大黄 10g(后下)	芒硝 5g(冲服)	细辛 6g	

二诊,3月27日,患者服药后身热渐降疹退,泻下黑色稀水样便10余次,继以甘寒养阴之剂(沙参麦门冬汤)调理数日。

三诊,4月1日,身热又起,T 38.3℃,再次请中医科会诊。诸症同前,腹部仍压痛明显。遂予以升降散(蝉蜕、僵蚕、姜黄、大黄)化裁3剂,病情好转,继续调理数日,患者于4月8日出院。

出院后随访,患者偶见关节疼痛,时有低热,关节有肢体动脉痉挛症,考虑为系统性免疫性疾病,再行相关检查,结果均提示为系统性红斑狼疮。因患者拒绝使用激素治疗,连续在门诊服用中药防风通圣丸等调理半年。随访5年,无复发。

【临证明理】 发热是临床上最常见的症状之一。无论外感,还是内伤,均可导致发热。对伴有发热症状的疾病诊断确实有一定的难度。此案病情复杂,入院时诊断不明,且在治疗过程中多次出现服用抗结核药后发热又起的现象。出院后,患者仍余热不清,身热时起。本病发病原因复杂,先后在多家医院住院治疗,并请多学科联合会诊,终因病因不明而只能对症处理。中医对此病认为患者不仅有外感六淫之因,然内伤之积滞、痰浊阻滞、水湿瘀血亦显现其中,故治疗从表里方面入手,选方防风通圣散加减,并且贯穿治疗的始终。

防风通圣散"治一切诸风,或风热走注疼痛麻痹者;或肾水真阴衰虚,心火邪热暴甚而僵扑,或卒中久不语,或一切暴喑而不语,语不出声而成风痛者;或洗头风,或破伤风,或中邪昏冒者;并小儿诸疳积热,或惊风恶热有一时所不能辨者;或疮疹热甚怫结,而反出不快,及出而陷将死,或大人小儿风热疮疥,及久不愈者;或头生屑,遍身出黑黡紫白斑驳,或面鼻生紫赤风刺瘾疹,俗呼为肺风者;或成风疠,世传为大风者;或肠风痔漏,并解酒过热毒……或因热结,大小便涩滞不通,或腰腹疼痛,腹满喘闷,并皆治之"。而明代吴昆《医方考》言其为"风热壅盛,表里三焦皆实者"而设,并详解方义,以明刘守真治火之秘旨!

【个人体会】 初入临证,中西不通,诊断难明。遂参考陈灏珠教授主编的《实用内科学》(11 版),并经电话请上海交通大学医学院附属仁济医院风湿免疫科专家会诊,结合病史和系统检查诊断为系统性红斑狼疮。三诊时发热不退,疑为邪毒未退尽,而养阴太早,恐有"闭门留寇"之弊,故继续以升降散表里双清给邪以出路。此案随访数年,病情无反复,亦无累及其他脏腑之后患。甚是欣慰!偶有一次携其女前来应诊,细问才知,其女已经 15 岁,长期患有自闭症。难怪有医家断言风湿疑难诸病归于肝!信夫!

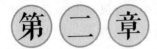

咳嗽案

第一节　肺部感染之咳嗽反复案

患者叶某，女，67岁，广州退休教师。因咳嗽咯痰气促反复3个月，加重1周，于2018年9月3日就诊。患者自诉咳嗽反复3个多月，初期症状较轻，未引起足够重视，因咳嗽反复日久，遂至附近医院进行详细检查。诊断为肺部感染，经过住院中西医结合系统治疗3周后，胸部CT检查示：肺部感染，炎症吸收不明显。患者咳嗽情况未见明显好转，出院后，患者仍咳嗽反复，夜间咳嗽加重，偶有喉中痰鸣，伴气促，胸闷，口干，肩背不利。为求进一步诊治遂来我院中医门诊。观其形体适中，面色潮红，口唇干裂，自觉口干不欲饮，咳嗽反复，咽喉不利，咯痰不畅，咯痰呈黄绿黏液，或呈块状，极难咯出，夜间喉中痰鸣，腹胀满有压痛，夜间睡眠差，偶有抽筋。舌红，苔厚腻，脉弦。追问病史，患者曾在两年前行心脏搭桥术。疑其因痰瘀内羁，复感风寒，内外合邪所致，无论中西医治疗，都不可能在短时间内获效，并详细告诉患者，冀其耐心诊治，切勿旁生杂念，或可有效。故以宣肺疏风，化痰降浊，通腑导滞为法，方药：

麻黄 10g	黄芩 30g	芦根 45g	石斛 15g
生石膏 30g	路路通 5g	淡豆豉 10g	栀子 15g
瓜蒌皮 15g	芦根 15g	葶苈子 15g	大黄（后下）20g
何首乌 10g	丹参 15g	鸡血藤 15g	川芎 15g
番泻叶（后下）10g	芒硝（冲服）10g	甘草 10g	

7剂水煎，并复渣服。1日1剂，频煎频服。

另外,中药定向透药(足三里、天枢、三阴交),每周两次。

二诊,2018 年 9 月 15 日,患者服药后,自觉咳嗽大减,仍口干、胸闷,饮食一般,夜寐欠安。舌尖红,苔微腻,脉弦。原方去麻黄、淡豆豉,加枳实、厚朴各15g,再服 7 剂。

三诊,2018 年 9 月 28 日,患者服药后,诸症明显改善,咳嗽偶作,口干,夜间睡眠明显好转,想尽快复查肺部 CT 检查一下,看看情况是否有所改善。因其病机复杂,不同于一般单纯意义上的肺部感染,中药继续服用,隔日 1 次。建议 2 个月后复查。

四诊,2018 年 11 月 27 日,患者已无咳嗽等症,复查胸片显示:肺部炎症吸收明显,主动脉硬化。

【临证明理】　"病为本,工为标,标本不得,邪气不服。"动之以情,晓之以理,帮助病人找到导致此病之根源,继之以中药攻下逐瘀,佐以祛风清热,故获效如此。一般而论,对单纯的肺部感染患者,西药抗感染或中西医结合治疗均可以在一两周内获效(无论临床症状还是影像学表现,均有好转或吸收的迹象)。此案患者虽经系统治疗 3 周,从症状体征及影像学表现来看都没有明显改善,故心生疑虑。详细审查病史,疑其非单纯新感之外邪所致,而是与既往手术后之痰瘀内羁流注有关,故难以在在短期内获效,此致病之理也。若不能明其病理,则恐治病无方,而实难取效。治疗上表里同治,并佐以外治之法,经过近 3 个月的治疗而获效。

【个人体会】　咳嗽,是呼吸疾病最常见的症状。咳之初起,或多易治,咳之病久,常难治愈,故有《素问·咳论》之专篇。为中医者,不可不知此篇论述之重。而《难经·四难》则从中医的角度,论人之呼吸关上焦之心肺、中焦之脾胃、下焦之肝肾,并言"呼出心与肺,吸入肝与肾,然其转枢之机,在于中焦脾胃"。《难经》中对人体呼吸运动的认识为《黄帝内经》的咳嗽理论给予全面的阐释和解答,可谓解旷世之疑难。偶然想起一句歌词中有"上下通气不咳嗽"之句,实是高见。反言之,咳嗽即是上下不通气之故。此论可谓道出咳嗽的核心病机之关键。但愿医者同仁能明此理,亦不枉先贤之良苦用心。此案详审病机,明病之先后,终究其源,故治其先病之本,用祛风通络兼治痰瘀之法获效。临证之时,不得不深思。

第二节 咳嗽性晕厥案

患者梁某,男,64岁,广州人。因咳嗽胸闷反复1年余,加重伴晕厥2个月,于2018年6月5日就诊。患者自诉1年前无明显诱因开始出现咳嗽、咽痒、咯痰等症,偶觉胸闷气促,遂经过多方医治,症状时有反复。近2个月来,咳嗽、胸闷气促症状加重,并且出现头晕甚至晕厥等。常常在夜间因咳嗽而突然导致晕厥发作,有短暂意识丧失,过几秒钟,甚至半分钟后,才能苏醒。因为这种情况反复发生,患者非常担心,怕因晕厥而导致突然死亡的意外发生。于是来门诊求治。患者形体虚浮,面色潮红,声音重浊,咳嗽,咽喉不利,自觉如有物梗阻,腹部凸出,胀满如鼓,饮食可,大便尚可,夜尿频,舌红,苔黄厚腻,脉弦紧欠柔。患者素体湿热,饮食不节,痰浊瘀滞,壅阻中焦,导致脾胃升降失常,水湿内停,上逆而咳,故咽喉不利。水气上溢清窍,故咳甚则厥,阴阳不相顺接而意识丧失。此痰食瘀滞相互为患,导致厥气上逆。治疗当宗"实则泻之"之则,以化痰泻浊导滞为法,务在开通阴阳气血通行之路,方药:

藿香1包(5g)	栀子1包(5g)	石菖蒲1包(5g)	大腹皮30g
姜半夏1包(5g)	川芎1包(5g)	黄芩1包(5g)	郁金1包(5g)
桔梗1包(5g)	大黄2包(10g)	莪术1包(5g)	番泻叶(后下)10g
党参1包(5g)	诃子1包(5g)	芒硝(冲服)5g	甘草1包(5g)

10剂,开水冲服,隔日1剂。

二诊,2018年7月19日,患者服药后,泻下量多,自觉味道臭秽难闻,服药5天后,已无咳嗽。遂间断服药。今日家属特来门诊汇报服药经过并表示感谢。

【临证明理】 咳嗽性晕厥多是由良性病变引发,预后一般较好,但因咳嗽而突发晕厥、昏不知人的症状往往易造成患者内心恐慌,并且可能伴随跌扑乃至其他严重意外事故。有病必有因,厥病是由于人体阴阳失衡,气倒行逆施,阴阳气不相顺接所致。《素问·厥论》云:"阳气盛于上则下气重上而邪气逆,逆则阳气乱,阳气乱则不知人也。"四诊合参,此案患者乃中焦痰食瘀滞,水气上逆犯肺作咳,咳甚则阳气逆乱,而意识丧失。病机明确,治疗宗"实者泻之",对证施治即能取效如桴鼓。

辨证之手眼,在于咳嗽即气逆上行,水湿之邪亦同时上扰清窍。而咳嗽止,则水湿下流,此乃水逆也。故引水下行,通腑开道而获效。

【个人体会】 咳嗽性晕厥是临床比较少见的,广东省中医院庾慧主任曾发表一篇类似案例的论文可以参考。与其他晕厥不同,咳嗽性晕厥是剧烈而持续咳嗽后突然意识丧失,数秒钟至数分钟后自行恢复而不留任何后遗症的一种临床综合征。目前咳嗽性晕厥的发病机制尚不明确,且争议颇多。咳嗽性晕厥在中医学上多属于厥证之气厥、痰厥的范畴。已知病之所属,四诊合参,辨明病机,当补则补,当泻则泻,阴阳道路开通,气血相互顺接,则病可去矣。

第三节 黄疸咳嗽案

许某,男,64岁,省政府退休干部,广东人。因黄疸反复两年,加重伴咳嗽2月余,于2018年12月4日来诊。患者形体消瘦,两年前开始出现目睛黄染,初期未引起足够重视,后在家人和朋友的强烈劝说下才去省人民医院住院检查。住院期间,经过详细检查,提示:肝功能正常,肝曲息肉,胃肠息肉,肝囊肿。经过予以胃肠息肉切除术并相关对症支持治疗后出院。患者体质好,退休后,长期不间断进行游泳锻炼,胃纳可,比较注意饮食、运动等各方面的养生,每天早餐进食两个鸡蛋、麦片、核桃仁、南瓜子、杏仁等。每天喝茶,大便日行5次,已经习以为常。观其身材高大,形体消瘦,面色晦黯,似呈青黄不泽,额头及目周为甚,目睛黄染不清,精神可,言语流利,反应灵敏,近来咳嗽反复2个多月,伴咽喉不利,咯痰黄稠而黏,虽服用多种中药、西药等,效果均不佳,时腹胀,脐周发冷,大便不调,次数多,量可,多不成形,夜寐不能,长期服用安眠药,舌质黯,苔厚,脉紧涩。患者素体湿热,饮食不节,运动不当,诸药杂投,误补益疾。治疗当以调理体质为主,祛除不必要的过度的"养生"元素,治病、养生大道至简,暂以调理中焦,清利湿热,宣肺导浊为法,方药:

苍术10g	黄芩10g	栀子10g	法半夏10g
黄柏15g	川厚朴15g	枳实10g	槟榔10g
川芎15g	麦芽15g	莪术10g	郁金10g
番泻叶10g	大黄(后下)10g	芒硝(冲服)10g	甘草10g

7剂,水煎服,1日1剂。另予以中药外治药包热敷腹部。

二诊,2018 年 12 月 18 日,患者服药后,精神好转,自诉大便次数增多,每日 8~11 次,泻后觉咳嗽,脐周冷感减轻明显,体重下降四五斤,仍睡眠不能,暂无法停用安眠药,自觉精神好转,颜面目眶周围青黄色颜色逐渐减退,目睛"黄染"好转明显。患者自觉信心倍增,表示愿意继续配合中药治疗,以综合调理体质。

【临证明理】《素问·疏五过论》:"诊有三常,必问贵贱,封君败伤,及欲侯王。故贵脱势,虽不中邪,精神内伤,身必败亡。始富后贫,虽不伤邪,皮焦筋屈,痿躄为挛……凡诊者,必知终始……"以此告诫后人,强调后之医者当明人事、通医术,否则后患无穷。此案患者当属"故贵脱势",虽无外感六淫之中,却因地位不同,待遇不同,医者不敢教以真言,误补益疾所致。而治疗不仅在药,更关键在于求本。其病本在养生过度,而不能顺其自然。

【个人体会】 黄疸以身黄、目黄、小便黄为据,并未以西医胆红素之指标为据。是否是黄疸,取决于医者之临证判断。生怕有误,私下请几位同仁会诊,皆以为黄疸无疑。临证之时,值得深思!病人以咳嗽为主诉,纵观前后,显然此案关键并非止咳,而在于调理。

而初见病人,我很惊讶,面色一派青黄、神气不佳,虽一时难判,但若真能得病之根本,治疗亦非难事。此症临床并不鲜见,略记在此,以省后学。

第四节 难治性咳嗽案

患者陈某,男,55 岁,香港人。因咳嗽咽痒咯痰反复 1 余年,于 2018 年 6 月 28 日就诊。患者自诉 1 年前无明显诱因开始出现咳嗽、咽痒、咯痰等症,经过多方医治,症状时有反复。既往有鼻炎病史,瘢痕体质,曾在 5 年前行胆囊切除术,腹部手术缝合处见紫红色瘢痕凸出如蚕豆大小。每遇风寒或闻到油烟等异味即咳嗽反复,夜间喜左侧卧位,若转身或平卧则咳嗽复发。1 年前,在我院门诊诊断为肺结节病。经过予以化痰止咳、抗炎等治疗病情控制良好,但仍咳嗽反复,遂请中医会诊。观其形体高大,面色黧黑,散见瘀斑,口唇色黯,咳嗽反复,咽喉不利,餐后或说话等均可诱发咳嗽,有时不自觉咳嗽,或觉气上冲,则呛咳一阵而无法控制,咯痰不畅,偶有白色黏痰或黄痰咯出少量。自诉咳嗽反复日久,心情也受到影响,素喜饮茶,大便不畅,多呈黑色,夜寐欠安。

舌黯,苔微腻,脉紧。四诊合参,患者湿热内羁,积滞不化,每因风气内动而诱发。治疗当以清利湿热,佐以祛风消导,方药如下:

藿香1包(5g)	栀子1包(5g)	石菖蒲1包(5g)	大腹皮30g
姜半夏1包(5g)	川芎1包(5g)	黄芩1包(5g)	郁金1包(5g)
桔梗1包(5g)	大黄2包(10g)	莪术1包(5g)	番泻叶(后下)10g
党参1包(5g)	诃子1包(5g)	芒硝(冲服)5g	甘草1包(5g)

10剂,开水冲服,隔日1剂。

二诊,2018年7月19日,患者服药后,泻下量多,自觉味道臭秽难闻,服药5天后,已无咳嗽。遂间断服药。今日家属特来门诊汇报服药经过并表示感谢。

【临证明理】《医方考·咳嗽门》曰:"新咳易愈,久咳难愈。所以难愈者,病邪传变而深入也。经曰:五脏六腑,皆令人咳,非独肺也。是受邪之原亦多矣……"此案患者之咳嗽并非新感,病情明了,为单一咳嗽症状,说话、餐后、夜间转侧或平卧即可诱发,是病邪深入于里,实邪壅滞导致气机郁闭所致,当风气内动,则邪气逆上争先外达而呛咳难以自制。治疗关键不在止咳,而在开通气机,达邪外出,气从以顺则咳嗽自止。

此案辨证之关键,在于患者胆囊术后的伤疤仍然呈红肿之态,虽无肿胀疼痛,但观外以知理,司外以揣内,乃中医辨证之手眼。

【个人体会】 此案患者自发病以来,先后已经过多家医院的消炎、止咳、解痉化痰、雾化喷喉等多种治疗,也尝试用过短期的激素冲击治疗,但效果仍不明显,症状仍然反复并严重影响睡眠及生活质量,当属难治性咳嗽。服药5天后(3剂左右)咳嗽便止,取效之速出乎意料,故只要辨证得当,未尝不可药到病除。仔细想来,不得不叹中医治病求本,审证求因之奥妙!

第五节 顽固性咳嗽案

患者王某,女,66岁,河南人。因咳嗽咽痒反复11个月,加重伴眩晕2个月,于2019年1月3日就诊。患者自诉11月前因搬家到老屋居住后,因环境潮湿,可见霉菌生长,自觉有发霉气味而出现刺激性咳嗽,昼夜无差别,居住半年后,咳嗽反复,偶有白色黏痰,曾到外院就诊,考虑支气管哮喘,予以雾化吸入布地奈德福莫特罗粉吸入剂(信必可)后,症状无改善。去年10月,在珠江医院行胸部CT检查,结果提示:左肺上叶尖后段磨玻璃样结节,左肺尖斑点状影,右肺中叶及下叶散在炎症、纤维化灶。后转诊至我院呼吸科住院治疗,给予肺通气功能、诱导痰细胞分析、食管24小时pH监测,复查胸部CT及纤维支气管镜检查,结果无明显异常。住院期间,给予埃索美拉唑镁肠溶片(耐信)制酸、盐酸伊托必利片(为力苏)促进胃肠动力,阿普唑仑、盐酸帕罗西汀片(赛乐特)、富马酸喹硫平片(思瑞康)等抗焦虑,并予以复方甲氧那明胶囊(阿斯美)等止咳处理,患者咳嗽症状有所改善。出院后至今,咳嗽反复,以刺激性干咳为主,偶可咯出少量白色黏痰,夜间咳嗽严重时,可出现头晕,须安定一会儿头晕才可以慢慢好转,伴咽喉不利,经常感觉有异物如树叶黏在咽喉部位,吐之不出,咽之不下,时又有一股水气如泉水上涌,自控不能,必须吐出痰水才可。胃脘胀闷,大便不畅。夜间睡眠差。患者自诉老伴半年前发现肺部肿瘤,在中山大学肿瘤防治中心放化疗,自己并未觉太大的精神压力,只是咳嗽反复不愈又治不好,觉得痛苦,有时也想一死了之。观其形体略虚浮,神志清楚,言语镇定,反应灵敏,思维清晰,性格开朗豁达叙述病史调理清楚,只是因咳嗽反复不愈,咽喉症状严重,咳嗽严重时头晕不适,才感觉治疗无望,失去生活信心。舌黯,苔白厚腻,脉涩。四诊合参,患者素体脾虚,痰湿内蕴,复因外感、情志、劳累等因而至肺胃不和。治疗以宣肺祛风、导滞和胃,降逆止咳,方药:

藿香10g	黄芩10g	栀子10g	石菖蒲10g
姜半夏10g	川芎10g	莱菔子10g	桔梗10g
大黄10g	莪术10g	番泻叶(后下)5g	党参10g
麦芽30g	芒硝(冲服)10g	甘草10g	

5剂,水煎服,1日1剂。

二诊,患者自诉咳嗽明显改善,咽喉顺畅许多,仍不时有痰咳出。自觉症状明显改善,临近春节,想带药回老家调理。原方去番泻叶,减芒硝,继续服用,隔日1剂。

【临证明理】 咳嗽之病,是因肺失宣降,气逆作咳。咳嗽之治,当辨虚实,咳之实者,无非风寒湿热痰之邪作祟,治疗当宣肺达邪,降逆止咳。此案患者为咳嗽所致之头晕所苦,综观病史,此症应是痰浊水饮上逆,侵扰头窍所致,治疗上导滞逐饮为主,当可解患者燃眉之急。另患者因思虑过度,肝气郁结,当结合心理治疗以宽慰其心,假以时日,或可见功。

【个人体会】 此案患者咳嗽反复不愈,甚至有轻生念头,若在从前,我或会想"天覆地载,万物悉备,莫贵于人",黄帝尚且言人之贵,咳嗽之疾并非绝症,怎能轻言死生?而今见惯人生疾苦,面对病人亦不禁苦其所苦,手如握虎,如临深渊,但愿尽微薄之力解病人一分病痛!

第六节　外伤致咳嗽气促身痛案

患者钟某,男,83岁,湖南浏阳人,因咳嗽气促身痛反复5个半月,于2018年3月15日来钟南山院士门诊求治。患者自诉患者既往体健,虽八十岁高龄,仍可以在家务农、种菜,有时还去山岗上放羊。一年前,不慎在村子里被摩托车撞过,虽然检查并无大碍,但有碰撞部位如左侧胸胁及左半身疼痛和不适,自诉曾在当地服用活血化瘀止痛等中药后,疼痛症状明显好转。之后,未再予以理会。去年年底因气候寒冷而不慎感冒,随即出现咽喉不利,咳嗽多痰,咯痰不畅,偶觉呼吸不畅,自服感冒药、祛痰药等效果不明显,遂到当地县级人民医院呼吸科诊治,经过予以消炎、抗感染并对症支持治疗后,症状好转而出院。出院后,患者仍咳嗽,咳痰,夜间加重,偶有气促,伴见肩背疼痛,活动不利索,左侧胸胁疼痛连及下肢,严重时则影响夜间休息。为得到进一步系统诊治,遂在家人的搀扶下来院士门诊求治。钟院士在详细听取病人系统回顾病史、治疗经过、服药效果等基础上,结合既往的检查和今天门诊检查(胸部CT、肺功能),并对患者进行详细的望、触、叩、听体格检查,对患者目前咳嗽气促身痛的诊断:一是考虑咳嗽变异性哮喘的可能;二是结合患者目前心脏停诊情况考虑有冠心病心律失常的诊断,建议进一步行心脏彩超、24小时动态心电图的检查,以明确患者心功能状态;三是患者身痛与肺部疾病咳嗽气促无直接联系,考虑为外伤后遗症引起。治疗方案:①予以异丙托溴铵气雾剂(爱全乐)、硫酸沙丁胺醇气雾剂(万托林)、丙酸氟替卡松吸入气雾剂(辅舒酮)以化痰、止咳、平喘治疗;②根据心脏彩超检查、24小时动态心电图检查结果,结合心血管主任会诊建议予以小剂量酒石酸美托洛尔片(倍他乐克)维持治疗;③患者身痛因于外伤后,建议采用中药全面调理。观其形体适中,精神状态可,行走略缓慢,咳嗽声重,自觉咽喉不利,咯痰黄黏,夜间咳甚,偶觉气促,容易疲劳,左侧肩背重坠,左胸胁疼痛明显,与外伤碰撞部位一致,按压时会感觉疼痛加重,饮食可,夜间睡眠一般,有时会咳醒,口中黏腻不爽,二便尚可,有夜

尿,舌质黯,苔微腻,脉紧涩。四诊合参,患者乃外伤瘀血阻络,夹痰作祟,故治疗以祛瘀活血通经,化痰通络止痛为主,方药:

苍术 15g	栀子 20g	姜半夏 5g	川芎 10g
丹参 10g	枳实 10g	党参 10g	桃仁 5g
鸡血藤 20g	大黄(后下)10g	芒硝(冲服)5g	番泻叶 5g
甘草 10g			

7 剂,水煎服,1 日 1 剂。

二诊,2018 年 4 月 20 日电话随访,患者自诉咳嗽、气促症状有所减轻,身痛明显缓解,夜尿次数减少,睡眠较前略改善。因为复诊不方便,想继续服用中药调理,原方去番泻叶,减大黄,加桂枝、茯苓各 10g,再服 10 剂,隔日 1 剂。

三诊,2018 年 5 月 15 日,患者家属来电,代诉患者精神状态良好,咳嗽、气促基本消失,身痛症状已十去七八。仍觉下肢乏力,夜寐睡眠稍差,希望再坚持服用中药调理。原方去枳实、桃仁,加牛膝、远志各 10g,再服 5 剂。并诉已约钟院士下周门诊。

四诊,2018 年 5 月 24 日,患者精神状态好转明显,自诉咳嗽,咯痰症状控制良好,夜间睡眠改善,身痛症状亦好转明显,饮食可,二便如常,自我感觉良好,希望再请钟院士给把把脉、好好检查一下后就返回湖南老家。钟院士再次详细进行体格检查,结合门诊多项复查结果,认为原治疗方案有效,嘱咐病人坚持用药,适度运动,劳逸结合,并配合中药治疗以活血化瘀,以冀对外伤后遗症进行整体调理。原方去桂枝、茯苓、远志,加当归、郁金、丝瓜络各 10g,再服 10 剂,隔日服。

【临证明理】 此案患者素体康健,先因车祸外伤致瘀血滞留于经脉而疼痛反复,遂服中药治疗,或瘀血后患未除而后身痛又起。此次来院士门诊就诊因外感后咳嗽、咯痰不愈,伴身痛反复。在诊疗过程中,难点在于身体疼痛是否同咳嗽咯痰有直接关联,基于患者病史、影像学检查和体格检查等,最终得出基于不同病因的两种疾病的表现。显然,钟院士的明确诊断不仅基于详细耐心的问诊、系统而专业的体格检查及结合相关专科的检查,还取决于他缜密的临床思维和判断总结。有效的治疗则是基于明晰诊断后的整体治疗,一切为病人着想,摒弃偏见。病虽有先后,病机却有错综,治疗中能抓住主线,标本兼顾,中西医结合,故疗效令人满意,也深得病人赞许。综合诊疗过程,我切实体会到钟院士在诊疗过程中反复强调的"想尽一切办法为病人解决问题"理念。

【个人体会】　咳嗽因外伤后瘀血阻络、肺络不畅而咳者,临床并不鲜见。曾见一患者因醉酒从楼梯上摔倒滚下导致两大腿外侧青紫瘀肿,瘀血斑斑,随即咳嗽不已,咳痰带血,未经治疗,数月后肺部 CT 见肺血泡征象此乃瘀血留注之明证,若能在早期治疗或可防患于未然。

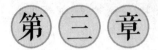

第三章

喘 证 案

第一节 难治性哮喘案

患者莫某,男,49岁,已婚未育,广州人。因发作性咳嗽气促反复5年,加重半年,于2019年3月12日来诊。患者5年来咳嗽气促反复发作,曾在呼吸专科诊断为血管炎、过敏性哮喘等,经规律应用口服激素并解痉、平喘等治疗4年余,咳嗽气促喉中痰鸣仍频繁发作,效果一般,遂在主诊医师的建议下应用奥马珠单抗,规律治疗十二次,费用二十多万元。在消炎、解痉、止喘、化痰、增强免疫等多重治疗后,患者自觉症状仍无改善。遂在家人建议下,来寻求中医治疗。观其形体高大,面色少华,情绪低落,咳嗽反复,喉中如有物梗阻,声音重浊,或时而嘶哑,自觉疲倦乏力,偶觉呼吸困难,饮食无味,夜间睡眠不宁。舌黯,苔厚,脉涩。四诊合参,患者体虚外寒,宿痰兼夹肥甘重浊之积滞内停,内外合邪,反复不愈,虽经西药对症支持等治疗,但终不能达邪去正安之效。故审证求因,标本兼治,拟方宣肺降浊清肠汤以化痰通络,宣肺降浊,务在给痰浊邪气以出路,恢复肺脏宣降之职。方药:

柴胡 10g	姜半夏 10g	黄芩 10g	川芎 10g
蒺藜 10g	鸡血藤 10g	穿破石 20g	栀子 10g
党参 10g	大黄(后下)20g	炒莱菔子 15g	番泻叶 5g
制水蛭 5g	芒硝 10g	甘草 10g	

5剂,水煎服,1日1剂。

二诊,2019年3月17日,服药后,患者自觉精神好转,大便泻下诸多秽浊、黏液,或透明,或稠厚如胶状,咳嗽气促明显减轻,仍咽喉不利,饮食可,夜寐转好,舌黯,苔厚减退,脉较前和缓。原方去番泻叶、蒺藜,加桃仁、莪术各10g,再服7剂。建议其西药可以逐渐减量。

三诊,2019年3月24日,患者自觉服药后,诸症明显改善,但担心复发而不敢减少西药(解痉平喘类)用量,已停用奥马珠单抗。原方继续隔日服用。

四诊,2019年4月15日,因近日去台湾旅游,饮食不节,旅途劳顿,咳嗽多痰,气促时作,腹胀,大便不理想。舌黯,苔厚,脉弦。原方继续用药5剂而安。

【临证明理】 哮喘之由,则之于外感风寒湿热邪气引动体内伏邪、夙根。病与元气不两立,若邪不去,则绝无元气自复之理。金元大家张子和治病,强调以汗吐下之法治病,无非给邪以出路而已。所谓圣人察同,愚者察异。古人治病之法,在于简易,实得易理之奥秘,真不传之秘也。

【个人体会】 在当前中西医并存的情况下,中国人病了,"看中医还是看西医"已经成了一个不可回避的问题。关于究竟怎么看的问题也不是一句话可以讲清楚的。但是,可以肯定的是,得病是运气,治病是造化。什么时候好,找谁可以看好,真得看缘分和造化。最让我感到惊奇的是,当我问病人怎么不舒服时,病人告诉我,他是血管炎。我很诧异,不就是咳痰喘促吗?怎么就血管炎啦?就算是血管炎,用激素和奥马珠单抗也没有效啊。我恍然大悟,西医诊断之深入人心,有时真的超出你的想象。病未必是机体单纯的失调所在,思想认识、意识形态等也存在病态。所以治病必求其本。

第二节 喘证(间质性肺炎)案

患者黄某,女,41岁,深圳罗湖区人。因咳嗽,气促胸痛反复3年余,于2016年4月9日就诊。患者自诉3年前因二胎产后调理不当,饮食不节出现咳嗽、气促、胸痛,先后在当地医院诊治数月效果不佳。后经在北大深圳医院系统诊治,确诊为间质性肺炎。经予以系统诊治,诸症无明显减轻,仍咳嗽,胸痛胸闷,咯黄绿色黏稠痰,气促,动则尤甚,夜间难以平卧。之后又到我院呼吸科进行治疗,症状似稍有缓解,但仍咯黄绿黏痰,胸闷气促。遂在亲友的推荐下来我科寻求中医诊治。观其形体略瘦,面色晦黯偏黑,少光泽,精神倦怠,懒言,自诉咳嗽呈阵发性,咯痰不畅,咯痰黏稠黄绿,饮食可,大便偏干,夜间不能平卧,胸闷痛,上楼梯觉气短气促,多汗,口干。月经量可,有血块。唇舌色黯,苔厚腻,脉弦涩欠柔。患者素体痰瘀互阻,复因产后,感受风寒湿邪,恶露不尽,内窜入络,流注手太阴。治疗当以祛风化痰,通络宣肺,方药:

荆芥 10g	防风 10g	柴胡 15g	黄芩 15g
生石膏 15g	白芍 10g	党参 10g	大黄 10g
莱菔子 15g	木香 10g	肉桂 10g	鸡血藤 10g
芒硝(冲服)10g	番泻叶 5g	甘草 10g	

7 剂,水煎服,1 日 1 剂。

二诊,2016 年 4 月 16 日,患者服药 3 剂后,自觉胸中稍舒,咳嗽减,黄黏稠痰逐渐变成清稀白痰。精神好转。患者自诉长期服用消炎药及化痰等西药,黄色黏稠痰从未改变,而服用中药 3 剂后,痰的性质就发生了这么大的变化,感觉中药太神奇啦! 诸症明显改善,故治疗信心倍增。要求继续服用中药调治。原方去柴胡、防风,加麻黄 5g、细辛 3g、路路通 5g,再服 7 剂。

三诊,2016 年 4 月 30 日,服药后,胸痛、咳嗽大减,饮食可,二便如常。4 月 23 日本人因本科生毕业考核监考而停诊,患者改看另外一位专家,服补药 1 剂后,症状有加,黄痰又起,遂停药。观其处方,则多加一些补肾化痰如仙鹤草、紫河车之类。恐补药碍邪恋痰,故症状反复。仍守前方,加葶苈子、金礞石各 15g,再服 7 剂,每 1 剂分两日服用。

四诊,2016 年 5 月 14 日,服药后,咳嗽、气促、胸闷痛明显改善,痰量逐渐减少,饮食、睡眠较好。原方减石膏、荆芥,加当归 10g。再服 7 剂,每 1 剂分两日服用。

五诊,2016 年 6 月 4 日,患者病情明显改善,需假以时日调理,隔日服药。原方去番泻叶,减大黄、芒硝为半量。再服 7 剂。服法同前。

六诊,2016 年 7 月 13 日,患者自觉精神好转,力气增加,几乎恢复到以前,咳嗽,胸闷气促,明显好转,偶有咯少量白痰。饮食可,夜寐安。舌质淡黯,苔薄白,脉微弦。建议中药间断服用,每月服 7 剂。2 个月后,可以复查胸部 CT、肺功能等。

注:2016 年 9 月 28 日,病人堂姐来诊,代诉其在深圳北大医院已经复查胸部 CT、肺功能等,均已恢复正常。

【临证明理】 本案以反复咳嗽,胸闷,气促,反复咯吐黄色黏痰为主,并且经过长时间的消炎止咳化痰等治疗,均无明显改善。患者病发于产后,恶露瘀血不清,日久夹风,流注肺太阴,导致咳嗽胸闷多痰气促等。治病求本,当以调理血气,佐以祛风除湿。此体内血气流注,误入他经所致。故取效若此。

【个人体会】 间质性肺炎以肺间质主要病变部位,病因多样,以咳嗽和活动后呼吸困难为主要表现,病情逐渐加重,最终导致呼吸衰竭,早期防治应化痰通络以防他变。此案患者咳黄绿黏痰,合理规范诊治 2 年未效,中药以泻代清,值得深思! 为明确疗效,我带患者找到专门治疗间质性肺病的专家再次确认影像学的诊断。但专家认为此案并非间质性肺病。就算误诊不误治吧! 只要能减轻患者的痛苦,提高其生存治疗,诊断也许并非是最重要的。事实说明至少在本案中,中药在治疗中有优势吧!

第三节 肺心病合并心衰之喘证

患者戴某,男,70 岁,因反复咳嗽咯痰气喘 5 年余,加重 1 天,于 2009 年 7 月 3 日入院。患者近 5 年来反复出现阵发性咳嗽、咯痰,伴气喘,每遇季节变化或感冒后加重,多次于我院门诊及住院治疗,诊断为慢性阻塞性肺疾病、肺心病,予抗感染、解痉平喘及祛痰等对症治疗后症状可缓解。1 天前患者突发气喘明显,伴发热,最高体温 38℃,咳嗽增多,咯吐少量黄黏痰,求诊于我院急诊,予静滴头孢哌酮钠他唑巴坦钠(新朗欧)、茶碱等抗感染解痉平喘治疗后,症状稍缓解,为进一步系统诊疗入住我区。入院症见:精神倦怠,言语乏力,气促不能平卧,咳嗽时作,咯吐少量黄黏痰,伴胸闷,畏寒低热,颜面及双下肢轻度水肿。纳差,小便量多,大便干结难解,夜不能寐。舌黯红苔白,中间剥脱,脉细数。

体格检查:

被动体位,端坐呼吸,桶状胸,肋间隙增宽,触诊语颤减弱,双肺叩诊呈过清音,听诊呼吸音低,可闻及较多呼气相干啰音,左下肺少量湿啰音;心率 115 次 /min,呼吸 26 次 /min,血氧饱和度 90%(空气下),血常规:WBC 11.16×10^9/L,中性粒细胞比率 67%;急复床边胸片:慢支炎,肺气肿肺动脉高压。诊断为:①慢性阻塞性肺病急性发作;②慢性肺源性心脏病失代偿期;③高血压(2 级,很高危);④左冠状动脉支架植入术后。

入院后西医予以常规抗感染、解痉平喘化痰等对症支持治疗。治疗4日，气促症状无明显缓解，患者持续端坐呼吸，平卧后即感呼吸困难，心率波动在125~145次/min，考虑为室上性心动过速。入院1天后患者即出现小便难解，静脉注射速尿针后，小便方可解，7月6日及7日小便两日未解，因昨日用速尿针后出现电解质紊乱，未再用速尿针，腹胀如鼓，7日晚间，患者因腹胀难忍主动要求插尿管协助排尿，但插管过程中患者因疼痛拒绝配合，导致插尿管失败，患者随后拒绝在局麻下再次插尿管。

7月8日邀张志敏主任会诊，会诊情形：患者神志尚可，表情痛苦，面色黧黑，唇、指青紫，端坐呼吸，气促，阵发性咳嗽，咯痰色黄质稠量多，腹胀甚，纳差，小便两日未解，大便入院后一直未解，舌黯红苔白厚，中间剥脱，脉沉细数。四诊合参，辨证当属"元阳不足，水饮内停，凌心射肺"，当以峻补元气，温阳化饮，宣开肺气为法，拟方如下：熟附子45g（先煎），干姜20g，肉桂20g，桂枝20g，白术10g，茯苓10g，炙麻黄10g，细辛6g，炙甘草5g，4剂水煎服，事急不待煎服，先予免煎颗粒冲剂1剂冲服。

7月13日再诊，患者诉服完中药以后感觉良好，气促较入院时有所减轻，仍有咳嗽咳吐黄稠痰，7月10日自解小便约3000ml，腹胀基本消失，心率维持在110次/min左右，可平卧休息，大便每日3~4次，便质溏烂，舌苔转白滑，脉沉细。守方继服3剂。

7月16日三诊，患者气促较前明显缓解，咳嗽咳痰减少，可下床轻度活动，活动后仍有气促，胃纳增加，夜寐可，二便基本正常，舌黯苔白，脉沉细。辨证属元气不足，上方去麻黄、细辛、肉桂，加北芪20g，3剂水煎服。

7月20日四诊，患者气促较前明显减轻，咳嗽咳痰明显减少，可下床适度活动，纳眠转佳，二便如常，舌黯红苔薄白，脉沉细，双肺听诊呼吸音低，可闻及散在少量干啰音，心率100次/min，律齐，未闻及病理性杂音。病情好转稳定，带药出院。数日后，其陪人告之曰：患者在家坚持服用中药，精神奕奕，每日下午与邻居打麻将2~3个小时。

【临证明理】 患者年老体弱，阳气不足，脾胃日衰，复因久罹肺病，肺失肃降，津液不化，壅聚于肺，肺气上逆则作喘促，水饮凌心则作心悸，肺失宣肃，膀胱气化不力，则小便癃闭。四诊合参，辨证当属元阳不足，水饮内停，凌心射肺。咳嗽、黄痰、腹部胀满、小便不畅、大便闭结、下肢水肿诸证乃"至虚有盛候"，病本在阳气虚，非附子、干姜不可以温，故投以大剂量附子、干姜，以期温阳化饮之力。至于服药之后，大便溏烂多次，小便增多则属温阳之后，水饮得化,随二便排出,是邪有出路之征,故随见泄泻,却病情好转,精神转佳,犹如太阳既出,云开雾散,坚冰得化。温阳很重要,尤其是对许多危重证患者来说,如明代张景岳曰:"天有一轮红日,人有一息真阳。命门之火乃生存之根本,如天之红日,失之则阴霾弥漫,变证百出而性命难保。"

【个人体会】 中医治病,原有八法,即"汗、吐、下、和、温、清、消、补",奈何今人徒执一法而自成一家,或言流派,或言新说,皆不出经典,实可憾也。

第四节 风湿性心脏病之喘脱案

患者杨某,男,62岁,因反复咳嗽10余年、气促4年,加重1天,于2010年11月11日入院。患者10多年前开始每于天气变化时容易出现咳嗽,多见于冬春季节,痰少,易咳出,不伴发热、胸痛、气促,患者未重视,均在当地门诊诊治(具体不详),症状好转。4年前患者开始活动后气促,休息后可稍缓解,且呈进行性加重,2009年11月在越秀区中医院就诊,诊断为:①慢性阻塞性肺疾病;②心脏瓣膜反流病;③心律失常;④胃食管反流。予对症治疗后患者症状可缓解(具体不详)。近两月患者一直在我院门诊治疗,予以"强的松,可乐必妥片"等口服及"万托林"吸入等治疗,症状缓解欠佳,2天前患者上述症状再次加重,为求进一步由我院门诊治疗收入我区。入院症见:形体消瘦,面色黧黑,咳嗽,痰少质黏难咯,气促,难以平卧,动则加剧,额头自汗,胸痛胸闷,纳眠差,二便不调。舌质紫黯,苔厚腻,脉沉涩。

体格检查:T 36.4℃,P 110次/min,R 21次/min,BP 117/91mmHg。发育一般,营养欠佳,神志清晰,端坐位,急性面容。色泽红润,皮温正常,弹性差。头颅五官端正,双侧瞳孔等大等圆,对光反射灵敏。颈项对称,颈静脉无怒张,肝颈静脉反流征(-),颈软无抵抗,活动自如,甲状腺无肿大,气管居中。肋间隙正常,触诊语颤正常,双肺叩诊呈过清音,听诊双肺呼吸音低,左下肺可及少量湿啰音,未及哮鸣音。心律欠齐,心率110次/min,第一心音强弱不等,心界正常,无杂音。全腹软,未扪及包块。肝、肾区无叩击痛。双下肢无浮肿。

初步诊断:①气促查因:慢性阻塞性肺疾病急性发作? 急性左心衰? ②心脏瓣膜反流病? ③心律失常。

入院后治疗经过:患者入院后3天,经过予以积极的对症支持治疗并结合相关检查,病情仍逐渐加重,先后进行过3次抢救并多次请相关学科会诊,患者及其家属特别相信中医,拒绝转科治疗。虽然已经先后多次告病重及病危通知,患者仍然相信中医一定能给他希望。11月15日张志敏主任查房,患者精神困倦,神疲,气促明显,心悸胸闷,四肢厥冷,额头冷汗出,不能平卧,大便数日不通,小便不畅,喉中多痰,自觉气短,咽喉不利,胸中有压榨感,饮食不能,夜间烦躁难以入睡,舌质紫黯,苔厚腻有水液欲滴之象,脉浮细而促,重按无根。张志敏主任医师查房后示:四诊合参,本病属于中医诊断喘证(喘脱)范畴。患者平素体质虚弱,劳伤过度,加之高年肾亏,元气不足,肺肾两虚。久病迁延,阳气不足,阴盛欲呈格阳之态势,急予以回阳固脱之重剂,以冀一线生机。方药:

制附子 4 袋	白术 2 袋	茯苓 1 袋	白芍 1 袋
炙麻黄 2 袋	桂枝 2 袋	肉桂 2 袋	干姜 2 袋
吴茱萸 2 袋	黄芪 1 袋	制川乌 2 袋	炙甘草 1 袋
生姜各 2 袋			

1 日 2 剂,温开水冲服。

二诊,11月16日患者服药后精神好转,大便量多,胃纳稍增,四肢渐温,舌紫苔厚,脉较前柔和。原方再服2剂,每日1剂。

三诊,11月18日,气促较前天稍好转,可夜间平卧,自汗多,咳嗽少痰,无咯血,无发热恶寒,无胸痛,无双下肢浮肿,饮食增加夜间,睡眠好转。中医治疗上继续扶阳固脱、镇摄肾气之法。

四诊,患者病情明显好转,生命体征平稳,生存质量明显提高,继续调理后可考虑出院。2013年随访,患者病情稳定,偶到门诊,继续服用中药调理。

【临证明理】《素问·风论》言:"风为百病之长。"而心风之候正如本案。其预后凶险,或治或不治,不仅仅在药,更有运气使然。若逢"三虚",则非药物之所能,或逢"大气"犯之,亦不可救。

【个人体会】《素问·汤液醪醴论》云:"病为本,工为标,标本不得,邪气不服,此之谓也。"古人早已道出医疗过程中医生与患者之间的标本关系,即病人为本,医生为标,良好的医疗关系有赖于医患之间的有效沟通,相互信任。此案患者病情危笃,积极的对症支持治疗后患者病情仍逐渐加重,在先后多次告病重及病危通知的情况下,患者及其家属仍然相信中医一定有希望。患者及其家属对中医、对医者全然信任,在如今紧张的医疗氛围下实在难得。在各方努力下,患者最终转危为安,可谓守得云开见天明,感之念之!

第五节 支气管扩张并哮喘案

林某,男,47 岁,花都人。因反复咳嗽、咳痰、气促 5 年,加重 3 个月,于 2019 年 4 月 11 日来门诊就治。患者从小体质差,易感多病。上中学时发现体检动脉导管未闭而行手术治疗。5 年前于外界刺激性气味或冷空气下出现咳嗽、咳痰,伴呼吸困难,伴心悸,无发热,无头痛、头晕,无胸闷、胸痛,无腹痛、腹泻,无尿频、尿急、尿痛等不适,多次于外院就诊,自诉外院诊断支气管哮喘(未见具体诊断证明及检查报告),予相关治疗后(具体不详),症状可好转。后无规律服药,无定期复诊。1 周前感冒后再次出现咳嗽、咳黄白色痰,伴呼吸困难,烦躁不安,无发热,遂于当地中医院就诊,予相关中药治疗,效果无明显好转,而于 2019 年 1 月 24 日在我院感染科住院治疗。

入院后体格检查:生命体征平稳,心界不大,心率 86 次 /min,SpO$_2$ 97%(低流量吸氧下),情绪平稳,无端坐呼吸,呼吸节律两侧对称,触诊语颤正常,双肺叩诊呈清音,听诊双肺呼吸音粗,双肺未闻及明显干啰音、湿啰音,心律齐,心界正常,心音正常,无杂音。

辅助检查:

胸部 CT:①右中肺、右下肺后基底段、左上肺舌段、左下肺基底段多发炎症,部分为慢性炎症,左下肺支气管多发轻度扩张,建议抗炎治疗后复查;②气管及左右大支气管壁软骨普遍多发钙化,未除外复发性多软骨炎修复期改变,请结合临床;③拟肺动脉高压,请结合临床;④肝 S8 段小囊肿,右肾小囊肿。

肺功能检查:①重度混合性肺通气功能障碍;②支气管舒张试验阳性。(通过储雾罐吸入沙丁胺醇气雾剂 400μg,20min 后 FEV1 和 FVC 较基线增加大于12%,且绝对值增加大于 200ml。)

入院后予以盐酸莫西沙星片(拜复乐)抗感染、雾化平喘、化痰等对症支持治疗,现患者病情好转,予以出院。出院后患者系统规律服药止咳平喘、消炎等药物,并雾化吸入沙丁胺醇气雾剂后,仍咳嗽、气促反复,咯痰不畅,四肢倦怠,夜寐不宁。自觉痛苦异常,遂来中医科求治。患者身材矮小,面色晦黯不泽,精神倦怠,咳嗽反复,咯痰不畅,似乎有痰塞住咽喉而不时有呼吸困难,气短懒言,声音重浊不清,自觉烦躁焦虑,饮食无味,夜寐不宁,虽然断断续续治疗,但几乎没有什么效果,感觉生活无望。舌黯,苔厚腻,脉紧涩。四诊合参,实言相告,此病可医,只是未得其法。咳喘本风寒外感,肺气不宣之症,然体质略偏,而治不得法,邪无出路,故咳喘日甚。治疗无非给邪以出路,导痰外出,畅通气道而已。自拟宣肺降浊清肠汤,以祛风宣肺,导浊清肠,务在给邪以出路,方药:

苍术 10g	黄芩 20g	栀子 10g	大黄 20g
柴胡 10g	法半夏 10g	鸡血藤 15g	党参 15g
麦芽 15g	水蛭 10g	番泻叶 10g	芒硝 10g
甘草 10g			

7 剂,水煎服,1 日 1 剂。

二诊,2019 年 4 月 23 日,患者服药后,自觉咳嗽明显减轻,咯痰较前顺畅,精神好转明显,原来因呼吸困难发作频繁,不愿外出,现在自己想多出去走走,因为觉得之前服用的西药及雾化吸入无效,全部停用。并说自己终于找到可以治疗自己病的方向啦,再也无须困惑,希望能积极配合医生的治疗而终能治愈,起码不要再像之前那副病恹恹的模样,连活下去的勇气都快没有啦。因为从小体质虚弱多病,在大人的眼里,几乎不一定能长大成人,幸运的是在初中做了心脏手术之后,大约有七八年几乎没有病过。可是这几年的咳喘几乎把他折腾得够呛,好歹现在终于又找到方向,看见希望啦!原方去麦芽、水蛭,加蒺藜、王不留行各 15g,再服 7 剂。另配合"宣肺吐纳导痰功"协助排痰,每日 3 次,早中晚各 1 次,每次 8 分钟左右。病人听后,如获至宝。表示回去后一定坚持。所谓"标本相得,则病可愈"。

【临证明理】 此案之咳喘并非难医。重要在于辨清表里虚实。患者虽禀赋不足,然痰浊风湿稽留于肺络,久而不出,治不得法,徒治其标而不效。病治其本,则标本兼治,况风湿日久,功非一日之可得,需假以时日,或可有望。

【个人体会】 现代临床很多呼吸疾病如支气管扩张并感染、肺纤维化、间质性肺炎等的患者,咳嗽痰黄缠绵难愈。而通过导引吐纳之宣肺导痰功法可以有效帮助病人自主排痰,尽快康复。具体操作方法:病人一般在安静时,或有咽痒、胸闷、反胃等先兆的情况下,尽力平静深呼吸 3 次后,呈直立位或端坐位,双手遂呼吸慢慢升降,然后在第 4 次深吸气后,慢慢将气缓缓吐出。此时,可将肺内深处的浊痰部分排出。反复训练后,对肺功能康复有很大的帮助。

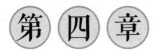

第四章

咯 血 案

第一节 支气管扩张并咯血案

　　患者潘某,女,62岁,未婚未育,广州人。因咳嗽、胸闷气促咯血反复两年,于2015年4月15日初诊。患者先天不足,素体脾胃薄弱,饮食量少,形体消瘦。40年前曾因妇科问题而行双侧卵巢切除。患者因体质虚弱,经常到多家医院调理。2年前因反复咯血不止而在某医院检查诊断为支气管扩张并咯血。先后曾因咯血而多次住院治疗,症状反复,近来加重。来诊时,患者自诉精神紧张,出院不久因咯血量多颜色鲜红,伴胸闷咳嗽气促,要求再次住院治疗。观其形体消瘦,言语激动,四肢厥冷,面色黯淡,口唇干燥,多汗,大便不畅,夜间睡眠不宁。舌质红,苔厚腻,脉沉涩。门诊血液常规:Hb 150g/L。因近期床位紧张,无法办理住院,暂以中药调理,若病情变化,再图良策。患者早年行妇科手术,天癸早竭,经脉逆乱,风湿瘀血流注,逆行手太阴,每因天气变化,劳累过度而咳嗽胸闷,咯血反复,咯血后自觉胸中舒展,但如此反复出血,病因不明,自然非常担心。若能查明病因,不再出血,那才是最理想的结局。故动之以情,晓之以理,并以以往治疗的经验告知患者,此病可治,但需要时间。况且,之前的住院治疗,并没有解决根本问题。希望可以帮其尽快找到治病之良方,以解燃眉之急。中药以祛风通络,宣肺降浊,降逆止血,方药:

柴胡 10g	黄芩 30g	生石膏 20g	荆芥 10g
藿香 10g	杜仲 30g	紫苏梗 20g	大黄 10g

芒硝(冲服)10g　　　栀子 10g　　　甘草 10g

3 剂水煎,并复渣服。1 日 1 剂。

二诊,2015 年 4 月 18 日,患者服药后,大便通畅,已无咯血,手足厥冷大减,饮食稍有改善,舌脉变化不大。因病情好转明显,患者不再要求住院,希冀继续中药调理。原方减芒硝、大黄各半,加番泻叶 5g,再服 4 剂观察。

三诊,2015 年 4 月 22 日,患者自诉饮食不节,咯血反复,胸闷,四肢厥冷,夜间睡眠不宁,舌质红,苔微腻,脉沉涩。原方加当归、鸡血藤各 15g,再服 4 剂。

四诊,2015 年 4 月 19 日,患者服药后,咯血减,胸中稍觉舒坦,精神好转,仍夜寐不安,四肢较前温暖许多。原方去柴胡、藿香、杜仲,加蒺藜、葶苈子各10g。再服 4 剂。

五诊,2015 年 5 月 2 日,患者偶有咯血,下肢微烦,夜间睡卧不宁,但自觉整体情况较前有所改善,服前药感觉不错,希望再继续服用。予以原方 4 剂。

六诊,2015 年 5 月 6 日,患者服药后症状好转,两手温和,仍偶觉胸闷,咳嗽时作,饮食一般,睡眠尚可,舌质黯,苔薄白,脉较前缓。原方加厚朴、五灵脂各 10g。再服 5 剂。

七诊,2015 年 5 月 11 日,患者服药后,咳嗽偶作,咯痰色黄,但较前顺畅,虽偶有咯血,但很快即停,不会再像以前那样持续时间长。自觉药有些霸道,胃中不适,两手虽温,而下肢仍恶寒,希望去掉前面加的两味药,再服 5 剂。随访两年,病情稳定,体质改善。

患者于 2017 年 4 月转养老院养老。

【临证明理】 此案因患者先天禀赋不足,体质虚弱,未婚未育,并在手术后因风湿夹瘀内阻,四处流窜,经脉不畅,逆而为咳、喘、咯血之症,故治疗以祛风通络,宣肺降浊为法。导致本病发生的病因并非仅仅是发病当时的气候、饮食、情绪等因素,还有曾经手术后所导致的风寒湿瘀之邪气内侵,即中医学中强调的"伏邪"流注经络。治病求本,审证求因,但能确得其本而摄取之,则一药可愈。然本病因于风湿流注,日久集聚,非一经一腑之病,故治疗非能一日之功。所以当假以时日,方可收功。

【个人体会】 咯血一症,就其病因而言,女性毕竟因经、带、胎、产诸事,而风险更多于男子。此案患者未婚未育,经水疏泄不畅,日久流连,手术之伤导致病情复杂,风湿痰瘀久羁内伏作祟。但治病必求本,故调理体质、祛风湿、导痰瘀。通腑泻浊并进而终归于一途。甚幸!

无独有偶,另一湖南女性患者,情况与此案患者相似,年龄相仿,虽已婚,但因终生无排卵、子宫发育不良而未有生育,亦为支气管扩张,曾先到呼吸专科诊治,因肺部支气管扩张多处,外科无从下手,内科保守治疗,咳嗽咯痰改善不明显,只是咳嗽咯黄色黏稠痰而无咯血之象,详细询问病史,始知妇科病所导致痰瘀内伏,风湿内羁,中药同上法,先后调治年余而获效。

第二节 明出血之理,治支气管扩张咯血

患者陈某,女,53 岁,广州人。因为反复咳痰、咯血 40 余年,加重月余,于 2011 年 5 月 5 日来门诊求治。患者自诉从 8 岁时开始出现咯血,当时为少量鲜红色血痰,咯血可自行停止。后患者咯血反复发作,尤以春季和秋季发作频繁,多为鲜红色血痰,一直未经系统治疗,症状不断加重。2011 年 2 月 4 日患者因受凉后再次出现咯血,为鲜红色血液,量约 100ml,后间断出现咯血,为大量鲜红色血液,每次量约 200ml。遂于 2 月 8 日到我院呼研所住院治疗,诊断为支气管扩张并咳血。2 月 10 日行胸部 HRCT 示(见图 4-1、图 4-2):两肺多发支气管扩张并感染,左上肺舌段及左下肺渗出病灶,考虑肺泡积血,右下肺后基底段少量渗出病灶。2 月 11 日行支气管镜检查示:右上叶、左上叶、下叶支气管扩张症并出血。患者住院期间咯血频繁,每次 50~100ml,遂于 2 月 17 日行支气管动脉及相关 NBSA 造影、病变血管栓塞术,术程顺利。患者出院后仍咯血反复并不断加重,患者一直在我院内科门诊和急诊治疗,症状未能有效控制。至 5 月 5 日,在专家介绍下到中医科门诊就诊。

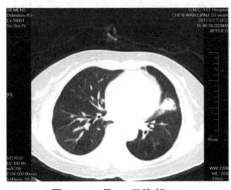
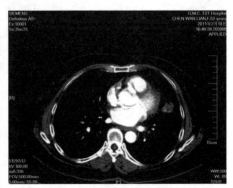

图 4-1　2 月 10 日胸部 CT　　　　图 4-2　2 月 10 日胸部 CT

5月5日首诊,患者精神萎靡,神情淡漠,形体虚胖,面色少华,恶风怕冷,自诉反复咯血,多为痰中带血,遇劳或受寒时加重,甚至在弯腰直立起身时也会出现咯血,时有气促,因病情缠绵,心存恐惧。大便不畅,睡眠差,喜热饮。舌质淡胖,苔白润,脉沉迟无力。因患者久病体弱,元气内亏,气不行水,水湿内停,阻于肺脉,血无归所,迫于脉外,随痰而出。治疗当温阳化气行水,引血归肺脉。方药:

熟附子(先煎1小时)45g	桂枝10g	白术10g
茯苓10g	黄芪20g	当归10g	细辛6g
炮姜10g	炙甘草5g	

水煎服,3剂,1日1剂。

5月7日二诊,患者自诉服用上药后,咯血明显减少,精神好转。继续以原方7剂后,咯血症状消失。后继续以温阳健脾利水之方药调理,患者咯血未作,自觉精神渐增,便通眠安。先后经过中药汤剂治疗2个月,症状明显好转,生存质量明显提高。于7月9日复查胸部CT示(图4-3、图4-4):左上肺舌段斑片状实变模糊影较前缩小;左下肺各基底段斑片状模糊影较前减少;右上肺斑片状和条索状影及左上肺尖段斑片、索条状致密影及小点状钙化灶大致同前。

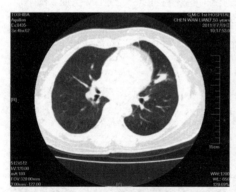 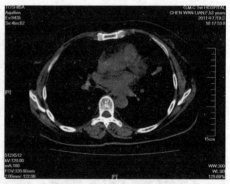

图4-3　7月9日胸部CT　　　　　图4-4　7月9日胸部CT

【临证明理】　咯血是临床上常见的症状,呼吸系统疾病中有9%~15%可引起咯血,其中大咯血病情危急,病死率较高,主要原因为窒息或失血性休克。支气管扩张症是引起咯血的最常见病因。支气管扩张症是由于支气管及其周围肺组织的慢性炎症损坏管壁,导致支气管腔扩张和变形的慢性感染性疾病。支气管扩张症主要由于支气管内反复感染及阻塞致支气管壁破坏所致,可发生于任何年龄,往往开始于幼儿期,其症状可能在多年之后才出现。本病以咳嗽、咯痰和咯血为主要症状,其严重度和特点很大程度上取决于病变范围,以及是否合并慢性感染及其感染的范围。支气管扩张咯血的治疗以内科治疗抗感染、止血治疗,外科手术治疗为主。但内科保守效果不佳,手术治疗受病变范围和患者自身体质等诸多因素限制,影响其广泛运用。近年来,介入栓塞治疗咯血逐渐应用于临床,但临床疗效尚有待于进一步评估。本例患者虽接受了介入栓塞治疗,但术后患者仍反复咳血,疗效不理想。

根据患者的体质特点进行针对性的治疗是中医学的特点。患者在儿时发病,病程较长,体质差,抵抗力弱。从患者的体质特点来看,患者形体虚胖,面色少华,精神萎靡,神情冷漠,恶风怕冷,即使将近伏天,也要穿多衣物。夜间睡眠差,饮食喜热物。舌质淡胖,苔白润,脉沉迟无力,结合患者的临床特点,其符合阳虚体质的诊断。因患者体内阳气虚衰,气不能化水,致水饮内停,阻于肺络,肺中血液运行受阻,迫于脉外,与痰液相混,经络而出,故见咯血之症。治疗关键是根据患者的体质特点采用益气温阳,利水化饮之法,使体内阳气升腾,水化为气,气归于精,饮散水消,脉络顺畅,血行无阻,归于脉中,则咯血可止。方用熟附子、桂枝、炮姜、黄芪、当归、白术、茯苓、细辛、炙甘草的配伍,共达益气温阳、利水化饮之效。患者服本方 14 剂后,咯血停止,复查 CT 结果显示患者肺部片状模糊影明显减少,疗效确然。中医理论认为对于血证的治疗,不易采用见血止血,应根据患者的体质特点,进行辨证治疗。

【个人体会】 与患者充分沟通,使患者对病情有充分的认识,患者在树立治疗的信心后,通过积极配合,有效应用中药,才能达到改善症状、提高生存质量的目的。临床上的治疗一定是基于对病因病机充分认识上的根本治疗,而不仅仅是单纯的对症处理。对于疑难复杂的病例,更应该从病因病理的源头上理清来龙去脉,才能达到有效治疗的目的。

第三节 支气管扩张咯血案

患者刘某,男,33 岁,已婚,未育,广东人,常年在海南岛打工。因咳嗽、多痰、咯血反复 6 年,加重精神紧张半年,于 2019 年 2 月 20 日来门诊求治。患者禀赋不足,脾胃虚弱,每因调护不当、饮食不节而反复感冒发作,6 年前因咳嗽、多痰、咯血反复而在当地医院诊断为支气管扩张伴咯血。经过予以消炎止咳、止血等对症支持治疗,症状仍反复不愈。后又经中药海马、鹿茸、紫河车等滋补类调补半年,仍无明显改善,并且咯血症状似乎有增无减,自觉治疗无望而心情愈加紧张。患者因咯血反复难愈,体质虚弱,婚后未育,自觉人生无望,常常焦虑不安,或情绪低落。观其形体消瘦,晦黄不泽,精神倦怠,情绪低落,自诉咳嗽反复,咯痰不畅,咽喉痒痛,如有物缠裹在其中,咯血反复不愈,量虽不多,但每天都有好几口,每次看着嘴里咯血,心里特别烦躁,也不知道什么时候可以能治好,加之,结婚数年,未能生育,更觉人生苦不堪言。自己和妻子两人在外地打工,生活本来就不易,加上病久不愈,虽然积极治疗,但都没有什么效果,可以算是因病致穷,精神压力很大,觉得做人也没有什么意思。舌黯,苔厚腻,脉紧涩。患者素体禀赋不足,长期在海岛从事户外田间劳作,风湿热邪内羁久伏,痰瘀阻络,咳嗽反复,气逆伤络而诸症难愈。治疗当以宣肺祛风、化痰降浊祛瘀为治,鉴于患者体质虚弱,中药可间断服用,方药:

麻黄 5g	黄芩 10g	栀子 20g	杏仁 10g
莱菔子 15g	白蒺藜 10g	路路通 5g	川芎 20g
穿破石 20g	党参 10g	鸡血藤 15g	莪术 10g
大黄(后下)10g	番泻叶 5g	芒硝 10g	
甘草 10g			

7剂,水煎服,间断服用或隔日1剂。

二诊,2019年4月2日,患者服药后,精神好转,信心大增,面色也较之前明亮许多,言语较前有力,状态有所改善。患者自诉服药有效,中药1剂分4天喝,每有咯血,服药1剂即可止血,自觉有效,只是从海南岛来广州就诊不便,希望再多开一些中药回去调理。原方去麻黄、杏仁,加柴胡10g、白茅根15g,再服15剂后观察。

【临证明理】 患者素体禀赋不足,体虚易感,然服用中药海马、鹿茸、紫河车等血肉有情之品后,病情却有增无减,其中缘由:一者是患者体内风湿痰瘀之实邪未去,妄用滋补易壅塞脉络腑窍,如关门留寇,有碍邪之嫌;其次,体虚用补,应辨清是属气血阴阳何者之虚,对症用药且合理配伍,并徐徐图之。医者治病,观其形但揣其内,若见患者形瘦身疲,反复咯血,便施以补气血、充形体之治法,实是有失偏颇!

【个人体会】 此病患者素体不足,且久居海岛,常年日晒劳作,风热湿邪易于侵袭人体,羁留不出,久病失治则生痰致瘀,流连攻窜,气机逆乱伤络故诸症难愈。如此类病程缠绵、日久不愈的病证,治疗时更需仔细辨明疾病的标本、主次、缓急,常言久病必虚,但治疗是补虚还是泻实,还应当仔细斟酌,谨而行之!

第四节　支气管扩张并肺癌胸痛咯血案

　　患者林某,女,57岁,已婚,广东湛江人,退休教师。因咳嗽咯血伴右侧胸背灼热疼痛反复9年,加重半年,于2019年4月11日来诊。患者30年前左胸部有外伤史,自诉不幸被高空坠落的窗户砸到右侧背部,初期未引起重视,但觉胸闷不利。2011年起,开始出现咳嗽,右侧胸背部灼热,偶有咯血,或痰中带血,曾在当地医院诊断为支气管扩张症,经过予以对症支持治疗,症状反复,缓解不明显。因咯血量不多,并且偶然发作,并未十分在意。近一年来,咳嗽胸中灼热,咯血等症状有加重趋势,遂于去年9月5日在广州中大肿瘤防治中心检查,发现右上肺毛玻璃样结节。在全麻下行右中肺叶切除＋右上肺上叶背段切除＋纵隔淋巴结清扫术＋胸膜粘连烙断术,手术切除后病理提示:肺组织中局灶见肺泡上皮增生伴不典型增生,形态符合原位癌,大小为0.5cm×0.2cm×0.2cm(右中叶)肺组织中局灶可见类上皮细胞增生伴多核巨细胞反应,形态符合慢性肉芽肿性炎。无需化疗等。术后患者自觉咳嗽、右侧胸中灼热闷胀及咯血症状,有增无减。自觉十分烦恼,遂在朋友介绍下来我院中医科门诊求治。观其形体消瘦,面色少华,精神可,咳嗽偶作,自诉右侧胸痛内有灼热感如火从中烧,咳嗽痰中带血,量较前增大,多在早晨起床后,咯痰量多切伴有大量深色紫红或黯红血块,或有血丝痰,咽喉不利,饮食一般,口干口苦,大便不畅,夜寐不宁,服用安眠药近半年。舌黯,苔厚腻,脉细涩。患者早年外伤后瘀血阻络未清,复感外来之风寒湿热之邪,久居胸中,故肺气不宣而咳,郁热内羁日久则胸中灼热而胀闷,络伤则咯血。半年前虽经手术切除结节之患,然风湿痰浊瘀血不清,复因手术伤络而新感外来之风寒湿热之邪,故手术后,诸症有增无减。治疗当以祛风通络,祛瘀降浊治其本,拟方宣肺降浊清肠汤化裁,方药:

苍术10g	黄芩20g	栀子10g	大黄20g
川芎10g	法半夏5g	鸡血藤15g	王不留行15g
水蛭10g	党参20g	何首乌15g	番泻叶10g

穿山甲 5g　　　　天山雪莲 3g　　　　芒硝 10g　　　　甘草 10g

5 剂,水煎服,1 日 1 剂。

二诊,2019 年 4 月 17 日,患者服药后,精神好转,自觉诸症有减,晨起咳嗽、咯血症状多有所减轻,右侧胸痛、灼热感稍减,仍四肢乏力,耳鸣时作,夜寐不宁。舌黯,苔稍退,脉也较前和缓。原方去番泻叶,加莪术 10g。再服 5 剂而观。

【临证明理】 医者当明:此病之因,一者素体禀赋不足,二者外伤之瘀,复外感风寒湿之邪气,内外合邪。加重之由,乃术后更伤肺络,而风寒湿热之邪乘虚而入,新旧交病,内外交困,故病重。病家当明,明病之因,更当明治,否则难以获效。

【个人体会】 此案患者因体质不足,风寒久羁,复因外伤,更加手术,病情反复难愈。治疗过程必须先让患者以明其理,以增加其治疗的信心。后当知其治,使得患者有足够的认识和心理准备,主要在饮食和调理过程中须有些禁忌,如情志之忧郁、饮食之辛辣黏腻坚硬等,均为禁忌之列,实为预防而必备之需。此病虽可治,但需得法,并且有一定的疗程,否则可能前功尽弃。

第五节　风湿久羁之支气管扩张并咯血案

患者李某,女,61 岁,广东湛江吴川人。因咳嗽气促咯血痰反复半年加重1 周,于 2018 年 4 月 18 日就诊。患者自诉半年前因咳嗽气促伴咯血痰在某医院进行系统诊治。确诊为支气管扩张症,经对症支持治疗后,症状好转出院。出院后患者症状反复,仍咳嗽、气促,偶有咯血痰,先后服用多种中西药等,效果不理想。既往有类风湿关节炎病史,长期服用免疫抑制剂、激素等。1 个月前因胸闷气促,咳嗽加重,咯血痰量增多,在呼吸科门诊治疗,加用匹多莫德、桉柠蒎肠溶胶囊(切诺)、百令胶囊等以提高免疫力,服药月余,症状无改善。遂至我院中医科求治。既往有类风湿关节炎病史 1 余年,长期服用激素并免疫抑制剂等药。来诊时,患者形体虚浮,面色少华,口唇干红鲜亮,咳嗽频作,气促,咯黄黏痰伴有血丝,甚至咯血,饮食一般,大便不畅,夜寐欠安,自觉气促,嗳气,呃逆时作,胸闷腹胀,下肢关节重坠疼痛,舌质红,苔微腻,脉涩。患者乃风湿久羁,内迫肺络,复因大肠湿热,逆传肺脉。治疗当以宣肺降浊,通腑

逐瘀为法,方药:

藿香 10g	黄芩 30g	生石膏 20g	桃仁 10g
党参 15g	蒺藜 10g	莪术 15g	大黄(后下)10g
石菖蒲 10g	栀子 10g	木香(后下)10g	路路通 10g
番泻叶(冲服)10g	芒硝(冲服)10g	甘草 10g	

3 剂水煎,并复渣服,2 日 1 剂。

二诊,2018 年 4 月 25 日,患者自诉加服用中药后(西药激素、免疫抑制剂、增强免疫力等药物照前服,中药服用时间与服其他药物间隔 2 小时),已无咯血,仍咯黄痰,午睡后痰量较多,胸闷,呃逆症状减轻明显。舌质红,苔厚腻,脉紧涩。患者症状稍有缓解,自诉因服药太多,想停用增强免疫力的药物(百令胶囊、匹多莫德等)。嘱咐其他西药依前服,待病情稳定,慢慢再减不迟。中药去藿香、石菖蒲、番泻叶,大黄加至 20g,另加穿破石 20g,再服 3 剂。隔日 1剂,依前服。

三诊,2018 年 5 月 2 日,患者自觉服药后,身体舒畅,咳嗽、气促有所改善,已无咯血,仍觉疲劳,夜间睡眠差。原方加当归、牛膝、何首乌各 15g,再服 7 剂,隔日 1 次。之后患者在门诊继续调理近 1 年余。体质稍有改善,病情稳定。

【临证明理】 此案患者素体禀赋不足,风湿久羁,又长期服用激素、免疫抑制剂等药,虽用中药调治有效,但比较棘手。假以时日,或可见功。

风湿久羁,在经络为本,而在肺为标,先有风湿在络,久治不愈,进而犯肺。故祛风宣肺,化湿通络贯穿于治疗的全过程。然治病求本,当顾及病人之体质和胃气,且须谨慎小心为宜。

【个人体会】 支气管扩张咯血的个体化治疗几乎已经成为呼吸专科医者之共识。然而病情不同,简繁不一,故治疗中仍以因人制宜为旨,小心谨慎,如履薄冰,不可自鸣得意,轻许无事。慎之慎之!

第六节 支气管扩张咯血反复不愈案

患者黄某,女,72 岁,退休工人,江西人。因咳嗽咯血反复不愈 10 余年,于 2019 年 3 月 18 日来诊。患者 10 年前因咳嗽咯血反复曾在当地医院诊断为支气管扩张伴咯血,经予以对症支持治疗症状缓解,但咳嗽、咯血经常反复,每每因感冒并输液治疗后而复发。患者素体禀赋不足,形体矮小,反复感冒,体质下降,胃纳差,夜寐不宁,自以为体虚而用温补,但每用姜枣、滋补之品后,咯血又会反复。去年曾在我院呼吸科诊治,经服用细菌溶解产物胶囊治疗后,感冒发作减少。近来不慎外感,咳嗽反复,偶痰中带血,口干,纳差,腹胀,大便不畅,夜寐不宁,唇红舌黯,苔厚腻,脉涩。患者素体禀赋不足,久病不愈,复因饮食不节,误补益疾。治疗以标本同治,宣肺降浊清肠为法,方药:

苍术 10g	黄芩 20g	栀子 10g	大黄 5g
川芎 10g	法半夏 5g	鸡血藤 15g	王不留行 15g
麦芽 15g	水蛭 10g	党参 20g	何首乌 15g
番泻叶 5g	天山雪莲 3g	芒硝 5g	甘草 10g

7 剂,水煎服,隔日 1 剂。

二诊,2019 年 4 月 20 日,患者自诉服药后,已无咯血,咳嗽减轻,仍不时有黄痰咯出,口干减,饮食稍增,仍觉腹胀,大便不畅,少腹偶有压痛,仍夜寐不宁。舌脉均较前缓和。原方大黄、芒硝加至 10g,去王不留行,加莪术 10g,再服 7 剂。返原籍调养。每周服 2 到 3 剂,隔日服药,谨防感冒,少食辛辣。

【临证明理】 此案患者病情反复,实乃与体质虚弱、反复外感有关,故治疗也不求速效,重在调理体质。患者虚而不受补之因,确因肠胃不通,湿热久羁有关,故治疗以审证求因,先别阴阳为旨,假以时日,或可有望。

【个人体会】 此案患者因体质不足,风寒湿热久羁,复因外感,更加损伤元气,故反复难愈。治疗过程以调整阴阳为先,以解表宣肺,导滞通络,虽初获小效,然必须假以时日,以观后效。

第七节 明辨标本先后,会诊支气管扩张大咯血案

患者何某,男,57 岁,黑龙江人。因反复咳嗽、咳痰、咯血 8 年余,加重 2 天,于 2017 年 7 月 24 日入院。患者 8 年前因咳血伴发现右上肺结节 1 个多月到当地医院就诊,行右上肺叶切除术,术后病理提示右上肺炎性肉芽肿。次年因咳嗽咳痰于外院诊断为脓胸,行纤支镜检查发现右上肺支气管胸膜瘘,经

内科保守治疗效果欠理想。5 年前上述症状加重,至广州市胸科医院就诊,查胸部 CT 提示右上肺支气管胸膜瘘仍存在,行右侧腋窝下支气管胸膜瘘开窗引流术,术后恢复可,3 个月前为求进一步就诊于我院胸科住院治疗,2017-05-05 行纤支镜下放置支架导管失败,2017-05-12 在气管镜引导下成功置入支架,病情恢复良好后出院。2 天前无明显诱因下出现喷射样咳血 5 次,每次量约 100ml 左右,遂来我院急诊,经止血及对症治疗后咳血症状无明显改善。现为求进一步治疗收入外科。患者近日精神、睡眠、食欲可,二便正常,体重无明显增减。

既往史:有糖尿病病史 13 年余,长期予门冬胰岛素 30 注射液(诺和锐 30),早餐前 20U,晚餐前 20U,平素血糖控制可。否认高血压、冠心病病史,2006 年于外院行右肺下叶结核瘤摘除术,2009 年于外院行右上肺叶切除术,2017 年 5 月行支气管胸膜瘘内镜下封堵术。

体格检查:体温 36.1℃,脉搏 76 次 /min,呼吸 20 次 /min,血压 146/78mmHg。发育正常,营养中等,神志清楚,呼吸平顺,自动体位,对答切题,检查合作。皮肤黏膜无黄染,全身浅表淋巴结未触及。头颅五官无畸形,双侧瞳孔等圆等大,对光反射存在。颈软无抵抗,气管居中,甲状腺无肿大。心界不大,心率 76 次 /min,律齐,未闻及病理性杂音。腹平软,未及包块,无压痛,无反跳痛,肝脾肋下未及,肝区无叩击痛,双肾区无叩击痛,移动性浊音阴性,肠鸣音存。脊柱四肢无畸形,活动正常,肌力正常。生理反射存在,病理反射未引出。

专科检查:右侧胸壁腋中线下可见一长约 30cm 陈旧性手术瘢痕,无瘢痕增生。浅表淋巴结无肿大,胸廓双侧对称,呼吸节律均匀,诊双侧语颤双侧对称,叩诊呈清音,听诊双侧肺呼吸音清,无啰音。

辅助检查:

2017-07-22 我院胸片:①右肺术后改变,右剩余肺大部分膨胀,拟右上胸包裹性积液并右剩余肺上多发渗出灶;右侧胸腔少量积液。②心影不大,主动脉硬化。2017-06-26 我院胸部 CT:①考虑右上肺切除术后改变,右上叶支气管残端支架植入后改变,相应右上胸腔包裹性积气及胸膜增厚黏连,残腔内合并感染,残腔部分经右侧 2/3 前肋间突向胸廓外并与外界相通,请结合临床。②右中肺支气管扩张症感染并肺不张,大致同前。③右下肺及左肺代偿性过度充气改变并散在少量炎症(左上肺舌段病灶较前增多,余左肺及右中下肺病灶较前减少),右下肺支气管轻度扩张。④右上前胸壁软组织部分缺损,右侧第 5 后肋骨质改变,考虑术后改变,请结合临床。⑤拟右肾小结石。⑥胸部血管 CTA 显示两侧胸廓内动脉大致对称,未见异常血管分支,右侧 4—8 肋间动脉较左侧肋间动脉增粗,分支增多;两侧锁骨下动脉主要分支显示良好,未见异常;两侧胸大肌供血动脉及背阔肌动脉显示不清。

诊断:①右肺支气管扩张;②右上叶支气管残端支架植入术后;③右上肺支气管胸膜瘘开创引流术后;④右上肺肉芽肿肺叶切除术后;⑤右下肺结核瘤术后;⑥2型糖尿病;⑦右肾结石。

因患者咯血量大,对症支持治疗并多次手术疗效不明显,患者对进一步的介入治疗方案不太满意,应家属要求请中医科急会诊。观其形体盛壮,面色潮红,声音洪亮,喉中有痰声,多汗,目睛突出,情绪烦躁,皮肤瘙痒,遍布搔抓瘢痕,自诉咯血鲜红、量多,每次 100~200ml 甚至更多,不敢用力咳嗽,胸闷,口气重浊,嗳气,呃逆时作,大便干结,已经 3 日未解,夜间睡眠差,有鼻鼾声。平素性格豪爽,酒食不忌。舌质黯,苔厚腻不见底,脉紧涩。患者酒食不忌,素体胃肠积滞不化,复感外邪,导致痰浊积滞内阻肠胃,肺气郁闭,加之多次胸部手术之伤,瘀血内停,风湿、痰浊、瘀血合至,肺失娇脏之实,无以行司治节之权,导致咯血、气促、胸闷、咯痰诸症蜂起。治疗当审证求因,必先伏其所主,兼去风湿之邪气。方药仿防风通圣散之方意,自拟宣肺导浊清肠汤:

麻黄 1 包(5g)	黄芩 2 包(10g)	生石膏 1 包(5g)	荆芥 1 包(5g)
淡豆豉 1 包(5g)	栀子 1 包(5g)	升麻 1 包(5g)	葛根 1 包(5g)
大黄 2 包(10g)	番泻叶 2 包(10g)	芒硝(冲服)10g	
黄芪 1 包(5g)	甘草 1 包(5g)		

3 剂,温开水冲服,1 日 1 剂。

二诊,2017 年 7 月 26 日,患者服药后,昨晚泻下 3 次,均为宿便或秽浊之物,顿觉胸中舒畅,气促稍减,咯血停止。观其舌苔稍退,脉象较前缓和。主管医生建议出院服中药调理。患者兴奋异常,表示非常愿意配合中药治疗。

麻黄 5g	黄芩 20g	生石膏 30g	荆芥 10g
淡豆豉 10g	栀子 10g	升麻 15g	丹参 15g
大黄 10g	番泻叶 10	芒硝(冲服)10g	芦根 20g
黄芪 20g	路路通 5g	甘草 10g	

7 剂水煎,1 日 1 剂,频煎频服。

三诊,2017 年 8 月 2 日,患者服药后,无咯血,仍觉咽喉不利,胸闷多痰,痰多黄黏,难以咯出,偶有气促,饮食可,血糖控制平稳。舌质黯,苔微腻,脉弦。原方去麻黄、淡豆豉,加瓜蒌皮 15g、党参 15g,再服 7 剂。

四诊,2017 年 9 月 19 日,患者服药后,自觉气促胸闷较前减轻明显,咽喉不利减,咯痰色白,较前易咯出,饮食稍增,夜间睡眠好转。原方减芒硝 5g,加鸡血藤 15g,再服 10 剂调理。随访半年,无咯血,余症减,自觉如常人。

【临证明理】 此案患者病史复杂,西药对症支持治疗并手术介入等均无法改善咯血之症。结合患者体质特点,本病患者酒食不忌,饮食不节,痰饮积滞,瘀毒内停,病本在肠胃六腑,而徒以治肺之术,其效茫然。

肺与大肠相表里,人尽知之。而用之临证,则往往惑矣! 殊不知,"实则阳明,虚则太阴",非独指脾胃,肺与大肠,其余脏腑皆以此为准。治疗上遵《黄帝内经》之旨,急则治标,缓则治本。然本案之标本何在? 如何确立其标本之症成为关键的问题。在当今中西医并存的情况下,大咯血的治疗根据不同病因,中西医均存在不同的优势。然就本案来看,西药对症支持并手术、介入等均无法有效达到止血之目的。试想,应用中药之仙鹤草、田三七、白及、云南白药等药治其咯血,同样无法止血。因此本病之本在于腑气不降肠胃不清之大便不畅、呃逆反胃、胸闷腹胀,而咯血乃因肺胃气逆所致的标症。究其病因,正如《金匮要略·惊悸吐衄下血胸满瘀血病脉证治》所言:"夫酒客咳者,必致吐血,此因极饮过度所致也。"

纵观本案,辨证之关键在于分清病之先后标本。患者形盛体实,因长期在单位从事接待工作而过度饮酒,嗜食肥甘,酒食不忌而导致胃肠痰饮积滞之伏邪在先,后因多次手术而损伤肺络,风寒湿入侵在后,内外合邪而最终导致本病发生。而治疗上,则宗《素问·标本病传论》"小大不利治其标,小大利治其本。病发而有余,本而标之,先治其本,后治其标"。自拟宣肺导浊清肠汤,标本兼顾,故能 1 剂知,2 剂愈。

【个人体会】 临证初诊之时,患者望之形盛神烦,目睛稍突,闻之咳喘呃逆,问之病所由,腹诊之明显压痛,触诊之皮下结节,切脉之紧涩不畅,知其病虽久而并无虚象。四诊之实,似与咯血无碍,但究其本则一。治疗遵循"治病求本"之义,从患者体质入手,审证求因,采用通腑泻浊,兼以祛风宣肺治法,而达 1 剂取效而咯血止。但病情复杂,病程长,当假以时日,冀其可临床痊愈,提高生存质量。

无独有偶,患者于 2018 年 11 月底咯血又发作,究其病因,乃是月余前返东北老家,同学、同事、亲朋好友聚会不断,进食牛羊肉、狗肉、猪蹄髈等不断,好酒、鸭脖、花生米不忌,贪图口腹之欲,一个多月的暴饮暴食,积滞内生,来广州后很快咯血反复,虽在附近医院予以止血、消炎对症处理后,仍咯血不止。

遂再次来门诊求中药治疗。依前方5剂。随访,自诉服药1剂,咯血即止,感觉中药真的很神奇。

第八节 超高龄支气管扩张大咯血案

患者麦某,男,84岁,退休干部,广州人。因咯血反复1年,加重1个月,于2019年2月27日下午来诊。患者素体脾虚,高年久病,饮食不节,咳嗽反复,咯痰不畅,咯血反复,曾因咯血不止而在去年十月份行肺部栓塞术,术后咯血症状有所缓解。既往有高血压病史,长期服药酒石酸美托洛尔片(倍他乐克,50mg qd)等降压药控制。近月来,咯血反复,每次咳嗽必有血痰咯出,次数频繁,咯血量多,颜色深红或鲜红夹有褐色瘀血块,夜间尤甚而不能平卧,经服用抗菌消炎、止咳平喘、化痰止血等药后对症支持治疗后,效果不明显。近日上午在呼吸专科诊治,建议住院治疗,患者及其家属因觉西药效果不明显而在友人的介绍下来中医科就治。来诊时,患者在家人的帮助下,被用轮椅推入诊室,自觉胸闷气促,胃中胀闷,咽喉不利,不敢咳嗽,一旦咳嗽即有大量血液或血块咯出,于是尽可能控制不咳嗽,实在憋不住再咳,咳嗽后即咯出大量紫红血块伴痰涎,1天之内差不多有20余次,夜间症状加重。观其形体虚浮,身材高大,面色萎黄少华,精神倦怠,口唇色黯有瘀斑,自觉胸中憋闷,咽喉不利,时有痰湿上冲,胃中饱胀,腹部胀痛,大便3日未行,小便不畅,夜尿频繁,周身胀痛不适,烦躁异常。舌淡黯,苔厚腻,脉涩不畅。就诊过程中仍忍不住咳嗽,咯出两大口深红色血液加黯红血块。家属也考虑让他再次住院观察,但虑其住院后静脉补液太多,徒增痰湿之虞,而势必成危症,遂用中药3剂小试,以观后效。并留电话给病人,方便随时跟进病情变化。毕竟患者病情危急,虽有救治之经验,然恐有意外,叮嘱再三,暂以全真一气固本回元为主,佐以通腑泻实,再加祛痰泻浊之品,给邪以出路,虽不能面面俱到,但能治本,确可生效,方药:

熟附子10g	白术10g	麦冬10g	党参10g
牛膝10g	熟地黄20g	五味子10g	山萸肉10g
桃仁10g	莪术15g	番泻叶(后下)5g	水蛭5g
大黄(后下)10g	鸡血藤15g	芒硝(冲)5g	甘草10g

3剂,水煎服,频煎频服,1日1剂。

但等大便通利,咯血有望改善,病情始有转机。建议 3 日后复诊随访,随时电话联系。

二诊,2019 年 3 月 2 日,患者因天雨路滑,气促胸闷,来医院甚觉辛苦,于是延请医生上门诊治。观其精神好转,面色稍稍和缓,自诉服药 1 剂,大便泻下 3 次,自觉胸中畅快不少,当晚即可安静入睡,咳嗽咯血次数减轻,甚感欣慰。服药 2 剂后,咳嗽咯血明显减轻,每日大约 5~7 次,仍然觉食欲差,胃口不开,动则气促,无奈想继续服药调治,只得请医生上门诊治。观其形色略缓,病情好转,厚腻苔渐退,而脉仍见弦紧不柔之象,而恐出现危机。遂在原方减去附子、熟地黄、五味子、山萸肉,加柴胡、苍术、葛根、栀子、厚朴各 15g,恐补益有牵扯硝黄之力,而加强宣清导浊之力,再服 5 剂。

三诊,2019 年 3 月 7 日,患者家属代诉,病情好转明显,咳嗽偶作,咯血减轻明显,有时一天也不咳嗽咯血,夜间偶有一两次,胃纳改善,饮食渐增。希望再继续服中药调理。建议病情好转,天气转暖,阳光高照之时,可以适度在阳台运动,以待日光温煦而扶助正气。

【临证明理】 此案之难明,在于咯血之因,病之机,仍是治疗咯血之关键。患者耄耋之年,久病势危,咯血反复不止,恐成阴阳气血俱脱之虞。然医者,意也。患者久病体虚,症状纷繁复杂,病势危重,若能契合病机,但识得其本,则其病可治。究其咯血之源,实乃元气不足,无力鼓动,导致风湿痰浊瘀阻脉道,每咳嗽之时,血随气逆而出,治疗须以固本通络,泻腑降浊,标本兼治。予以温通之法,附子、党参、山萸肉固原全真为本,硝、黄、番泻叶等给邪以出路。二诊时,仍胃纳欠佳,恐补益之品而恋邪,有碍痰瘀排出之路,而脉象之弦紧之势,恐痰瘀不化,暗流涌动而终成恶候。故撤参、附、熟地黄、山萸肉、五味子之属,而加用祛风湿之品而宣清导浊。三诊时,病势大减,咳嗽咯血偶作,胃纳增,脉亦和缓。后续之治,仍在咯血之本上下功夫,否则前功尽弃。

【个人体会】 如此患者,年事已高,咳嗽咯血之重,也是临证初见,之所以不能让其住院治疗,原因有二:一者,疗效不能保证;二者,恐大量静脉点滴,水湿壅阻而导致气随血脱之危症。虽用中药,然心中有数,但也有一定的风险须应予以防范,谨防不测,留电话随时联系观察。

医者仁心,青天可鉴。或曰:此中之风险如何?答:医者应有医者的担当。所幸,病随药转,渐进佳境。或曰:随时电话是否很麻烦?答曰:无奈之举,但求平安!

临证一得,以飨同仁,望不吝指教。

第九节 误补致支气管扩张咯血不止案

患者谢某,女,67岁,广州人,退休教师。患者因反复咳嗽,气促,咯痰带血8年,加重3日,于2016年8月11日来诊。患者素体虚弱,8年前曾因甲状腺肿大而行手术治疗。术后半年即出现咳嗽,气促,咯痰带血,先后曾因本病多次住院治疗效果不佳。严重时口腔、牙龈甚至上口唇出血。因久治不愈,病情反复,患者信心全无,于是放弃治疗。近因偶然因素来门诊求治,得其病之始终。观其形体矮小,面色潮红,咳嗽偶作,行走急促,言语流利,反应敏捷,自诉体质虚弱多病,但家务繁重,长期在家中侍候公婆,不免心中有些怨气,但丈夫封建思想比较严重,凡事以"三从四德"为由,决不允许其有任何怨言,难免肝气郁结,心中不快,久病成医,又有亲戚在医院工作,经常自己弄些"紫河车"补补。患者精神可,面色潮红,行动迅速,言语急促,咳嗽偶作,咯血反复,咽喉不利,如有物阻,体虚久病,复因术后风湿痰瘀流注,肝气郁结化火,木火刑金,肺络受损,导致咯血反复。治疗以祛风化痰,活血通络,拟方宣肺降浊通肠方,方药:

柴胡 10g	黄芩 20g	石菖蒲 10g	石膏 20g
栀子 15g	淡豆豉 10g	丝瓜络 10g	路路通 10g
郁金 10g	大黄 10g	芒硝(冲服)5g	番泻叶 5g
当归 10g	鸡血藤 10g	牛膝 10g	甘草 10g

5剂,水煎服,1日1剂。

二诊,2016年8月17日,患者服药后,症状无明显改善,仍偶有咯血少量,自觉早已习惯,余无不适,原方去柴胡、淡豆豉,加麻黄5g,杏仁10g,再服7剂。

三诊,2016年8月27日,服药后,自觉咯血稍减,咽喉不利,咳嗽,咯痰不畅,夜寐欠安。舌质红,苔根厚腻,脉涩不畅。原方去麻黄,加芦根30g、葶苈子15g,再服7剂。

四诊,2016年9月6日,咳嗽减,仍有少量咯血。舌脉变化不大。原方继续服用。

五诊,2016年9月17日,患者先后服药月余,症状似有改善,但减不足言。细想病人体质虽虚,但热象仍在,面色潮红不减,详细询问病史及日常饮食保健、煲汤习惯等,原来,患者仍然在间断用紫河车煲汤。真相大白,患者之热,实源于此! 嘱其停用紫河车煲汤,继续服用中药调理,再观察。

六诊,2016 年 9 月 28 日,患者已无咯血,自觉热象稍退,咽喉较前清利,心情大好。原方继续服用,隔日 1 剂。半年后随访,患者再无咯血,面色较前柔和,已无潮红之象。嘱其间断服药,可以每月 3~5 剂,绝不能再用紫河车、阿胶、鹿角胶、鹿茸等温补之品。

【临证明理】 中医自古就有"寒证易治,热证难除"之说。所谓难治,就是难以从根本上治疗,或无法祛除热证之源,而致病情反复不愈。咯血一症,有因于寒者,有因于热者,有因于湿者,有因于痰者,有因于瘀血者,或兼夹其中一二三者,诸证不一。然临证治疗,若真正能"确得其本而撮取之,则一药可愈"。若不得其标本先后,漫无边际,鲁莽草率用药,则必寡效,或至危重难免。此案患者,素体气阴不足,火气内盛,况肝郁日久,两阳相和,又加紫河车误补益疾,木火刑金而致咯血反复不止而达数年之久。在治疗过程中,肝郁者,通过多次心理开导使其明情志肝郁之害,而尽量避之;其外感六邪之伏热,则以泻代清,佐以疏风宣肺之品;至于其误用紫河车煲汤之举,必明其利弊,循循善诱,断其根本而方获效如此。细细思之,此案治疗须谨慎再三,方有此效,实属不易! 临证之时,若能处处留心,深思慎取,方能万全。医者职责,尽在担当,以冀黎民登康寿之域。

【个人体会】 此案咯血反复不止,值得深思。余自临证治疗支气管扩张咯血以来,无论寒热,有 1 剂获效者而止血,亦有服用三五剂后而症状改善者。此案患者反复咯血,虽用药月余,几近罔效。细思其源,确与服用紫河车过补有关,而嘱其停用紫河车煲汤,实属无奈之举。

第十节　支气管扩张反复大咯血案

施某,女,57 岁,广州人。因反复咳嗽、咳痰、咯血 30 余年,加重 3 天,于 2014 年 3 月 23 日入院。患者素体禀赋不足,于 30 余年前开始无明显诱因出现反复咳嗽,咳痰,痰呈白色,间有痰中带血,未予特殊处理。近 10 余年咳嗽、咳痰频率症状加重,伴咯鲜红色血,量约 50ml,曾到我院呼吸门诊就诊,诊断为"支气管扩张并肺部感染",经过予以止血、抗感染(具体药物不详)等治疗后,症状缓解,病情稳定。平日间有咳嗽、咳痰,痰中带血丝。1个月前无明显诱因出现咯鲜红色血,量约100ml,伴头晕、乏力,咳嗽、咳痰较前增多,痰为黄白色,伴发热,遂到我院呼吸科就诊,诊断为支气管扩张症并感染,予注射用尖吻蝮蛇血凝酶(苏灵)止血、抗感染等治疗后咯血症状缓解,但咳嗽、咳痰仍较频繁,痰多,可咳出。3天前患者饭后出现咯血,量约100ml,色鲜红,至我院急诊治疗,予以注射用尖吻蝮蛇血凝酶(苏灵)止血等治疗3天后无明显好转,即在亲戚帮助下要求转中西医结合治疗,门诊拟支气管扩张症并咯血收入我科治疗,入院症见神志清楚,精神紧张,语声高亢,面色潮红,口唇干裂,额头汗出,自诉偶有咳嗽咳痰,痰少色白质黏,伴血丝,今日咯血3次,每次量约100ml,今日已经在急诊室治疗过,因每次咯血量多,而经过西药治疗无效,希望医生能够多用一些心思用些中药治疗,以快速止血为盼。伴四肢乏力,偶有气促,口中不爽,食谷无味,咽喉干燥难忍,如有火烧。大便日1次,量少而不畅,小便黄赤,夜间多汗,睡眠不宁,烦躁多梦。舌质红,苔黄腻,脉滑。

既往史:发现真菌性食管炎1个多月,10年前因子宫肌瘤在广州市第一人民医院行子宫切除术。1年前在广东省中医院行左侧乳腺纤维瘤切除术。

体格检查:T 36℃,P 96次/min,R 20次/min,BP 133/70mmHg。发育正常,营养一般,体位自主,神志清楚,面容安静,检体合作。全身皮肤、黏膜未见黄染、发绀及出血点,浅表淋巴结未扪及肿大。甲状腺无肿大,气管居中。胸廓对称,无桶状胸,触双肺觉语颤正常,叩诊呈清音。双肺呼吸音粗,左下肺可闻及少量细湿性啰音,双肺未闻及干啰音。心率96次/min,律齐,各瓣膜听诊区未闻及明显病理性杂音。全腹软,无压痛及反跳痛,全腹未扪及包块,肝脾未触及,墨菲征(−)。肝、肾区无叩击痛,移动性浊音阴性。肠鸣音正常。脊柱、四肢无畸形,双下肢无浮肿。四肢肌力肌张力正常,生理反射存在,病理反射未引出。

实验室检查:

2014-02-01我院胸部正侧位:①左下肺野支气管扩张症并感染,对比旧片大致同前;②左肋膈角胸膜增厚、粘连。2014-02-02我院胸部支气管动脉血管增强+三维重建:①左下肺支气管扩张症并感染;②右上肺尖后段纤维钙化性肺结核;③CT支气管动脉造影提示左侧支气管动脉有两支,起于第6~7胸椎水平降主动脉,明显增粗迂曲向左下肺病灶供血,右侧支气管动脉起于主动脉弓水平,稍增粗。

患者以咯血为主诉,而其伴随症状以面色潮红,口唇干裂,额头汗出,咽喉干燥,大便不畅等阳明腑证为主,治疗当以通腑泻热,兼疏风通络为法,方药:

藿香1包(5g)	黄芩2包(10g)	生地黄1包(5g)	石膏2包(10g)
当归1包(5g)	大黄2包(10g)	栀子1包(5g)	淡豆豉1包(5g)
路路通1包(5g)	芒硝(冲服)10g	番泻叶2包(10g)	
石菖蒲1包(5g)	鸡血藤1包(5g)	甘草1包(5g)	

3剂,开水冲服。

二诊,2014年3月25日,患者服药后,当晚泻下量多,口咽干燥大减,次日出血大减,精神好转明显。舌苔稍退,脉较前缓和。宗"中病即止"之则,改为化痰通络止血之剂,方药:

葶苈子10g	枯黄芩20g	赭石15g	生石膏30g
栀子15g	淡豆豉10g	石菖蒲10g	路路通10g
胆南星10g	法半夏10g	莱菔子15g	丝瓜络10g
白芥子10g	潞党参10g	茯苓10g	甘草10g

4剂,水煎服。

三诊,2014年3月28日,患者服药后,症状缓解,大便成形,日行1次,但咯血较前增加,因住院期间,请外科会诊,患者拒绝行介入治疗,况且家属认为,入院前所服中药止血效果明显,遂再请会诊开药,并希望出院后继续用中药长期调理。继续以前方解毒透邪为治,方药:

藿香10g	黄芩20g	白蒺藜10g	苍术10g
当归10g	淡豆豉10g	石菖蒲10g	路路通10g
大黄10g	芒硝(冲服)10g	番泻叶5g	栀子10g
鸡血藤15g	甘草10g		

5剂,水煎服。

出院后,患者继续服用中药调理,随访3年余,病情好转明显,生存质量提高,复查肺部CT显示病灶有明显改善。

【临证明理】 此案患者久病不愈,当则之于伏邪为患。然病势急骤,恐成气血两脱之危候。故审证求因,先从阳明入手,继之调理之法。然二诊病情反复,乃邪毒未尽而改章易辙过早之故,实不明下法之精髓,而徒执"中病即止"一辞,有牵强附会之嫌。观吴鞠通医案也有类似此案之记载。用药如用兵,当因势而导,绝不可徒以经验之说辞而贻误病人。

【个人体会】 支气管扩张大咯血是临床上难治性疾病之一。以上案例表明,治疗关键在于辨清病机和标本。一旦病机明确,即可总《黄帝内经》之旨,但得其本而撮取之,效如桴鼓。本病初诊时辨证之手眼在于"咽喉干燥""大汗淋漓,汗出涔涔",此阳明病之的证也。另外有手术史,契合本病伏邪、痰热、瘀血作祟为患之机,故斗胆用药,希冀有万一之得。果然,疗效明确,甚至有些出乎意料。深知古人不欺余之理。信然!

2018年8月底,患者再次打电话,因咯血突然发作,次数频繁,且咯血量大要求再次住院。住院后经过常规抗感染、消炎、止血等治疗1日,仍咯血反复,遂再次到门诊要求服中药以止血。观其体质较前改善,生存质量、劳动能力均较前明显提高。突然发作,势必有因。详细询问病史,乃今年龙眼丰收,又好吃又便宜,患者因贪食龙眼而导致咯血反复。治疗仍依前治,予以宣肺降浊清肠之剂3剂,服药1剂,泻下大量秽浊之物,咯血即止,调理数日后出院。建议不可贪食,不可温补,间断服药,防患于未然。

第十一节 支气管扩张咯血久病不愈案

患者陈某,男,41岁,已婚,湖北人。患者因反复咳嗽,气促,咯痰带血25年,加重1周,于2018年10月8日来诊。患者素体虚弱,因早产先天禀赋不足,幼时多病,形体消瘦,少时每因劳累或感受外邪而导致咳嗽反复,经常到附近小医院打点滴。25年前检查诊断为支气管扩张;自诉有慢性浅表性胃炎病史10年,因反复嗳气胸闷而长期寻求中医诊治,认为是虚证而让服用补益药物,自觉服药后就容易上火,咳嗽加重,胸闷胀不适。也曾尝试应用中药膏方等调理治疗,但嗳气症状始终没有缓解。近来自觉四肢倦怠,咳嗽反复,平时多痰,但不易咯出,伴胸闷气促。患者曾先后在1999年年底、2001年出现咯血症状。近来,自觉精神倦怠,神疲乏力,难以从事正常工作,只得在家休养,咳嗽,咽喉不利,嗳气时作,自觉胸闷胀难忍,感觉有东西黏在里面,似有痰而咯吐痰不畅,严重时即有血咯出,颜色紫黯或鲜红,咯血量约20ml。伴见精神萎靡,声音低沉而沙哑,中气不足却又不耐受补药,冬天怕冷,手脚冰凉,口中热气,稍有饮食不慎即口腔溃疡反复,自觉精神不集中,记忆力减退,性功能低下,早泄,感觉生活了无生趣,甚至有离婚或轻生的念头。仅仅嗳气症状,困扰多年,几乎已经是无药可医,无论是饥饿,还是饱食,都会有嗳气发生,嗳气之后,自觉胸闷胀感缓解,如果嗳气不出,则胸闷胀感加重,上腹部也有类似的胀闷不适感,口干不欲饮水,即使喝水也只是象征性地漱漱口,因为喝下去的水就像停留在胃里不动,反而想吐出来。小便黄,大便干唇舌红,苔根厚腻,脉细涩欠柔和。患者久病,情绪低落,从进入诊室开始,就一直伤心欲哭,感觉病了这么多年实在是对治疗没有了信心。医者仁心,一个大男人伤心至此,真是痛苦不堪!在耐心询问病史,了解患者体质的基础上,首先肯定对病人的诊断支气管扩张并咯血和慢性胃炎,其次对导致患者最关注的支气管扩张症,最痛苦的嗳气、胸痛的病因进行详细的解释,最后希望通过中药的有效治疗让患者重获生活的信心,暂以宣肺降浊、祛瘀导滞为法,拟方如下:

瓜蒌皮 15g	栀子 10g	荆芥 5g	黄芩 20g
蒺藜 10g	莱菔子 15g	穿破石 10g	大黄 20g
番泻叶 5g	芒硝 10g	甘草 10g	大枣 15g

7 剂,水煎服,1 日 1 剂。

二诊,2018 年 10 月 14 日,患者服药后,已无咯血,咳嗽,气促稍减,仍觉嗳气频繁,但整体精神状态有所好转,思想上有比较坚定的治疗信心和决心,情绪稳定,舌黯,苔厚,脉弦细。原方去荆芥、瓜蒌皮,加苍术、法半夏各 10g,再服 7 剂,可隔日 1 剂。

三诊,2018 年 10 月 29 日,患者自诉无咳嗽,咯痰、咯血,偶觉胸闷,嗳气时作,饮食稍增,精神状态可,体力逐渐恢复,已经重返工地上班。舌黯,苔微腻,脉较前和缓。原方去栀子、瓜蒌皮,加党参 20g、升麻 10g、莪术 10g,再服10 剂,隔日 1 剂。

【临证明理】 此案患者久病在体虚,却虚不受补,虽曾服用多种"大补药膏",然终因下焦不通而寡效。治病之先后、标本,虽有咯血症状,但最痛苦的是嗳气、胸腹满闷不适,并因反复不愈而影响情绪。究其根本,中焦阻滞,斡旋不利,导致诸症蜂起。

【个人体会】 此案病情复杂,病史较长,究其病因,确实先天禀赋不足,后天调护不当。然就咯血、嗳气而言,确是胃气不降为本,而咯血为标,故在治疗中,反而咯血易治,而嗳气胸闷难减。初诊时,觉此案比较棘手,却没有想到患者很快就可以上班。

第十二节 食补太过致支气管扩张咯血案

患者曾某,女,34岁,广东人。因咳嗽、咯痰反复7年,加重伴咯血少量半年,于2019年3月11日来门诊求治。患者素体不足,脾胃虚弱,少年时,因其体虚而多予以猪脚、牛肉、雪蛤、鱼胶甚至鹿茸等煲汤进补。成年后结婚生子,自觉体质下降,而继续在经前产后不时煲汤(阿胶、鹿茸、虫草等)进补。7年前,患者因饮食不节而反复感冒发作,自觉咳嗽、咯黄色黏痰反复不愈,在当地医院诊断为支气管扩张,长期应用止咳、化痰等药治疗,自觉症状缓解不明显。近半年来,患者咳嗽反复,咯吐黄色黏痰,晨起尤甚,偶有咯血,咯血量不多,颜色多为深红或发紫,曾在当地医院经服用止咳化痰、消炎、止血等药,症状缓解不明显。遂在朋友介绍下至我院中医门诊求治。观其形体消瘦,面色晦黯不泽,散见瘀斑瘀点,精神焦虑,口唇干裂起黄厚皮,难以剥脱。咳嗽时作,咯黄黏痰不畅,偶在晨起后痰中带血,颜色多深黯或紫红,量不多,自觉口干,多饮。夜间多汗,大便不畅,带下量多而又有异味。自觉倦怠乏力,四肢懒惰,舌黯,苔厚腻略燥,脉弦细。患者素体脾虚,温补太过,湿热内羁,久则壅阻肠胃,逆伤肺络。故见咳嗽、咯痰反复不愈,久而咯血。治疗以清利湿热为主,重在改善患者体质,或可渐次有效。方药:

柴胡 15g	黄芩 15g	石膏 20g	大黄 20g
莱菔子 15g	白蒺藜 10g	路路通 5g	川芎 30g
法半夏 10g	鸡血藤 15g	郁金 10g	王不留行 20g
丝瓜络 10g	番泻叶 10g	芒硝 5g	甘草 10g

5剂,水煎服,每日1剂。

二诊,2019年3月16日,患者服药后,泻下次数增多,泻下物多臭秽难闻,或带黏液,自觉症状有所改善。舌苔稍退,脉象较前略缓和。原方去蒺藜、丝瓜络,加党参10g、水蛭5g,再服5剂。

三诊,2019年3月21日,患者服药后,自觉咳嗽减,咯痰较前易出,已无咯血之症,口干多汗症减,原方去郁金,加麦冬15、麦芽各15g,再服7剂。

四诊,2019年3月29日,患者饮食不节,误食阿胶、核桃枣等物,咳嗽反复,晨起后咯血痰一口,自觉精神较前好转明显,午后困倦感、四肢倦怠感消失,即使中午不睡觉,下午逛街一样很精神,同之前坐卧不安完全不同。口唇干裂之象减轻明显,自觉调理非常有效,希望继续服用中药调理。遂嘱其禁食肥甘厚味如鸡鸭鹅、牛羊肉及坚果,如核桃、干枣、开心果、花生米、荔枝干、龙眼肉等。否则,咯血难止。

【临证明理】 此案患者虽有咯血之象,却并非危症。《素问·阴阳应象大论》云:"善诊者,察色按脉,先别阴阳;审清浊,而知部分;视喘息,听音声,而知所苦;观权衡规矩,而知病所主……无过以诊,则不失矣。"此案一者当明病之阴阳所在,二者当明病之所由,三者当明病之标本。而明病之所由乃关键,故当审证求因。实乃由体虚误补所致。肥甘、温补之品久服,必成"壮火食气"之势,故病不能除。

【个人体会】 患者虽有咳嗽、咯痰反复不愈之症,近期又添咯血之烦恼,然经四诊合参,诊断病情一般而非危重。治疗当审证求因,重在调理体质,而诸症可除。若不忌口,则病必反复。

第十三节 难治性支气管扩张咯血案

罗某,男,48岁,广东增城人,街道保安。因反复咽喉痒痛不适伴咯血10余年,加重4天,于2018年11月23日上午10点半入院。患者10余年前因食燥热食物及吸烟喝酒过多,开始出现咽喉疼痛,咯鲜红色血,咯血时觉咽痒,无咳嗽咳痰,曾到我院就诊,诊断为慢性咽喉炎,具体诊治不详,症状好转出院,后患者因吸烟喝酒过多或饮食不当,咽喉疼痛症状反复发作,患者未予重视,服用消炎药症状缓解后,仍维持吸烟喝酒习惯,吸烟每日2包,饮酒每日2两。10余天前,患者因饮用饮酒过度等原因,开始出现咽部疼痛不适,间有咽痒,伴口苦咽干,伴活动后气短,可上2层楼,休息后缓解,无咳嗽咳痰,无咳血咯血,无潮热盗汗,无胸闷胸痛,无恶寒发热,无嗳气反酸,无腹痛腹泻,饮食后有轻微腹胀,无头晕,无四肢麻木乏力,未予重视,仍吸烟喝酒,未予就诊,4天前开始出现咯血,到当地卫生站就诊,具体诊治不详,效果欠佳,1天前到广东省水电医院就诊,行胸部CT示右侧肺野见小斑片状密度增高影,边缘模糊,考虑右肺吸收性肺炎改变。遂到我院就诊,门诊拟咯血收入我科。入院症状:咽痛,咯鲜红色血,咯血时觉咽痒,量多,无血块,无咳痰,伴活动后气短,可上2层楼,休息后缓解,无恶寒发热,无潮热盗汗,无胸闷胸痛,无头晕头痛,无肢体麻木乏力。胃纳一般,小便黄,大便烂,睡眠一般,近期无明显体重减轻。

既往史:既往体质一般。否认高血压、糖尿病、冠心病,否认肝炎、结核等传染病病史。10余年前曾因胆结石于我院行胆囊切除术。否认输血史。否认食物药物过敏史。广州本地出生长大,吸烟喝酒30余年,吸烟每日2包,喝酒每日2两。否认疫区毒物接触史。

体格检查:体温36.8℃,脉搏66次/min,呼吸20次/min,血压114/73mmHg。

四诊合参:

望:神清,神气不足,体型消瘦,慢性面容,舌质红,苔薄黄。闻:语音清晰,未闻咳嗽音,未闻及特殊气味。问:咽喉肿痛,咯鲜红色血,量多,无血块,无咳痰,伴活动后气短,可上2层楼,休息后缓解,无恶寒发热,无潮热盗汗,无胸闷胸痛,无头晕头痛,无肢体麻木乏力。胃纳一般,小便黄,大便烂,睡眠一般,近期无明显体重减轻。切:脉弦细。

实验室检查:

2018年11月22日广东省水电医院胸部CT平扫:右侧肺野见小斑片状密度增高影,边缘模糊,考虑右肺吸收性肺炎改变。

2018年11月23日在急诊已经予以消炎、抗菌、止血等对症支持治疗,效果不明显。后予以垂体后叶素等止血治疗,效果仍不理想。因病情危重,患者暂未办理入院相关手续,在家属陪同下,被用轮椅推入病区。出血难止,住院医师同患者家属沟通是否需要请外科介入止血治疗。因费用(5万~10万元)昂贵,患者及家属表示拒绝。我刚刚查完房,对于还没有初步处理的患者,按理说,也要明天或后天再来查房,但我不忍心这么做,对于我,无非给病人开个处方,而对病人则有可能避免作介入的可能。于是,我把病人请到诊台前面。观其形体消瘦,面容憔悴,精神倦怠,口周颜面血迹斑斑,大老远就闻到一股烟熏火燎的味道,夹杂一丝丝血腥味儿,口气重浊,咽喉不利,咳嗽声音重浊而嘶哑,咯血反复,自觉烦躁,大便不畅,夜寐睡眠差。舌黯,苔厚腻不见底,脉弦紧欠柔和。患者素喜烟酒,湿热痰浊内阻,气候骤变,饮食不节,内外合邪,故咯血反复不止。治疗以宣肺降浊、通腑泻热为法。方药:

葛根30g	柴胡10g	黄芩10g	栀子10g
苍术10g	石膏20g	枳实10g	芦根30g
厚朴15g	槟榔10g	莪术15g	番泻叶5g
牛膝10g	大黄(后下)10g	芒硝5g	甘草3g

3剂,1日1剂,水煎服。

入院后,予以完善相关检查,并抗菌消炎等治疗,密切观察病情变化。入院第3天,患者神清,精神可,有咳嗽咳痰,晨起咳痰带少量血丝,无头晕,无恶寒发热,无胸痛气促,无恶心呕吐,无腹痛腹泻等不适,胃纳、睡眠可,大小便正常。生化指标:总蛋白61.2g/L,γ-谷氨酰转肽酶62.4U/L,总胆红素22.3μmol/L,高密度脂蛋白胆固醇1.04mmol/L,非小细胞肺癌相关抗原3.94ng/ml,肺炎支原体血清学试验(被动凝集法)阳性(1:80)。胸部支气管动脉增强+三维重建:①右上肺、右中肺轻度支气管扩张症并两肺多发感染,部分磨玻璃影为肺泡积血,建议治疗后复查。②右下肺基底段多发支气管痰栓形成;气管腔内少量痰液潴留。③两上肺少许纤维灶,两肺肺大泡;两上胸膜下多发肺大泡。④支气管动脉重构:右侧支气管动脉稍增粗,左侧支气管动脉未见异常。⑤右侧背部皮下小脂肪瘤。西医暂予多特抗感染,止咳化痰、止血护胃、营养支持等处理。中药继续以宣肺、降浊、通腑泻热为法,原方去槟榔、厚朴、芦根,续服5剂。

入院第八天,患者神清,精神可,有咳嗽咳痰,晨起咳痰,无头晕,无恶寒发热,无胸痛气促,无恶心呕吐,无腹痛腹泻等不适,胃纳、睡眠可,大小便正常。体格检查:体温36.5℃,脉搏65次/min,呼吸20次/min,血压105/65mmHg。CT胸部平扫:①右上肺、右中肺轻度支气管扩张症并感染较前改善;两肺多发肺泡积血较前吸收减少。②右下肺支气管多发痰栓已消失,管腔较前通畅。③两上肺胸膜下多发肺大泡同前。④右侧背部皮下小脂肪瘤同前。治疗方面西医予多特抗感染,止咳化痰、止血护胃、营养支持等处理;中医以清热润肺、宁络止血为法拟方治疗。现病情基本好转,次日可出院。又开具7剂中药,带药出院。

【临证明理】 此案患者因烟酒不忌,湿热内蕴,风湿久羁,络脉损而血随痰出。辨证之手眼在于舌脉。首诊所见,口周血迹斑斑,口气重浊,脾气急躁而尽现湿热瘀毒之象,故以清热利湿,宣肺降浊,通络止血治疗。医者,意也。不忍其手术,因可能带来经济损失和心理伤害,故及时用药而抢占治疗时机,可谓良苦用心。所幸病情很快得到控制,而终于免去手术之痛苦和压力。

【个人体会】 因患者在急诊对症支持治疗后,症状未减,咯血未能控制。主管医生在接诊后,也详细跟家属沟通,如果保守治疗效果不好,病情无法控制,建议请介入科会诊进行介入或邀请外科会诊,可能采取手术治疗。考虑到患者的经济、体质、心理等多种因素,作为中医科的主任,我感慨万千。我所能做的就是尽可能用中药,去尝试挑战一些西医学治疗的盲区,为患者的健康保驾护航我责无旁贷。这或许就是我未来几十年的中医研究的方向。在疑难危重症救治过程中,充分发挥中医药的特色和优势,彰显中医学的魅力,真正担当起"继往圣之绝学"之重任。

第十四节 明体质寒热,疗支气管扩张症咯血案

患者郭某,男,34 岁,外来打工者,湖南人。患者因反复咳嗽,气促,咯痰带血 2 年,加重 3 日于 2012 年 8 月 11 日来诊。患者素体虚弱,形体虚浮,面色苍白,每因劳累或感受外邪而导致咳嗽,气促,咯痰带血,2 年前曾因本病在门诊服用中药而获效。自诉近来天气闷热难耐,在空调房间不自觉受寒凉之气,随即出现恶风怕冷,咳嗽,气促,咯痰带血,自服感冒药未果,昨日曾到我院急诊科诊治,肺部 CT 检查结果显示:肺炎,支气管扩张;建议其住院治疗。患者因经济原因拒绝住院。遂在急诊留观室经过予以消炎止咳、化痰平喘并止血等对症处理后,患者自觉症状未减,反而有加重的危险,当晚咳嗽,气促症状加剧,痰中带血,咯血也较前增多。鉴于 2 年前在门诊服用中药有效治疗,患者即于今日一早来中医门诊治疗。观其形体略虚浮,神疲乏力,面色青白少华,言语声低,时时咳嗽,胸闷气促,咯痰色白痰中血色鲜红,诸症夜间加重,劳累后也会加重,饮食减,大便不畅,舌质淡胖,苔白腻润滑,脉浮紧。患者素体阳气不足,居住环境潮湿,饮食不节,痰浊内生,瘀阻气血运行之通道。天气变化,复因风寒外袭,肺气不利,失于治节,则气血痰水不循常道,逆而上行,导致咳、喘、咯血等诸症并出,再加药误,水湿之气内停络脉,肺气上逆,血不归脉而外溢气道而咯出,大有呈喘脱、亡血之虞。治疗当首先直祛手太阴肺经之寒邪,以复其治节之功,使气血痰水归于正化,各司其职,各行其道。肺复其治节之权,而气血自和,诸症自除。次以调理体质为继。因患者煎煮中药不便,应用免煎颗粒冲服。方药:

麻黄 2 包(10g)	熟附子 4 包(30g)	细辛 2 包(6g)	白术 1 包(10g)
黄芪 2 包(30g)	桂枝 2 包(10g)	当归 1 包(10g)	茯苓 2 包(20g)
吴茱萸 1 包(10g)	干姜 2 包(20g)	党参 1 包(10g)	生姜 1 包(30g)
甘草 2 包(10g)			

6 剂,开水冲服,1 日 2 剂。

二诊,2012 年 8 月 14 日,患者诉当天服药 2 剂后,咳嗽气促症状大减,咯

血也明显减少,夜寐安,继续服用后,现觉精神好转,胃气来复而饮食渐增,大便通畅,周身微有汗出,恶风怕冷症状明显改善。观其面色稍见红润之象,舌脉之象均有所改善,继续以中药调理其气血,和其阴阳,治疗以改善阳虚体质为主。方药:

熟附子 4 包(30g)	细辛 2 包(6g)	白术 1 包(10g)	党参 1 包(10g)
黄芪 2 包(30g)	桂枝 2 包(10 g)	当归 1 包(10g)	茯苓 1 包(20g)
吴茱萸 1 包(10g)	干姜 2 包(20g)	生姜 1 包(30g)	肉桂 2 包(6g)
甘草 2 包(10g)			

10 剂,开水冲服,1 日 1 剂。

随访 5 年,患者体质逐渐改善,无咯血反复,已返原籍工作。

【临证明理】 咯血一症,为临床危急重症,预后视其病因、病情严重程度及出血量大小而不同。一般认为,中医在咯血治疗方面没有优势。然而,本人经过数十例的临床观察发现,对于支气管扩张的难治性咯血的治疗,中药优势十分突出。何以见得?此类病人往往在急症发作住院应用西药对症支持治疗时,或在介入或手术后,咯血反复不止,只要辨证求因,但能求得病源,则取效往往在于一两剂,甚或两三剂之间。而从根本上治疗本病则需要从调理患者的体质入手,假以时日,以求万全。

本案患者体质虚寒,风湿内羁,痰瘀肺络而为致病之凤根。每因天气变化,外感六淫之气,或饮食积滞内伤,或情志不畅,均可导致肠腑阻滞,肺气上逆,痰浊瘀血游弋气道而致咳嗽、气促、胸痛、咯血之症。治疗以宣肺通络,化痰祛湿导浊。结合患者体质特征,方用麻黄、附子、细辛、当归等,旨在温化寒湿,并没有用凉血止血等药。

《素问·阴阳应象大论》言:"善诊者,察色按脉,先别阴阳;审清浊,而知部分;视喘息,听音声,而知所苦;观权衡规矩,而知病所主;按尺寸,观浮、沉、滑、涩,而知病所生以治。无过以诊,则不失矣。"凡诊病者,必守此规矩,则诊无过。患者素体阳虚,寒湿内生,瘀阻肺脉,复因外感导致肺失治节。故治疗重在治病之源,则诸症自除,若徒以白茅根、鱼腥草、半夏、南星、仙鹤草、白及、地骨皮、田七、蒲黄止血化痰之品,则与西医无异,不但疗效可疑,亦全失中医之意旨,愧对岐黄之心!本案治在复肺主治节之功,风寒不过致病之因,在后续调理过程中下功夫,才不失"治未病"之本旨,而探得岐黄之项背矣。

【个人体会】 本案患者以形体虚浮,面色少华,恶风怕冷,脉虚弱为特点,每因天气变化或劳累过度而诱发。治疗当以调理体质为主,标本兼顾。古人曾有"寒证易治,热症难除"之说,临证之实也证明了古人绝非虚言。至于其中的道理,可能还需要细细推敲,方能真正明白。临证咯血多为大病、重症,治疗单靠中药几乎已经成为许多人嘲笑中医的缘由。但疗效是中医生存之根本,无须呐喊中医的伟大和重要,临证事实会逐渐让中医存在的科学性逐渐为头脑清醒者所接受,并逐步从认识进而到弘扬。

第十五节 难治性支气管扩张咯血伴重度贫血案

患者欧阳某,男,56岁,江西人,来广州打工数年。因反复咳嗽10年余,咯血痰3年,加重1周,于2019年3月13日入院。十多年前,患者无明显诱因出现咳嗽咳痰,无伴发热胸痛胸闷气促等症状,曾于当地医院就诊,疑诊为肺结核,行诊断性治疗(具体不详),后症状反复,多次于当地医院就诊,具体不详。患者3年前无明显诱因出现咯血痰,量少,约25ml/d,色鲜红,伴咽痒气促,无发热、胸痛、心悸等症状。曾于2015年12月在九江市第一人民医院就诊,诊断为支气管扩张并咯血,并行支气管动脉栓塞术治疗,症状稍好转后出院,后因症状反复,先后于2016年2月在南昌大学第一附属医院、2016年3月在上海市胸科医院、2016年6月广州市第一人民医院行支气管动脉栓塞术治疗,症状稍好转后出院。但其后症状加重,咯血量增多,为求治疗于广州医科大学附属第三医院住院,经输血治疗、服用肾上腺色腙片、头孢、复方甘草口服溶液及中药等治疗,症状好转。一周前无明显原因再次出现咳嗽,咯鲜红色及黯红色血痰,质稠,每天量约150ml,晨起咯血痰尤甚,伴咽痒气促、头晕乏力、汗出畏寒,无发热,无胸痛胸闷心悸、盗汗等,为求治疗来我院急诊就诊。查血常规示:2.52×10^{12}/L,血红蛋白53g/L。胸片检查提示:①左肺门增大,左肺多发渗出病变并含气不全,左侧胸腔少量积液;②主动脉硬化。拟诊咯血、重度贫血收入急诊留观。经给予输血、止血化痰、解痉平喘及中药治疗后,患者症状稍改善,为求进一步治疗,遂入我科。

入院症见:患者步行入我科,神疲,重度贫血貌。自诉咯血痰,每天约150ml,色鲜红黯红,晨起时尤甚,伴咽痒气促,头晕乏力汗出,畏寒怕冷,稍活动后气促气喘,发热,体温38.3℃,无伴胸闷胸痛心悸,无恶心呕吐,反酸嗳气,无血便,无口干口苦。胃纳可,睡眠一般,二便正常,体重近来无下降。舌质淡,苔白腻稍黄,脉浮细数。

既往史:10 年前疑诊为肺结核,行诊断性治疗(具体不详)。无高血压、糖尿病、冠心病等慢性病史。未发现食物、药物过敏。无乙肝结核等传染病史。2015 年 12 月在九江市第一人民医院、2016 年 2 月在南昌大学第一附属医院、2016 年 3 月在上海市胸科医院、2016 年 6 月广州市第一人民医院行气道支架植入术入治疗。有输血史,无药物过敏史,吸烟 30 余年,每日 1~2 包,已戒烟 3 年,无嗜酒。否认家族性遗传病史。

体格检查:T 38.3℃,P 101 次 /min,R 20 次 /min,BP 138/68mmHg。步行入院,发育一般,营养一般,神疲乏力,体位自动,重度贫血貌,舌质淡,舌苔白腻,脉浮细数。全身皮肤、黏膜未见黄染、发绀及出血点,浅表淋巴结未扪及肿大。头颅五官端正,双侧瞳孔等大等圆,直径约 3mm,对光反射灵敏。耳鼻无异常。颈项对称,颈静脉无怒张,肝颈静脉反流征(-),颈软无抵抗,活动自如,甲状腺无肿大,气管居中。胸廓对称,肋间隙正常,触双肺觉语颤减弱,触诊语颤减弱,右肺叩诊呈清音,左肺叩诊呈浊音,听诊双肺呼吸音减弱,双肺闻及散在细湿啰音,可闻及干啰音。心率 101 次 /min,律齐,各瓣膜听诊区未闻及明显病理性杂音。全腹软,无压痛及反跳痛,全腹未扪及包块,肝脾未触及,墨菲征(-)。肝、肾区无叩击痛;移动性浊音阴性。肠鸣音正常,4 次 /min。脊柱、四肢无畸形,双下肢无浮肿。四肢肌力肌张力正常,生理反射存在,病理反射未引出。

实验室检查:

2019-03-10 血常规:白细胞 5.50×10⁹/L,中性粒细胞比率 80.4%,红细胞 2.38×10¹²/L,血红蛋白 49g/L,血小板 327×10⁹/L;余血乳酸、凝血、生化、心梗未见异常。2019-03-11:B 型钠尿肽前体 898.60pg/ml;血清淀粉样蛋白 A 170.28mg/L;血传播未见异常。九项呼吸道感染病原体检测:肺炎支原体(+)。胸片检查提示:①左肺门增大,左肺多发渗出病变并含气不全,左侧胸腔少量积液;②主动脉硬化。入院中医诊断:咯血(风湿内羁,痰瘀阻络);西医诊断:①支气管扩张并咯血、感染;②重度贫血。入院后予以完善相关检查,如心脏彩超、肝胆脾胰彩超、结核菌涂片分析、痰查病原体等相关检查。西医暂予抗感染治疗,以及喜炎平注射液抗炎、解痉平喘、止咳化痰、改善循环、改善胃肠功能等对症治疗。中医以温肺降浊,祛风除湿为法治疗,方药:

| 淡附子 5g | 白术 15g | 黄芪 30g | 党参 15g |
| 牛膝 15g | 熟地黄 10g | 五味子 5g | 麦冬 15g |

桃仁 10g	当归 10g	大黄 20g	芒硝 5g
防风 15g	荆芥 5g	水蛭 5g	穿破石 15g
白茅根 30g	番泻叶 5g		

5 剂,水煎服,1 日 1 剂。

患者服药后,大便泻下臭秽之物甚多,自觉精神好转,咯血次数逐渐减少。面色也渐渐缓和。饮食逐渐增加。舌淡黯,苔白润,根部厚腻,脉略紧欠柔和。此风湿内羁,痰瘀互结,暗流涌动之象,故咯血难止。原方去荆芥、五味子、熟地黄,加莪术、鸡血藤、白芍各 15g,再服 5 剂。患者入院治疗后 10 天,病情稳定,精神状态好转,面色较前略显。自诉咯血痰仍有,量减少为每天约 75ml,色鲜红,伴咽痒气促,头晕乏力汗出,畏寒怕冷,稍活动后气促气喘好转,胃纳可,睡眠一般,二便正常。舌质淡,苔白腻稍黄,脉浮细数。在医务科主持下,再次请全院会诊意见如下:

呼吸内科建议:①继续完善 T 淋巴细胞斑点试验(T-SPOT 试验)、结核菌素皮肤试验(PPD 试验),多次送检痰细菌、真菌培养,可考虑完善气管镜检查,送检深部痰、支气管肺泡灌洗液(BALF)病原学(真菌、细菌、结核)检测及肺组织活检;②同意目前治疗方案,必要时介入科栓塞治疗。放射科介入组表示该患者有胸部体动脉参与供血的可能性,同时由于经过多次栓塞,是否能再次成功栓塞,需术中根据数字减影血管造影(DSA 造影)结果判断。该患者介入手术难度大,不能确保栓塞成功或术后不再咯血,建议与患者充分沟通。胸外科建议介入止血后再评估手术预防。如果介入效果不佳患者需要进行肺功能检查及纤维支气管镜检查,了解咯血来源及心肺功能是否可以耐受左全肺切除术。患者及家属因为之前先后四次的介入治疗效果不理想,再者经济比较困难,拒绝手术治疗,希望出院后,中西医结合保守治疗。

【临证明理】 咯血、咳血之证,自古以来,属难治之例。南齐医家褚澄的《褚氏遗书》云:"咳血不易医,喉不容物,毫发必咳,血渗入喉,愈渗愈咳,愈咳愈渗,饮溲溺则百无一死,服寒凉则百不一生。"所谓难治者,或因病因不明,或反复难愈。或二者互为因果。此案虽经中西医标本兼治,似仍未得其根本,故效果茫然。西医高科技之反复介入栓塞治疗并未能"技到病除",中药之补益之品,亦显寡效。中西医结合效果如何,实在是个未知数。患者贫血之由,或因禀赋不足,或反复咯血所致。然若能明其始终,则此病或可有济。《金匮要略·惊悸吐衄下血胸满瘀血病脉证证治》云:"病人无面色,无寒热。脉沉弦者,衄;浮弱,手按之绝者,下血;烦咳者,必吐血。"又云:"从春至夏衄者,太阳;从秋至冬衄者;阳明。"可见,此案之咯血乃伏邪为病所致,故治疗必当先伏其所主而制其所因。再参《医方考》所言:"气血,人身之二仪也。气为主而血为配,故气化则物生,气变则物易,气盛则物壮,气弱则物衰,气正则物和,气乱则物病,气绝则物死。是气之当养也明矣。"始明治病必当求其根本也。

【个人体会】 患者初诊时在急诊留观,家属经朋友介绍来我这里询问,得知其咯血反复数年不愈,并经西医之介入栓塞等治疗,也曾应用中药补益之品调治年余,效果不佳。虽斗胆一试,但并未有太大把握。初见患者,始明仲景所言"面无色"之义,乃重度贫血貌,毫无血色,咳即咯血,每日咯血大量,多超过 150ml。自觉头晕、胸闷、心悸,下肢浮肿,大便不畅,口干,夜间咯血频繁。舌淡苔厚腻,口气臭秽,六脉模糊。患者虽气血亏虚,又见咯血之象,而谷道不通,着实堪犹。故先以附子大黄汤化裁 3 剂小试。次日,患者服药 1 剂大便 3 次,泻下均为臭秽污物,当晚睡眠改善,面色稍和缓,自觉精神。服药 5 剂后,转入中西医结合病区。出院后 2 周,患者咯血反复,再次至门诊要求住院治疗。复查血常规显示血红蛋白 67g/L。病情有所改善。建议继续门诊治疗观察。

第十六节　难治性咯血反复案

患者吴某,女,49 岁,江西人,在深圳打工 20 余年。因咳嗽多痰咯血反复,于 2018 年 11 月 8 日就诊。患者 4 年前因咳嗽伴少量咯血曾在当地医院检查,诊断为肺结核,经过予以抗结核 10 个月,病情改善,已无咳嗽、咯血等症。半年后,返老家探亲,在当地医院复查胸部 CT,因发现右下叶占位而在肝胆外科行右下肺切除术。术后不久,患者咯血反复,伴咳嗽多痰,每天都有几次发作,多因咳嗽而导致痰中带血,咯血量不多,多呈黯红或淡红色,自觉痛苦不堪。此时,丈夫和孩子因其病久不愈而离开她回老家,病情加重,家人离散,只有年纪苍苍、满头白发的老父亲从老家赶过来陪她,这些使得她十分难过。患者在老父亲的陪同下,四处求医,之后又在当地医院行肺血管介入栓塞术(植入 5 个支架)。术后患者仍咳嗽、多痰,咯血反复不止,胃纳减少,形体日渐消瘦。近一年来,自诉体重下降 12.5kg 左右。万般无奈,患者又开始寻求中医治疗。服用中药益气补肾、祛风止血通络月余,仍咳嗽多痰,咯血反复不止。

为求进一步治疗,遂至钟院士门诊。钟南山院士在认真阅片,详细询问病史,并行体格检查之后,认为患者早期右下肺切除术比较仓促,证据不充分;在原因不明的情况下,再次的介入治疗亦无明确的出血病灶或适应证,而保守治疗也未取得理想的效果。在阿米卡星雾化喷喉、口服氢溴酸西酞普兰片、细菌溶解产物胶囊等对症支持治疗的前提下,钟院士提出让患者在我科采用中医治疗,以期整体调理,达到止血的目的。观其形体消瘦,表情痛苦而忧郁,自诉近2年来,体重下降明显,胃口差,吃饭如同嚼蜡,比吃药还难以下咽,每天为了排痰,一大早起来就倒立排痰,自觉咳嗽咯痰不畅,咯血反复不止,痛苦异常,觉得十分悲观、绝望,希望能止住咯血、月经紊乱,每月来2次。舌质黯,苔厚腻,脉涩。四诊合参,患者乃风痰壅盛,湿浊阻络,肝火内郁,治宜宣肺祛风、化痰解郁,清热凉血为法,方药:

柴胡 10g	黄芩 30g	生石膏 30g	路路通 5g
栀子 15g	川芎 30g	桃仁 15g	大黄 20g
芦根 45g	何首乌 10g	郁金 10g	合欢皮 15g
鸡血藤 15g	番泻叶 10g	芒硝(冲服)10g	甘草 10g

7剂水煎,并复渣服。1日1剂,频煎频服。

二诊,2018年11月15日,电话来诊,咯血止,仍多痰,口干,四肢乏力,夜寐可,仍心情不好,或紧张,或焦虑,或担心肺内放置的介入物会到处乱窜,跑来跑去,病情反复不能痊愈。我耐心解释此病可治,服药可以解决咯血的问题;不断安慰患者:病证好转,体质改善,但需要时间,给自己一个机会。对其时时鼓励:身体是革命的本钱,等身体好啦,或许可以和丈夫破镜重圆,儿子也能早些回到她的身边。通过对其及时回复和沟通,患者顿觉心境好转。关心和鼓励、帮助和支持对她尤其重要。

三诊,2018年11月25日,患者服药后,自诉已无咯血,咳嗽咯痰症状均有所减轻,情绪较前好转,希望能尽快改善身体状况,好早些到医院复诊并对医生表达谢意。

【临证明理】 此案病情复杂,然究其根本,既有外感风寒湿瘀伏邪久羁,又有七情郁火之内伤,故在发病过程及治疗过程中,患者表现病情反复,对医者的半信半疑,服药过程中讨价还价,随访过程中,几乎每天都有短信、电话等,确实以焦虑担心、忧思郁结为主。然心病还须心药治。在治疗过程中,不断与患者沟通,除解释服药过程中产生的种种现象外,更多的是对患者不断的安慰、鼓励、疏导,并再三叮嘱其坚持服药。假以时日,而渐收效。人之病,患其心结日久不舒,岂是药物可及? 古人言:草木焉能动人之七情六欲? 诚可为箴言! 吾辈必当深思而慎行,始不失医者之济世救人之本心。为医之难,由此可知一二。

【个人体会】 临证以来,接诊此类患者不多,但每一例都记忆犹新。深刻体会古人之"宁治十男子,不治一妇人"之叹! 妇人的病,除因自身有经带胎产,还受到家庭环境、婚姻状况等诸多因素影响,并随着社会的发展变化而呈现诸多复杂性。诸如本案患者长期在外打工,家庭分裂夫妻不和等,使得本病愈显复杂。然治病求本,审证求因,心病当需心药治,假以随证用药得当,病家自可安康。

第十七节 产后瘀血致支气管扩张咯血案

患者杨某,女,30岁,广东人。患者因反复咳嗽,咯痰,咯痰带血4年,加重1周,于2017年5月8日来诊。患者素体虚弱,5年前顺产一子,1年后无明显诱因出现咳嗽反复,咯痰不畅,偶有痰中带血,初期未引起足够重视,自以为风热感冒,自服维C银翘片、牛黄解毒片等,症状可以缓解。之后,每因天气变化、饮食不节或情绪紧张,症状反复。先后在耳鼻咽喉科、消化科等进行相关检查和治疗,症状仍有反复。2018年3月26日为进一步明确病因,到某医院呼吸诊治。胸部CT:①左肺下叶前基底段支气管扩张并感染;②左肾小结石。予以左氧氟沙星氯化钠注射液0.5g,每日1次;云南白药胶囊0.25g,每日3次;克林霉素150mg,每日3次,经治疗1周后,症状有所缓解,继续服用消炎、止血等口服药,1个月后,咯血反复,遂至我科诊治。观其形体消瘦,面色苍白,口唇干红,自诉咽喉不利,胸痛时作,干咳时作,咯痰带血,月经量少,肢体倦怠,易疲劳,5年前顺产一子,产后1年,即出现反复咯血,精神比较紧张,家人也四处寻求止血良药偏方。舌尖红,苔厚腻,脉弦细。患者既往体健,禀赋一般,病发于产后,且产后月经量明显减少,四诊合参,当责之于产后感寒,风湿内驻,恶露不尽,交互为患。故治病求本,宗《素问·标本病传论》云:"先病而后逆者治其本,先逆而后病者治其本……" 必以调经为先导,才可谓治病之本。充分与患者沟通,详细解释咯血之由来,治病之先后,以及病之预后,缓解其紧张恐惧的心理,暂拟方:

柴胡 10g	黄芩 20g	石菖蒲 10g	栀子 15g
石膏 20g	郁金 10g	淡豆豉 10g	丝瓜络 10g
大黄 10g	当归 10g	番泻叶 5g	鸡血藤 10g
牛膝 10g	路路通 10g	甘草 10g	芒硝(冲服)5g

3 剂,水煎服,1 日 1 剂。

二诊,2018 年 5 月 12 日,患者服药后,大便泻下量多,初期有黑便,夹杂大量泡沫或黏液,自觉咽喉清爽,胸中宽敞,咳嗽偶作,已无咯血。月经来潮,初期色黯,量较前增多。诸症好转明显,治疗信心大增。舌脉较前缓和。原方去淡豆豉、郁金,加远志 10g,再服 5 剂,再观。

三诊,2018 年 5 月 26 日,近因饮食不节,恣食辛辣,咯痰黄稠,伴血丝痰,咽痛口干,大便不畅,夜寐欠安,舌红,苔厚,脉涩。痰瘀久羁,因火萌动,络脉损伤而咯血复发。治疗以清热化痰,活血通络为治:

柴胡 10g	黄芩 20g	石菖蒲 10g	栀子 15g
石膏 30g	桔梗 10g	丝瓜络 10g	路路通 10g
郁金 10g	当归 10g	番泻叶 5g	芒硝(冲服)5g
牛膝 10g	鸡血藤 10g	大黄(后下)20g	甘草 10g

5 剂,水煎服,1 日 1 剂。

四诊,2018 年 5 月 30 日,服药后,诸症减,已无咯血,咳嗽,咯痰减轻,中药间断服用,忌食辛辣肥甘黏滑之品。

【临证明理】《礼记·大学》言:"物有本末,事有始终,知所先后,则近道矣。"《素问·标本病传论》云:"先病而后逆者治其本,先逆而后病者治其本……" 世间万物有其本末,而万物之理亦有始有终,疾病的发展变化过程也有标本之别,何病治标? 何病治本?《黄帝内经》言先气血逆乱后生病则治气血逆乱,先患某病而发生气血逆乱则治病。本病患者无明显诱因下出现反复咳嗽、咳痰不畅,痰中带血,但见形体消瘦,口唇干红,干咳时作,月经量少,再结合舌脉,常易认作"阴虚火旺,津伤血少"之证,治疗不免用"滋阴清热凉血"之法。然本病之治,医者认为当以调经为先导,是因患者经少之病乃发于产后而先于咳嗽咯血,此处当是经病为本,当责于产后风寒,风湿内注,困遏胞宫,郁久化热伤阴,横犯血室致经少,后上逆伤络而见咳血,故治疗以调经为要。

【个人体会】 此案患者已病 4 年,病程清晰,证候相对统一,临床辨证,辨别虚实阴阳不为难事。但如何溯本归元,理清疾病的本末始终,使遣方用药精准有效,实是学中医者一个重要的课题!

第五章

腹　痛　案

第一节　风湿内羁伤络反复腹痛案

患者郭某,女,41岁,湖南永州人。因腹痛反复1月余于2016年7月4日就诊。患者自诉1个月前因天气变化,饮食不节出现腹部疼痛,并逐渐加重。遂于2016年6月23日到我院消化科住院诊治。入院后,腹部B超、胃肠镜、腹部CT等检查均无异常发现,经过予以消炎、止痛、制酸、解痉等治疗,效果不理想,腹部疼痛仍反复,即于昨日办理出院。为求进一步诊治,遂至中医科门诊就诊。患者形体略显虚浮,精神可,大便不调,腹部胀痛时作,以脐周为甚。追诉病史,患者先后行阑尾切除、腰椎间盘突出、盆腔囊肿等手术病史。患者因产后并手术过程中感受风寒湿冷之气,导致络脉不畅,不通则痛。故治疗当以祛风散寒,通络止痛为法,方药:

荆芥 10g	防风 10g	柴胡 15g	黄芩 15g
法半夏 15g	白芍 30g	党参 10g	大黄 10g
乌药 15g	木香 10g	延胡索 10g	鸡血藤 10g
芒硝(冲服)10g	甘草 10g		

5剂,水煎服,1日1剂。

二诊,2016年7月15日,患者自诉服药后,大便泻下量多,色黑,味秽,停药后,腹痛减轻明显。原方去柴胡、法半夏,加肉桂5g,木香5g,再服7剂。

三诊,2016年8月5日,患者电话告知,服药后,腹痛大减,已到宁波打工。腹痛偶然发作,但可以接受。要求继续服用中药调理。

【临证明理】 古今之人不同,病亦有所不同,然能明理者,则和而大同。"通则不痛",理也。而临床对"通"法的理解各有不同,然总不出古人之左右。正如《类证治裁·腹痛论治》曰:"腹痛气滞者多,血滞者少,理气滞不宜动血,理血滞必兼行气也。""故治痛大法,不外乎温散辛通,而其要则初用通腑,久必通络,尤宜审虚实而施治者矣。"真可谓得腹痛辨治要领,细思者则必有所得,值得玩味。

【个人体会】 人身之气,无非升降。一旦有阻滞,则必然"不通则痛"。此案患者多次因手术术中受邪,复因下焦素有痰瘀内阻,相互兼夹,导致络脉不畅而发疼痛。《伤寒六书》载"盖伤寒恶寒,伤风恶风",此理也。故每当疼痛因感受风寒而诱发或加重,治疗当审证求因,务以祛邪通络为要,或可佐以温通之外用法以达急则治标之效。

第二节 冷积腹痛案

患者陈某,女,69岁。因腹胀痛、泄泻反复10余日于2014年6月23日就诊。患者自诉父亲节那天,儿子一片孝心,请她和老伴儿到番禺一家有名的西餐厅吃西点海鲜自助餐。因为过食冰冻海鲜鱼、虾、蟹等,回家后不久,就出现腹部疼痛,泄泻,大便泻下清水七八次,自服腹可安片、理中丸等药后,泄泻次数稍减,仍腹痛时作,疼痛难忍,以脐周为甚,感觉好像得了肿瘤那样的疼痛,夜间加重,家人劝其到急诊打吊针治疗,被病人拒绝。遂于今日来诊。患者形体略偏胖,自诉为"寒底儿",长期在外籍意大利商人家做保姆工作,主要负责打扫卫生、洗衣、整理衣物等,生活习惯亦将就主人,偏食生冷寒凉较多。每次就医,多予以温热之品。来诊时,患者精神倦怠,表情痛苦,面色晦黯不泽,纳少口淡,腹痛时作,脐周为甚,夜间加剧,大便不调,日三四次,夜间难眠多梦。舌质淡胖,苔润滑,脉沉涩。患者素体虚寒,复伤生冷之物,冷积内停,导致经脉拘挛,不通则痛。治疗当以温通之法,方药:

淡附片(先煎半小时)30g	桂枝 10g	干姜 10g
吴茱萸 10g	党参 10g	当归 10g	白芍 10g
大黄 10g	甘草 10g	芒硝 5g	大枣 5枚

5剂,水煎服,1日1剂。

另可予以中医外治温敷等治疗,以治其标。服药后,当泄红白脓痢或黏液便等,方可愈疾。

二诊,2014 年 7 月 2 日,患者自诉服药 1 剂,当晚疼痛消失,就连备用的中药热敷贴都没有用上,自是喜出望外,庆幸自己找对了医生,感觉太有"医缘"啦! 服药 2 天后,大便泻下白色黏冻样物,夹诸多不消化物。现症状好转,希望继续服用中药调理,或可改善体质。原方减大黄为半量,再服 5 剂,隔日 1 剂。

【临证明理】 "痛则不通",理也。古有"通则不痛"之治痛大法。但临证当"谨守病机,各司其属",辨证运用。正如《医学真传·心腹痛》所云:"夫通则不痛,理也。但通之之法,各有不同,调气以和血,调血以和气通也;下逆者使之上行,中结者使之旁达,亦通也;虚者助之使通,寒者温之使通,无非通之之法也。若必以下泄为通,则妄矣。"

【个人体会】 患者素体虚寒,又长期从事家务工作,过食寒冷、生滑、黏腻、鱼腥等物,必致冷积内停,导致腹痛、泄痢等症。治疗当结合患者体质,标本兼治。故首选中医温熨、针灸等急救方法,次以汤药等。治病有先后缓急之分,若不及时救治,病必向深一层传变。二诊患者诉说服药后的反应,足证中药若能切中病机,效果亦可桴鼓! 另伏天将至,配合"天灸"治疗,或可有济。

第三节 饮食积滞之胃脘痛案

患者莫某,女,35 岁,广州导游。因胃脘痛反复 1 月余,于 2016 年 9 月 6 日就诊。患者自诉 1 个月前因天气变化,饮食不节出现腹部胃脘疼痛,并逐渐加重。遂在附近医院诊疗,胃镜检查提示:慢性萎缩性胃炎。经予以消炎、止酸、解痉等治疗后,症状无缓解。遂于今日到我院中医门诊诊治。患者精神倦怠,表情痛苦,口唇干红,自诉胃脘疼痛,恶心欲呕,嗳气,呃逆时作,腹部胀满,饮食不下,大便可,夜间烦躁,舌质黯,苔厚腻,脉弦滑。因病情反复不愈,上网查阅资料,担心此病有癌变的可能,故觉痛不欲生。患者素体肠胃不足,饮食不节,积滞肠胃,嗝塞不下,气机逆乱而上,故胃脘疼痛并兼诸症。治疗当因势利导,嘱其服淡盐汤先尝试探吐,或可有功,继以泄热通腑之法,方药:

苍术 15g   黄芩 15g   栀子 10g   升麻 10g

荆芥 5g	石膏 30g	淡豆豉 10g	党参 10g
肉桂 5g	木香 10g	枳壳 10g	大黄(后下)10g
芒硝(冲服)10g	番泻叶(冲服)10g	甘草 10g	

3 剂,水煎服,1 日 1 剂。

二诊,2016 年 9 月 9 日,患者服药后,大便泻下臭秽,量多,胃脘仍有不适,口干,纳少,舌质红,苔稍退,脉涩。积滞虽减,胃脘不通,气机痞塞,故仍纳差,胃脘胀闷。原方加瓜蒌皮 15g,再服 3 剂。

三诊,2016 年 9 月 12 日,服药后,患者自觉精神好转,胸中舒适,饮食可,夜寐转好。嘱其食粥糜数日,待胃气来复,渐可正常饮食。

四诊,2016 年 9 月 15 日,患者因带团外出半月,希望带一些预防作用的中成药。天气转凉,谨防外感,饮食不节诸疾。予以九味羌活颗粒、防风通圣丸各 2 包备用。

【临证明理】"三因制宜"强调"因时""因地""因人",但究其核心,仍然归结到"以人为本"而因人制宜。而职业、气候、生活习惯、体质则均可成为发病的因素。但在养生的过程中,《黄帝内经》所强调的就是要求人们能动地适应自然环境的变化,这样才能达到"美其食,任其服,乐其俗"之健康状态。

【个人体会】　患者长期带团外出东南亚各地,难免饮食不节,水土不服。自诉若带"领导团"则只能跟"团"吃"穿山甲""过山风"等。去年曾因饮食积滞而在机场晕厥,四肢冰冷,六脉不出,口唇青紫。幸亏抢救及时,才幸免于难。

饮食积滞本是临床常见病证。然而,病有久暂,人有虚实,况积滞日久,癖积于内,痞塞不通而导致诸症蜂起。病家不止因病而痛苦,更因疑其癌变而煎熬。治病求本,当先排除其心理之疑虑,次以吐下并用,假以时日,或可改善。当今临证,如此案例,确不在少数。一以假病之厄重,乱心;二是小病无医,乱道。

第四节　过食荔枝致腹胀、但饮乳案

钱某,男,38 岁,东莞长平人。因腹胀、气促、胸闷不食,但饮乳 10 余日,加重半天,于 2014 年 6 月 23 日到门诊求治。患者自诉素喜荔枝,以往每年到六七月份荔枝成熟之旺季,吃荔枝常常能一口气吃六七斤。10天前因一口气吃了三四斤荔枝,食后逐渐胸闷、气短、腹部胀满、烦躁、口干、不得饮食,夜间坐卧不宁,每日只能喝少量牛奶。自服藿香正气丸、保济丸、腹可安片、气滞胃痛冲剂等,症状无明显减轻,遂到当地医院诊治,因效果不佳而自动出院。遂在朋友的介绍下来我科门诊求治。观其形盛体实,精神倦怠,懒于言语,但欲卧,口气臭秽重浊,恶闻食臭,自诉腹部胀满,气促、胸闷,大便数日不通,心悸时作,烦躁不宁,夜间不寐,每日只能饮少量牛奶,舌质黯,苔厚腻而垢浊,脉沉涩。既往有十二指肠球部多发溃疡、慢性浅表性胃炎病史。患者为酒客,素多饮酒,湿热内蕴,复伤于荔枝果积,中焦阻滞而导致三焦不畅。治疗当先开通气机,以宣通上下,开达内外升降之枢机。急予以针刺:

中脘(长针直刺四寸)　　　　天枢(双侧)

关元　　　　　　　　　　足三里(双侧)

用泻法,留针10~15min,针刺后,针周即现红色皮疹,此邪毒外透之象。取针后,患者自觉腹部胀满大减,另予以中药大柴胡汤合栀子豉汤化裁:

柴胡 10g	黄芩 20g	黄连 10g	栀子 10g
枳实 10g	厚朴 15g	石菖蒲 10g	路路通 10g
槟榔 20g	陈皮 10g	大黄(后下)10g	法半夏 10g
番泻叶(泡)10g	芒硝(冲服)10g	甘草 10g	

5剂,水煎服。

二诊,2014年6月29日,患者服药后,症状明显改善,要求继续服用中药调理。先后服药20余剂。1个月后主动来电,诉基本恢复正常,嘱其清淡饮食,每餐只吃七八分饱即可。

【临证明理】　饮食积滞临床较为常见。此案患者湿热久羁,复因过食荔枝,果积壅阻中焦,气机内闭呈痞塞之势,实乃积滞之重症。《医学正宗》云:"大实有羸状,至虚有盛候。"此案之谓也。

又此案患者不肯饮食,但饮牛乳,究其病机当为积癖。正如《诸病源候论·小儿杂病诸候》言:"若都不肯食哺,而但饮乳者,此是有癖,为疾重,要当下之。不可不下,不下则致寒热,或吐而发痫,或致下利,此皆病重,不早下之所为也,则难治。"此论虽主指小儿,然壮年者亦如此。疾病之传变,非独伤寒、时气、温热病之类,内伤杂症,若救治不当,亦有传变、加重、或成危恶之虞,悔之莫及!戒之慎之!

【个人体会】　患者为酒客,素体湿热内盛,今又伤于果积,导致中焦阻隔,上下不得宣通而致食积果滞诸候。荔枝乃岭南佳果,味道甘甜诱人,无怪乎有"日啖荔枝三百颗,不辞长做岭南人""一骑红尘妃子笑,无人知是荔枝来"等美誉。遇到风调雨顺之年,岭南荔枝盛产,价格便宜,糯米糍、桂味、妃子笑、挂绿等,平常人都能吃到。而伤食荔枝者,不在少数。即使南方人亦知荔枝之害,所以食用时往往用淡盐水等以解其热,或煮荔枝壳水以助消化。一般人以为吃水果好,甚至多多益善。不知一物有一物之阴阳,过食均可为病。如北方之石榴、柿子,多食可导致胃石症等。此案乃伤食之甚者,故须针药并用,以解燃眉之急。

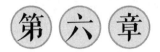

第六章

宿 食 案

第一节　果积致呕吐案

患者崔某,女,58岁,广州人,退休。因反复呕吐5日,于2014年12月17日夜间初诊。患者因前一段时间到泰国旅游6天,因为那里的木瓜味道鲜美,所以就肆无忌惮吃了许多。谁知在泰国的最后两天就已经开始呕吐,完全没有心情游玩。自服藿香正气丸、保济口服液等症状无改善。回国后,即将家中放置有一段时间的"泻药"拿出来,连续服用3天后,大便1次,泻下物臭秽难闻。呕吐稍减,仍觉胃脘胀闷,知饥不食。为求进一步诊治,患者于2014年12月17日晚来急诊治疗。来诊时,患者面色晦黯不泽,精神倦怠,呕吐时作,胃脘胀闷难忍,饥而不欲食,心情烦躁,夜间睡眠不宁,观其舌质淡黯,苔白而腻,脉弦紧。病由过食水果木瓜引起,复因旅途劳顿,脾虚湿阻,随即予以化食消导为主,佐以醒脾开胃之品,方药:

苍术 10g	厚朴 15g	白豆蔻 5g	黄芩 10g
法半夏 15g	白芍 15g	大黄 10g	草果 15g
栀子 15g	槟榔 10g	陈皮 15g	木香 10g
芒硝(冲服)10g	甘草 5g		

5剂,水煎服,1日1剂。

二诊,2014年12月21日,患者电话告知服药后,矢气频频,呕吐止,胃脘胀闷大减,胃纳渐增,大便通畅,夜间睡眠好转。打电话来表达谢意。并表示今后绝不会再胡乱饮食,恣意生冷。要"吃一堑,长一智"啊!

【临证明理】 木瓜,性寒味甘,素体肠胃虚弱的人多吃容易出现腹泻、呕吐等现象。虽然"五果为助",对人体有益。但是过量食用则可导致消化不良,严重的则会出现头晕、失眠等症状。如大量吃新鲜大枣,可能导致头上长疖子;大量吃石榴、柿子,则容易导致胃石症;多食荔枝、龙眼则容易上火等等。一物自有一物阴阳之性不同,过度食用则必然导致疾病丛生。现代人过度强调水果的营养而忽略了水果在整个食物结构中的作用和地位。所以再次强调"五谷为养、五菜为充,五畜为益,五果为助"的必要性。

【个人体会】 饮食积滞,有伤饮、伤食、伤果之异,而饮食、水果之种类又有千差万别,故有"慎食""节食"之说。病从口入,希望大家切不可胡乱饮食,要知道"水能载舟,亦能覆舟"的道理啊!

第二节　生吃豆类杂粮致胸腔积液反复案

患者陈某,女,70岁,退休教师。因活动后胸闷、气促、呼吸困难反复1月余,于2018年7月10日就诊。患者自诉1个月前活动后胸闷、气促、呼吸不畅,遂在当地医院诊治,诊断为胸腔积液、肺部感染。完善相关检查后提示为肺部感染,经过予以盐酸莫西沙星片(拜复乐)、拉氧头孢钠抗感染治疗后,症状改善出院。出院后,患者仍反复出现胸闷、气促,遂至广东省人民医院就诊,予以胸腔穿刺后,胸腔积液检查及支气管镜下灌洗液、胸膜活检等均提示为上皮细胞、淋巴细胞,未见恶性肿瘤细胞,胸腔积液CEA1.41ng/L,总蛋白35.4g/L,乳酸脱氢酶97U/L,腺苷脱氨酶8.1U/L。诊断为胸腔积液、肺炎、高血压(很高危),2型糖尿病等。经予以对症支持治疗并抗感染等治疗后,症状缓解后出院。出院后,患者胸闷、气促,自觉呼吸困难,活动后加重,为求进一步系统诊治遂于2018年6月28日入住我院呼吸科。入院后,经过予以相关专科检查并对症支持治疗,症状仍反复。患者在10年前有乳腺癌手术切除并放疗史。糖尿病史数年,一直在注射胰岛素并口服阿卡波糖片(拜糖平)治疗。住院10余日,症状反复,患者及家人也深感迷惑,不知道身体到底发生了什么情况。几家医院的检查诊断基本一致,引起胸腔积液的原因不明确,基本排除肿瘤、结核等原因,虽然多次住院治疗,似乎效果也不尽如人意。于是带着种种疑问来到中医科门诊。观其形体略虚浮,微微有些发胖,面色晦黯不泽,目周微肿,言语声重浊,脾气急躁,口唇干红,自诉胸闷气短,精神倦怠,四肢乏力,干咳少痰,腹部微胀,大便尚可,夜寐欠安。舌红,苔厚腻,脉涩。患者因有糖尿病,一直比较注意饮食,尽量少吃米饭,多吃杂粮或豆类。顺便问了一句:"如何吃豆?"病人说:"嚼啊!"难怪如此。患者随口问医生:"到底我这是啥病啊?"我说:"是痰饮病、水气病啊!"试着想想,体内痰饮水湿理应顺流而下,不应集聚在上,现水湿居上不下,难道不是病?又问:"那为什么消炎治疗无效,反反复复,胸腔积液抽了又长,抽了又长?"答曰:"治标不治本吧!"病人点头称是。那这病为什么会是这样呢?到底是怎么回事啊?长期饮食不节,豆渣杂粮等积滞于胃肠,壅阻中焦,阻塞水湿运行之通路。治疗应疏通道路。病人觉得有理,相信服用中药一定能治好。暂拟方如下:

柴胡 10g	栀子 15g	瓜蒌皮 10g	大腹皮 30g
姜半夏 10g	川芎 10g	黄芩 10g	白芥子 10g
桃仁 10g	牛膝 10g	番泻叶(后下)10g	大黄(后下)20g
党参 10g	桃仁 10g	芒硝(冲服)10g	甘草 10g

3 剂,水煎服,1 日 1 剂。

二诊,患者服药后,二便通利,自觉胸中豁然开通,气促胸闷骤减,好像终于找对了路,不再迷茫,希望继续服用中药,出院后坚持配合治疗。原方去川芎、瓜蒌皮,加萆薢、车前子再服 5 剂。

三诊,2018 年 9 月 6 日,患者出院后,先后间断服药数十剂,现症状消失,复查胸部 CT 显示:右侧胸腔少量积液。自觉精神好转,体质逐渐恢复,并再三表示感谢,觉得中医给了她希望,真的好感动。

四诊,2018 年 11 月 24 日,患者近 2 个月来,精神好转,饮食如常,睡眠可,即在当地医院再次复查胸部 CT,结果显示无异常变化。遂带女儿来广州向医生汇报情况并表示感谢。

【临证明理】《尚书·洪范》曰:"木曰曲直,火曰炎上,土爰稼穑,金曰从革,水曰润下。"此理也。先人治水无不利用水之本性而治天地之洪涝灾害,上古夏禹、战国李冰莫不如此。医者意也,病理如此,医治亦当如此。自古医者,不明医理而茫然获效者鲜也。

人之气血津液随天地之阴阳升降出入开合,随营卫生会而昼夜"各行二十五度"。然升降出入有常,皆赖于道路通畅。病人久病伤络,饮食不节,积滞阻塞,道路不畅,必使运化无常而逆行,积聚于内而呈痰饮、癖积之窠臼,故引流而无效。显然,有赖于人体正常之气化。治病必求于本,故通畅水液运行之三焦通路,使得升降出入有制而获效。

【个人体会】 胸腔积液无非中医之悬饮一病。古方虽有十枣汤可治之验,然当今之医院,几乎难以找到甘遂、芫花、大戟之类。故斡旋于中药之间,能通利二便,水陆两用者,唯有番泻叶、大黄、芒硝并用,通利下焦,引水下行。此非孟浪之药杂投,而实峻药缓下之法。此案唯有患者明理,医生明理,标本相得,才能获效。若病家执拗,以唯有西医可治胸腔积液,则未必可治。故病者之病,乃病家之运气也。病之可治与否,实乃病家之造化也。医者不可有贪天之功,唯有专心救治,冀医理以济苍生,或针或药,必明之。

第三节 大便不通致气促头晕伴下肢浮肿案

患者张某,男,88岁,广东河源人,发作性喘息、气促4年余,因再发伴双下肢浮肿半月,于2018年3月1日入院。患者及家属诉4年前无明显诱因出现咳嗽、咳痰,量不多,在天气变化时明显,并伴有喘息、气促,多于活动后(步行及爬楼)出现,无畏寒、发热,无鼻塞、流涕,无头晕、头痛,无胸闷、心悸等症状,患者未行规律治疗。此后患者症状逐渐加重,曾到当地医院住院治疗,胸部CT提示肺气肿,右中、下叶炎症,予对症治疗后症状好转。出院后患者无接受呼吸科规律治疗,不规律使用硫酸沙丁胺醇吸入气雾剂(万托林),自诉效果良好,间中仍有喘息、气促,无明显咳嗽、咳痰。患者半月前无明显诱因出现气促加重,伴双下肢浮肿,呈凹陷性,伴头晕甚至站立不稳,咳嗽偶作,多痰,夜尿频繁,每晚7~8次,大便不畅,长期服用中西药各种通便之品,效果不甚明显。夜寐欠安,舌质红,苔厚腻,脉紧涩欠柔和。为系统诊治,到钟院士门诊求治,拟支气管哮喘未控制,慢性心功能不全收住入院。

既往史:高血压病史多年,近期服用苯磺酸氨氯地平片(络活喜)5mg qd降压治疗,血压控制可。否认冠心病、糖尿病等慢性病史。否认肝炎、结核等病史。2010年曾行左侧膝关节手术。有输血史,无输血不良反应。

体格检查:体温36.4℃,脉搏74次/min,呼吸21次/min,血压166/63mmHg。发育正常,营养中等,神志清楚,呼吸平顺,自动体位,对答切题,检查合作。皮肤黏膜无黄染,全身浅表淋巴结未触及。头颅五官无畸形,双侧瞳孔等圆等大,对光反射存在。颈无抵抗,气管居中,甲状腺无肿大。双侧胸廓对称,双肺呼吸音清,未闻及干湿啰音。心界不大,心率74次/min,律齐,未闻及病理性杂音。腹平,软,未及包块,无压痛,无反跳痛,肝脾肋下未及,肝区无叩击痛,双肾区无叩击痛,移动性浊音阴性,肠鸣音存。脊柱四肢无畸形,活动正常,肌力正常。生理反射存在,病理反射未引出。专科检查:SpO$_2$ 97%(2L鼻导管吸氧下),双侧气管旁可闻及少许高调呼气相干啰音,呼吸节律两侧对称,触诊语颤正常,双肺叩诊呈清音,听诊双肺呼吸音稍粗,未可闻及明显干湿啰音。双下肢膝以下轻-中度凹陷性浮肿,右下肢为著。

辅助检查:

胸部CT检查:①右肺上叶前段、中叶、下叶及左肺上叶舌段支气管扩张并感染,建议治疗后复查。②肺气肿。③左、右冠状动脉钙化灶。④附见:双肾囊性病灶,请结合临床及超声检查;胰腺多发小钙化。心脏彩超:EF 74%,左室侧壁运动稍减弱,二尖瓣退行性变,三尖瓣反流(轻度),主动脉瓣退行性变并反流(轻度),左室收缩功能正常,舒张功能减退。椎动脉+颈动脉彩超:左侧椎动脉起始段斑块形成(混合斑),双侧椎动脉血流阻力指数增高,双侧颈动脉粥样硬化并多发斑块形成(硬斑、混合斑),右侧颈内动脉狭窄(中段)。四肢血管彩超:双侧下肢动脉粥样硬化并多发斑块(硬斑、混合斑、软斑)形成,考虑双侧胫前动脉管腔狭窄(中-重度),双侧股浅动脉管腔狭窄(轻-中度),右侧胫后动脉管腔狭窄(中-重度)。

初步诊断:①支气管哮喘未控制;②慢性心功能不全;③高血压3级(很高危)。经予以完善相关检查,实验室基本检查,病原学检查等,暂予止咳、化痰,利尿及改善循环等对症治疗,根据检查结果及病情变化调整治疗方案;建议配合中医综合调理。患者年高体弱,气血不足,长期腑道不通,水气四溢,故见咳嗽、气促、头目眩晕、下肢浮肿等症,四诊合参,当以通腑泻实为要,虑其气血不足,治疗以温通小剂,予以附子大黄汤化裁冲服:

淡附片1包(5g)	党参1包(5g)	麦冬1包(5g)	牛膝1包(5g)
山萸肉1包(5g)	桃仁1包(5g)	莪术1包(5g)	砂仁1包(5g)
大腹皮1包(5g)	火麻仁1包(5g)	山楂1包(5g)	大黄1包(5g)
番泻叶2包(10g)	芒硝5g(5g)		

5剂,1日1剂,温开水冲服。

2018-03-03医师查房,患者昨日夜间持续无创辅助通气,可安静入睡。患者诉头晕症状明显减轻,右下肢足背处仍有轻度浮肿,其余部位浮肿基本消退,无明显胸闷、气促,无发热、头痛,无咳嗽、咳痰,无鼻塞、流涕等

不适,精神睡眠可,胃纳可,大便较前通畅,夜尿次数较前减少。体格检查:
SpO$_2$ 98%~99%(无创呼吸机辅助通气下),体温 36.5℃,脉搏 72 次/min,呼吸
21 次/min,血压 136/70mmHg。双侧气管旁可闻及少许高调呼气相干啰音,呼
吸节律两侧对称,触诊语颤正常,双肺叩诊呈清音,听诊双肺呼吸音稍粗,未可
闻及明显干湿啰音。右下肢足背处仍有轻度浮肿,余部位浮肿基本消退。

2018-03-08 中医科会诊,患者自诉服药第 2 日,大便泻下 3 次,量多味臭
秽难闻,胸中畅快许多,自觉病已十去其七八,夜晚睡觉明显改善。头晕、下肢
水肿明显消退,夜尿次数减少。病情明显好转,建议出院。出院带方药:

黄芪 1 包(5g)	党参 1 包(5g)	丹参 1 包(5g)	川芎 1 包(5g)
桔梗 1 包(5g)	枳实 1 包(5g)	厚朴 1 包(5g)	木香 1 包(5g)
砂仁 1 包(5g)	大腹皮 2 包(10g)	大黄 1 包(5g)	芒硝 5g
甘草 1 包(5g)	番泻叶 2 包(10g)		

7 剂,1 日 1 剂,温开水冲服。出院带回。

出院后中药调理方:

黄芪 15g	党参 20g	丹参 15g	川芎 10g
桔梗 10g	枳实 10g	莪术 10g	厚朴 10g
木香 5g	砂仁 5g	大腹皮 20g	大黄(后下)10g
芒硝(冲服)5g	番泻叶 5g	甘草 10g	

水煎服,隔日 1 剂。

2018 年 3 月 13 日电话随访,患者自诉,头晕基本消失,夜尿次数减少明
显,睡眠质量改善。饮食量、运动量增加,大便通畅,感觉比较开心。患者多次
表示对钟院士所制订的系统诊疗方案严格遵守并执行后效果非常满意,并且
在当地大力宣传。

【临证明理】 此案患者以头晕、气促、双下肢浮肿为主诉,因为年高体弱,
虑其正气不足,情理之中。然导致诸症的核心和关键,实乃因长期大便不畅。
患者自诉其最痛苦的症状有二,一是大便不通,二是夜尿太频繁,严重影响睡
眠。患者因大便不畅,先后服用健脾温肾、润肠通便、消积导滞等中药并西药
(乳果糖口服液)杜秘克等,却始终没有效果。况且,患者自诉头晕之症,亦非
一般之头目眩晕,而是整个身体眩晕欲扑倒,最为痛苦之状就是夜间小便次数
多,而且尿量多,并无尿痛、尿急或不畅感,只是因为次数太频繁而严重影响睡
眠。究其实质正如麻子仁丸之病机所谓"脾不能为胃行其津液",故而小便频
数而大便不畅。治病必求其本,务以通腑泻实为先,然虑其正气不足,故采用

温通缓下之法获效。

【个人体会】 本案患者病情复杂，按照西医诊断，头绪冗杂，而通过中医辨证，则可以去伪存真，寻求患者最痛苦的症状，抓住主要病机，按照中医治疗原则，就可以达到有效的治疗效果，切实减轻患者的痛苦。此案患者是钟南山院士门诊的病人，因为钟院士的强烈推荐，建议服用中药以解决病人夜尿频多、头晕等症状。毕竟是第一天跟诊钟老师门诊，幸亏得到钟老师的鼓励和支持，使得我在疑难病的中医治疗上信心倍增，同时也获得更多学习疑难病诊治的机会和平台，为今后中西医协同治疗疑难病开创新局面。

第四节　小便不适案

患者沈某，女，32 岁，安徽人，来广州打工多年，已婚。因小便不适反复 2 个多月，于 2015 年 7 月 4 日就诊。患者自诉小便不适感反复 2 个多月，先后在门诊内科、泌尿外科、妇科等专科进行诊治，检查尿常规、白带常规、泌尿系 B 超、妇科 B 超等均无异常发现，经过予以消炎、利尿等对症支持治疗后，效果欠佳，症状也无改善。遂改请中医诊治，经过予以清热利尿之品，症状似有所缓解，但停药后小便不适症状又有复发，自觉痛苦异常，心情烦躁。遂于今日至我院门诊中医求治。观其形体适中，面色萎黄而黯，口唇干红，语声高亢，性情急躁，口干口渴多饮，大便偏干，小便不适，自觉每次在小便过程中自觉有胀痛感、不畅感，便后不适感即消失，小便后并无余沥不尽、疼痛等症状，自诉无发热，无尿频、尿急，无腰痛、腰膝酸软等，饮食如常，夜间睡眠可。虽无大碍，但因这种不适持续时间太长，又无明确的病因和确切的诊断，自觉痛苦异常。舌质黯苔厚腻，脉弦滑。方药：

柴胡 10g	黄芩 30g	生石膏 30g	荆芥 10g
栀子 15g	芦根 30g	紫苏梗 15g	大黄 10g
淡豆豉 10g	滑石（另包）10g	车前子（另包）15g	
小蓟 20g	蒲公英 15g	芒硝（冲服）10g	甘草 10g

3 剂水煎，并复渣服。1 日 1 剂，频煎频服。

二诊，2015 年 7 月 6 日，患者服药后，口唇颜色渐浅淡，口干口渴明显改善，自诉小便不适好转，但仍有堵塞不畅感。大便量多日行三四次，泻下物均为污浊、臭秽之物,舌质淡红,舌苔较前变薄,舌根稍黄腻,脉滑。原方去荆芥、蒲公英、淡豆豉,减石膏改为 15g,加番泻叶 5g,减硝、黄各 5g。再服 5 剂。

三诊,2015 年 7 月 11 日,患者自诉服药有效,小便不适感已十去其八九,但近日又忍不住口,食辣椒后,不适感有所反复,但较前还是好了很多,希望继续服药以期从根本上治疗。

【临证明理】 本案小便不利之症,乃是患者自觉症状。在诊断上既不同于尿频、尿急、尿痛之湿热淋证,也有别于小便量少、排尿困难、甚则小便闭塞不通的癃闭、关格。结合西医学的相关检查,可以排除泌尿系感染、肾功能不全等疾病的诊断。疾病之由,或因外感,或有内伤,抑或有情志之患。然此案虽病程较长,但始终无表里变化之徒,而单纯有小便不畅之感,甚是疑惑!而四诊合参,虽有湿热之征象,但又不同湿热之淋。二诊时,详细追问病史,患者自诉在过食几日山笋后才出现小便不畅感。终于真相大白!原是饮食积滞停滞不下,拥塞胃肠,导致谷道不畅,压迫或挤压水道,而出现小便不畅之症。显然谷道壅滞,挤压尿道,水道不通畅才是致病之根源。考八正散中之所以应用大黄,或正是此意。

古人之最善治水者,莫过于大禹。大禹治水之功,在于疏通。

【个人体会】 本案四诊合参,辨证湿热并非难事。而用药却效果不佳,值得深思。

第五节 阳明宿食病致"如狂"案

患者罗某,男,72 岁,四川省南充人。因纳差烦躁如狂反复半年,于 2018 年 4 月 19 日就诊。患者近半年来,饮食明显减少,口干不欲饮水,自觉烦躁胸闷,时欲打人骂人,大便不畅,夜寐差,曾在当地多家医院诊治,经多方医治无效,自以为得了不治之肿瘤、癌肿等症。家人也比较紧张,为了却患者的心愿,遂不远千里乘坐高铁来广州求治。先后在我院消化科、神经科、营养科等检查,胃肠镜、腹部 CT、心脏彩超、肝胆脾胰彩超均无异常发现。为求进一步诊治遂来我科。观其形体瘦小,四肢消瘦,面色潮红,多汗,潮热时起,口唇黯红干燥起皮,自觉烦躁,语声高亢,声音洪亮,语气急促,情绪烦躁,脾气暴躁,口干不欲饮食,自诉腹部胀满不适,口臭难闻,大便数日未行,夜寐不能,时时烦躁,老想骂人,或摔东西才觉得解气,偶觉气促,时不语,喜太息,或自言自语,家人常常对其敬而远之或不理不睬,自觉无聊之极,舌质红,苔厚腻,脉滑数。之前在门诊抽血检查提示低钠血症。患者家属要求开些钠盐补补。四诊合参,患者因肠腑不通,积滞内停,导致诸症纷纭。究其实质,实乃宿食为患,遵《金匮要略》之治,"宜大承气汤",先嘱其适当饮些淡盐水或糖盐水,次以免煎中药(如下方)温开水冲服 3 剂,后予以大柴胡汤化裁,返原籍调理,方药:

柴胡 10g	黄芩 30g	生石膏 30g	桃仁 10g
蒺藜 10g	莪术 15g	法半夏 15g	大黄(后下)20g
栀子 10g	石菖蒲 10g	木香(后下)10g	路路通 10g
番泻叶(后下)10g	芒硝(冲服)10g	甘草 10g	

5 剂水煎,并复渣服,1 日 3 次。隔日 1 剂。

二诊,2018 年 4 月 24 日,电话随访,患者自诉服药 3 剂后,腹部绞痛明显,大便日行七八次,泻下物均为污浊、臭秽之物,继续服药后,泻下逐渐减少,服药 5 剂后,患者口干症减,饮食逐渐增加,脾气转好,不再吵闹不安,夜间睡眠也明显改善。其子问:"病好些了没有?"患者答:"好了七七八八,差不多都快好啦!"家人甚觉安慰,特打电话汇报,以示谢意!

【临证明理】《素问·阳明脉解》云:"足阳明脉病,恶人与火,闻木音则惕然而惊……病甚则弃衣而走,登高而歌,或至不食数日。"《金匮要略·腹满寒疝宿食病脉证治》将宿食病单列,并言:"脉数而滑者,实也,此有宿食,下之愈,宜大承气汤……下利不欲食者,有宿食也,当下之,宜大承气汤"。此案患者病程虽久,但阳明宿食症尤在,因其脉滑数,大便数日不畅,宿食久羁下焦,而致"如狂"之症。《伤寒论·辨阳明病脉证并治》有云:"二阳并病,太阳证罢,但发潮热,手足染染汗出,大便难而谵语者,下之则愈,宜大承气汤。"患者病虽日久,但见"数日不食""大便难,数日不通""潮热、多汗""脉滑数",此乃大承气汤治疗阳明宿食病之证也,故以通下药获效。经典之论,经方之用,原本如此。奈何今人囿于管见,徒执己见而不见岐黄、仲景之项背!实可悲也!

【个人体会】宿食致病临床表现可以单纯表现为胃脘胀痛不适、嗳气呃逆、反酸、呕吐、腹痛腹泻、便秘等常见脾胃系统疾病症状者,也可以表现为头痛、眩晕、肢体麻木、咳嗽、气促、胸痛腰痛、关节不利等经脉循行部位病变,或表现为胁肋疼痛、心悸、耳鸣、小便或利或不利、肢体浮肿、睡眠障碍等由于脾胃不能运化水湿所导致的诸水气病证。而通过研习《黄帝内经》《伤寒杂病论》《金匮要略》,以及后世医家如曹颖甫的《伤寒发微》《金匮发微》等,在临证当中,逐渐认识到治疗阳明宿食病并非难事,有效治疗本病亦为中医的优势所在。望能循序渐进,日有所获,使得岐黄学术之光有裨益于临证,而不失医者之初心。

第六节 宿食致顽固性呃逆案

患者甄某,男,69岁,广州市退休工人。因呃逆反复半年余,加重1周于2014年10月9日夜间就诊。患者素体脾胃虚弱,形体虚胖,今年春节期间因饮食不节,开始出现呃逆反复。前后经过多家医院并西药胃肠动力药、中药疏肝理气降逆止呃并针灸理疗等,症状反复不愈。近1周来,患者呃逆不止,症状加剧,遂在西医专家的介绍下来中医夜间急诊求治。来诊时,患者行动不便,动则气促,喉间呃逆连声,腹部胀满,精神倦怠,四肢乏力,在家人的搀扶下缓慢坐下。自诉痛苦异常,饮食吞咽不利,口气臭秽,大便不畅,夜间因呃逆频繁而无法入睡,舌质苍老,苔黄厚腻,脉沉大弦长。患者既往有2型糖尿病、脑梗死、高血压等病史,长期服用西药控制。患者久病,复伤于饮食,痰积阻滞,胃管不通,浊阴上逆动膈而导致呃逆频作。治疗当以化痰消积导滞、通利胃管为先,处方予以大柴胡汤加减化裁:

柴胡 10g	黄芩 15g	法半夏 15g	大黄(后下)12g
槟榔 15g	革薢 15g	党参 10g	番泻叶 10g
厚朴 15g	芒硝(冲服)10g	甘草 6g	

3剂,水煎服。

二诊,2014年10月12日,患者服上药后,当晚泻下稀水、烂便及秽浊等物7~8次,泻后胀减,患者自觉呃逆次数明显减少,并且当晚可以稍稍平卧睡一阵儿,感觉有些欣慰。今日来诊时之后,精神好转,独自一人前来就医,可以进食少量,呃逆明显减轻,自诉夜间睡眠转好,舌质黯,厚腻苔稍减,左脉弦长,右脉沉涩。原方去番泻叶,减大黄、芒硝,加紫苏子30g、桃仁10g。再服7剂。

【临证明理】 呃逆是临床常见症状,一般予以针刺中脘等穴位均可迅速缓解。此案病史复杂,呃逆反复。患者素体脾胃虚弱,又久病体弱,饮食不节,湿浊内壅,郁久不化,壅滞胃肠。现宿食内停,胃管不通,浊阴上逆动膈而导致呃逆频作。治疗必须通利,胃管畅通,则清浊升降必归于正化。患者虽高年,仍有可下之证,故以大柴胡汤化裁而取效如此。

《金匮要略·腹满寒疝宿食病脉证治》有:"脉数而滑者,实也,此有宿食,下之愈,宜大承气汤。""人病有宿食……寸口脉浮而大,按之反涩,尺中亦微而涩,故知有宿食,大承气汤主之。""下利不欲食,有宿食也,当下之,宜大承气汤。"以上均提示宿食日久,病属湿热可用大承气汤下法。一方面,规范了宿食病的证治,另一方面,系统理解并丰富完善了阳明病大承气汤证的内容,解释了中医疾病证候、生命现象之复杂。但若能"治病求本""见病知源",则可"思过半矣"!

【个人体会】 呃逆是临床常见症状,一般予以针刺内关、中脘、足三里等穴位,均可迅速缓解。此案病史复杂,呃逆反复。患者素体脾胃虚弱,又久病体弱,饮食不节,湿浊内壅,郁久不化,壅滞胃肠。现宿食内停,胃管不通,浊阴上逆动膈而导致呃逆频作。治疗必须通利,胃管畅通,则清浊升降必归于正化。患者虽高年,仍有可下之证,故以大柴胡汤化裁而取效如此。

第七节　宿食致小便不利案

患者陈某,男,52岁,广东茂名人。因夜间小便不利伴口中黏腻不爽反复月余,加重1周,于2013年11月16日来诊。患者于1个月前,无明显诱因出现夜间口干,口中黏腻不爽,小便次数多,且量少不畅,无发热、尿痛、尿急等症状,先后在当地医院进行尿液常规及泌尿系B超检查,结果无异常。先后服用中药车前草等清热利尿之品,症状似乎略有改善。近1周来,患者夜间小便不利症状加重,自觉烦躁不安,严重影响睡眠,痛苦异常。遂决定到省城大医院来进一步检查治疗。昨天到某三甲医院泌尿外科检查,无任何异常发现,于是在专家的建议下于今日到我科寻求中医药诊治。观其形体盛壮,面色潮红,言语声音高亢,脾气烦躁,易怒,口气重浊,自诉一向从事体力劳动,饮食如常,每餐仅米饭就可以吃六七两,发病以来,无腰背酸痛,无下肢关节不利等症状,唯有夜间小便频数而不畅,量少,最多有七八次,严重影响睡眠,并且口中黏腻不爽,渴而不欲多饮,但日间小便次数,小便量均正常。因病情并未影响日常干活,但感觉夜间因小便不利而严重影响睡眠而十分苦恼。观其舌质红,苔黄厚而腻,脉弦滑有力。患者乃宿食内停,三焦运化水液不利,导致膀胱气化不利。

治疗当以通利谷道为先,以助三焦、膀胱运行水湿之气。

广藿香 10g	黄芩 10g	生石膏 30g	石菖蒲 10g
栀子 10g	川芎 10g	连翘 15	芒硝(冲服)20g
路路通 10g	陈皮 5g	番泻叶 10g	大黄(后下)20g
甘草 5g			

3 剂,水煎服。1 日 1 剂。

二诊,2013 年 11 月 18 日,患者服药后,泻下次数增多,当晚即觉小便量增,睡眠明显改善,余症皆好转,自觉病去十之七八,舌脉较前缓和。因家在外地,要求多带几剂中药并中药处方回原籍再调理。遂将原方中芒硝、大黄、番泻叶量减半,隔日服。继续服用 10 余剂。

【临证明理】 此案乃宿食停滞,内结胃肠,导致瘀热互结,而小便不利。其基本病因为宿食,治疗之根本当在用药的同时,宗《黄帝内经》"减其食则愈"。所幸在病人初诊时,已经告知病人乃宿食不化,病非难治,关键在于审证求因。况此症若医者迷茫,则定成疑难杂症;若病家不明,则病亦实难痊愈。

【个人体会】 膀胱与肾互为表里,俱主水,为溲便之源也。临床但见小便不利之案例,治以调节肾与膀胱功能为切入点,或可取效,抑或无效,是因水液运化关乎一身之气,脾胃乃气机升降之枢纽,肝肺主气机升降,三焦为气血通行之道路。故小便不利非独肾与膀胱之病,治疗务必审证求因。细思八正散之大黄用意,无非通腑以复脏腑升降之机也。

第八节　饮食积滞致咳嗽胸痛水肿案

患者吴某,男,62 岁,退休工人,广州人。因咳嗽气促胸痛伴双下肢浮肿反复 2 月余,加重 1 周,于 2017 年 11 月 20 日就诊。患者近 2 个月来因反复咳嗽气促胸痛伴双下肢浮肿先后在 3 家医院住院治疗,直到昨天再次被医生劝其出院。患者精神倦怠,面色黧黑,口唇色紫黯,口眼略㖞斜,咳嗽时作,气促胸闷,自觉胸痛连及两胁,两臂抬举或转身多会导致气促胸痛,食欲差,夜寐不能,双下肢轻度浮肿,先后在 3 家医院均诊断为慢性胃炎、肺部感染、冠心病、脑梗死后遗症等,经过予以抗感染、止咳化痰、消炎止痛、通便等系统治疗,效果均不明显。患者前日出院后诸症未减,遂抱着试试看的心理来寻求中医诊治。观其形体消瘦,面色黧黑,精神倦怠,腰背不直,口眼㖞斜,自觉气促胸痛,肩背不利,难以转侧,夜不能平卧,自觉痛苦异常,饮食减,大便不畅,伴腹胀,呃逆,嗳气时作,双下肢浮肿,按之凹陷,小便尚通利,伸舌右偏,微震颤,苔厚腻,脉紧涩不和。患者年高体弱多病,然饮食积滞,中焦阻滞,水谷内停,水湿倒流,经络不畅,故而上冲心肺则现胸闷痛、心悸、咳喘诸症,水湿停于心下,则夜不能平卧,水湿下溢于肌肤,则双下肢浮肿,嗳气、呃逆、腹胀,不得饮食,此饮食停滞中焦之明证。故治疗当以消积导滞,通利肠胃为治,方药:

广藿香 10g	法半夏 10g	炒白术 10g	厚朴 20g
石菖蒲 15g	路路通 10g	车前子 10g	砂仁 5g
党参 10g	莱菔子 15g	鸡血藤 15g	番泻叶 5g
大黄 10g	芒硝(冲服)5g	炙甘草 10g	

4 剂,水煎,并复渣服。1 日 1 剂,宜频服。

二诊,2017 年 11 月 24 日,患者服药后,二便通利,精神好转,面带喜色,诉夜间可以平卧,自觉诸症好转,仍偶有呃逆,厚腻苔渐退,脉象较前缓和。原方去番泻叶、车前子,再服 5 剂。

三诊,服药后,饮食增,精神好转,夜寐可,自觉恢复得比较理想。原方去藿香、芒硝,减大黄,加麦冬、远志、山萸肉各 10g,仿地黄饮子,再服 10 剂,以疗中风之后遗症。假以时日,或可有望。

【临证明理】 此案患者无论病史还是临床表现均比较复杂,因而对疾病的第一诊断就显得比较关键。从中医的角度看,患者虽然有咳嗽、胸痛、心悸、腹胀、纳少、失眠浮肿等错综复杂的临床表现,但究其关键,乃以腹胀之症为急。而胸痛一症,在此并非胸痹之证,其痛不可转侧俯仰,使得夜不能平卧,嗳气则稍有舒缓,实乃中焦气滞,胸中之络脉不畅所致。患者虽体弱多病,然因饮食积滞,中焦阻滞,水谷内停,水湿倒流,经络不畅,故而上冲心肺则现胸闷痛、心悸、咳喘诸症,水湿停于心下,则夜不能平卧,水湿下溢于肌肤,则双下肢浮肿,嗳气、呃逆、腹胀,不得饮食,此饮食停滞中焦之证。故须坚持以"通"为则,立消积导滞、通利肠胃之法而获效如此。《临证医案指南》云:"上下交病,治在中焦。"此案之理也。

同道有云:若综合近期 3 次住院的资料来看,西医均以慢性胃炎或水肿查因为第一诊断,在用药上,以胃肠动力药、质子泵抑制剂等为主治疗,为何不效? 显然,在本病诊断"识病"的环节中,中西医的认识是一致的。而在用药上,西医用胃肠动力药、制酸剂、胃肠黏膜保护剂、质子泵抑制剂等药的效果,显然无法与中药之消食导滞、泻下剂之药力相提并论，更何况中药中药性峻烈之巴豆或牵牛子、甘遂、芫花之水陆两用之属。但临证用药，总以有效为准绳，而不徒以药力论胜负。仅此而已。

就本案而言，中医药在治疗脾胃病的过程中，药物选择空间之广阔，药味之多，辨证之灵活，以及药力之峻烈，疗效之显著，无不彰显中医学优势及中医人的文化自信。

【个人体会】　中医脾胃理论，肇始于《黄帝内经》，源远流长。对临床之指导，可明之于张仲景《金匮要略》《伤寒论》。奈何今人徒以西医消化系统疾病的诊断及胃肠镜下的诊断为指导，"一叶障目，不见森林"。对中医学中的太阴阳明、经络、脏象之论，全然不见，使得中医临床之短见，疗效之模糊，言辞之闪烁，简直无法与西医相提并论。更有诸多中医名家，动辄谈西医诊断标准、共识、临床路径，将西医学之残羹冷炙视为宝贝或医学前沿，完全将祖宗之宝贵的遗产视同儿戏。确切地说，不是忘记经典，而是根本无知。中医学没有继承，如何发扬？令人深思！

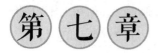

第七章

眩 晕 案

第一节 过饮咖啡饮食积滞致头晕案

白某,女,31岁,因头晕头痛伴颈项不适反复1周,于2018年11月25日在其妈妈的陪同下来诊。患者素体湿热,饮食不节,喜饮咖啡。近因天气骤变,家中牛羊肉不忌,杂食进补,一周前开始出现头痛头晕伴颈项不适,初服小柴胡颗粒、保济口服液等,效果不佳。近来症状加重,夜寐欠安,为求进一步诊治来门诊求治。观其形体盛壮,面色潮红,口唇干红,表情痛苦,精神倦怠,自诉头晕头胀痛不适,颈项不适,肩背不利,耳周疼痛,用手反复揉按耳周后疼痛可以稍稍缓解,咽喉不利,夜寐不宁,自觉烦躁,大便不畅,口干喜冷饮,舌红,苔黄厚腻,脉弦滑。患者湿热内蕴,复因饮食积滞,膏粱厚味叠加,阻滞中焦,浊阴上逆,九窍不畅而现诸症。治疗当宗"实则泻之""热者寒之",予以清热利湿、宣清导浊通下之法,方药:

苍术 10g	黄芩 10g	栀子 10g	法半夏 10g
黄柏 15g	川芎 15g	石膏 30g	川厚朴 15g
枳实 10g	麦芽 15g	莪术 10g	淡豆豉 10g
番泻叶(后下)10g	大黄(后下)10g	芒硝(冲服)10g	甘草 10g

5剂,水煎服,1日1剂。

二诊,2018年12月3日,患者服药2剂后,自觉泻下次数多而停药,因颈项不适而在骨伤科医院就诊,诊断为"颈椎错位"而行手法并中药康复治疗。3日后,颈部不适感稍有缓解,仍头晕反复。遂继续服用前药。患者因饮食后即觉头晕加重,即停食 1 日,头晕即大减,次日早餐后,头晕又起。如此反复,自觉痛苦异常。此饮食积滞之明证也。食则晕,停食则止。奈何病人不明,仍强食之,恐营养不良之谓。观其面色潮红不减,口唇干红燥有加,如此肠胃之积滞有增无减,难怪眩晕反复不愈且加重。夜寐不能,烦躁甚,舌苔燥,脉弦如前。原方去川芎、麦芽,加莪术、山楂各 15g,再服 7 剂。

三诊,2018 年 12 月 8 日,患者服药后,面色潮红稍减,口唇较前色淡,精神好转,大便通畅。自诉服药后头晕大减,信心大增,感觉每泻一次,则病去一分,虽可进食少量,但仍嗳气,喜呕,但呕吐不能,舌淡红,苔稍退,脉较前柔和。追诉病史,发病前 1 周因同事介绍单位附近小店有打折咖啡可饮,于是狂饮 1 周,结果不堪设想。其母再问是否与此病有关? 不是有关,而是病源。依原方再服 1 周。

【临证明理】 关于养生之道,《素问·上古天真论》强调:"食饮有节,起居有常,不妄作劳。"当今之人 "以酒为浆,以妄为常,醉以入房,以欲竭其精,以耗散其真,不知持满,不时御神,逆于生乐,起居无节",将养生当做标语、口号挂在嘴边,而在实际生活中却往往违背生命的规律,肆意妄为,最终导致疾病的发生。

《素问·五脏别论》云:"凡治病必察其下,适其脉,观其志意,与其病也。"并言:"拘于鬼神者,不可与言至德;恶于针石者,不可与言至巧。病不许治者,病必不治,治之无功矣。"此之谓也。

【个人体会】 随着生活水平的不断提高,喜欢饮咖啡的人越来越多。可以肯定,适量饮用咖啡对人体有一定的好处。但是过量饮用则会带来失眠、头晕、黑眼圈等,严重者则属于中医"过饮"之弊,其危害可能如本案所示,也可能会有其他意外的发生。因此,暴饮暴食,一直以来为致病之根源,养生之大忌,不可不知。

第二节　消谷善饥伴眩晕反复案

患者区某,女,85 岁,广州退休教师。因消谷善饥伴头目眩晕月余,加重 1 周,于 2018 年 10 月 30 日就诊。患者自诉有糖尿病病史 10 余年,一直用西药控制良好。患者年高体弱,素体脾虚,饮食也十分注意。近 1 个月来,反复出现消谷善饥,餐后不到半小时又有觉胃中空虚,饥饿难耐,一定要吃一些东西填饱为止,而一吃饱后,就开始头晕目眩,如此反复,十分痛苦。到多家医院诊治,均未见效。遂在朋友介绍下到我院中医科门诊。观其形体略显虚浮,走路艰难,面色忧郁,表情痛苦,唇紫干燥红赤,口干多汗夜甚,大便不畅,夜寐欠安。自诉症状反复,经常有饥饿感,食后不到半个小时就又感到饥饿难耐,而食后又即头晕目眩,虽有糖尿病多年,但应用口服降糖药后,血糖控制一直很平稳,却不知得了什么怪病而如此痛苦。舌黯唇燥而赤,苔厚腻而干燥,脉涩。患者年高体弱,素体脾胃不足,饮食积滞日久化火则表现为消谷善饥,食后胃管壅滞,水气泛溢清窍而头目眩晕。治疗当以清泻胃中郁火为先,暂以小剂清利之品:

苍术 10g	栀子 10g	黄芩 20g	法半夏 10g
麦芽 10g	川芎 5g	钩藤 10g	砂仁 5g
党参 10g	大黄 20g	莱菔子 15g	番泻叶 10g
芒硝 10g	甘草 10g		

3 剂,水煎服,1 剂复渣,分 2 日服。

二诊,2018 年 11 月 2 日患者服药后,自诉大便次数多,泻下均为秽浊之物,臭秽难闻,在不知不觉中,消谷善饥症状消失,但餐后仍有眩晕不适的感觉,望能继续服用中药调理。原方去钩藤,加莪术 10g,再服 3 剂。

三诊,2018 年 11 月 8 日,患者服药后,先后泻下共六七十次,泻后并未觉虚弱,家人也劝其停药,自觉眩晕消失,已如常人。遂停药。

【临证明理】《素问·刺志论》言虚实之要,有"三常""三反"也。一是以"气实形实,气虚形虚,此其常也,反此者病"。二是"谷盛气盛,谷虚气虚,此其常也,反此者病"。三是"脉实血实,脉虚血虚,此其常也,反此者病"。何谓三反?"气虚身热""气盛身寒",此谓反也;"谷入多而气少""谷不入而气多",此其反也;"脉小血多""脉大血少",亦为反也。夫实者,气入也。虚者,气出也。此案患者"谷入多而气少",胃中有邪热,则消谷善饥,食谷不化,壅塞于中,则水湿上逆,故而眩晕。峻药缓投,但求有功,未必无过。

【个人体会】 临证以来,典型的消谷善饥症患者并不多见。5 年前曾治疗一位年轻女性患者,因消谷善饥反复 2 年余,1 日除白天三餐外,夜间也照样再吃三餐。其母痛苦不堪,多处求医不治。小试大柴胡汤 3 剂获效而诸症全除。此案患者年高体弱,虽有用大剂之症,然虑其体虚而用缓下之法。医者,但以慈悲之念,仁心仁术,一心救赴,不计悔誉,此先贤之教诲,岂敢遗忘?!

第三节 眩晕致厥案

患者李某,女,57岁,退休工人。因发作性头目眩晕伴晕厥月余,加重3天,于2018年7月11日就诊。患者自诉脾胃薄弱,饮食不节,每每饮食不节则常常出现胃脘胀闷,四肢倦怠,头目眩晕等。3年前曾因眩晕在我院门诊服用中药治愈。本次发病在1个月前,自诉无明显诱因而反复出现头晕目眩,不自主晕厥2次而在附近医院住院诊治。经过予以相关检查诊断为晕厥查因:①颈椎病;②脑血管病;③癫痫发作,经过予以对症支持治疗后,症状缓解不明显。患者出院后,仍头晕反复,严重时会不自觉晕倒在地,如果躺在床上或坐在凳子上,虽有晕厥发作,但尚可以稍稍控制,并无大碍。若是走路时,则会晕厥倒地,情况十分危险。家人提醒,3年前患者因头晕在我院中医科治疗效果很好,遂抱着试试看的心理,再次到我科诊治。观其形体略虚浮,颜面浮肿,有水气,精神紧张,脾气急躁,口唇干红,自觉头晕不定时发作,严重时则会晕厥在地,或无法控制,伴有意识丧失,自觉非常恐惧,感觉很后怕,不知道什么时候会摔成骨折或中风瘫痪。舌质红,苔厚腻,脉弦滑。患者素体湿热,中焦被困,水气通行不畅,遂泛溢清窍作祟。治疗当急则治标,务以开通水气运行之通路为先,暂以导滞汤通利肠胃为主,给邪以出路,方药如下:

柴胡 10g	黄芩 15g	生石膏 15g	砂仁(后下)5g
石菖蒲 10g	路路通 5g	枳实 20g	厚朴 10g
陈皮 15g	大腹皮 30g	党参 10g	大黄 20g
芒硝(冲服)10g	苍术 10 g	番泻叶 10g	

3剂,水煎服。1日1剂。

二诊,2018年7月14日,患者服药后,泻下大量秽浊之物,味道腥臭难闻,伴大量稀水黏液。服药1剂,即头晕大减,未有晕厥之状发生,然在左侧上肢肘弯处出现红色疱疹,有痒疼干,此邪毒外出之征象,湿热之明证也。原方去陈皮、厚朴,加莪术10g,再服5剂。

三诊,2018年7月20日,服药后,已无头晕,自觉精神好转,夜寐可,感觉一切好像恢复到从前。

【临证明理】 此案诊断一为眩晕,一为晕厥。疾病发作急骤,并且伴有意识丧失，虽暂无后遗症，但若不能及时有效治疗，则恐有中风、脏厥之虞，预后十分危险。四诊合参，此病当属厥证（热厥）。正如《素问·厥论》所云："春夏则阳气多而阴气少……阴气虚则阳气入，阳气入则胃不和，胃不和则精气竭，精气竭则不营其四肢也。"其"或暴不知人"者，乃因于"阴气盛于上则下虚，下虚则腹胀满，阳气盛于上则下气重上而邪气逆，逆则阳气乱，阳气乱则不知人也"。治疗宗"盛则泻之，虚则补之""不盛不虚，以经取之"，采用疏通导滞之法，以交通阴阳、气血运行之道路为急。方中芒硝、大黄、番泻叶乃必用之品，务在速速开通三焦之通道，不仅可以给邪以出路，更是复阴阳气血通行之机。

【个人体会】 最近在临床遇到有多例厥证患者，有因咳嗽而致厥逆者，有因眩晕而致厥逆者，有因饱食而致厥逆者，有因大怒之后而致厥逆者。然究其病机，无出《黄帝内经》之左右。至于治疗，则遵照《黄帝内经》之旨，病无遁遗。厥证诊治，诊断不难，重要在于从病机中获取治疗的关键，从而减轻病人的痛苦，从根本上减少复发的隐患。正所谓治病求本之意。每念至此，实感先贤之大智、用心之良苦，足以振聋发聩，使吾辈受益匪浅！

第四节　颈椎术后眩晕欲扑地案

患者王某，男，62岁，河南郑州人。因眩晕欲扑地反复2个多月，于2018年6月6日就诊。患者自诉于半年前出现四肢乏力、麻木在北京某医院诊治，诊断为颈椎病（脊髓压迫型），于2018年3月初在该院行手术治疗。出院后，四肢乏力、麻木等症状未见明显缓解，并逐渐出现头目眩晕，初期症状不甚，后逐渐加重至头目眩晕，时时欲扑地，最后症状加重至不能独立行走，需扶住拐杖或扶住墙、梯或在家人的搀扶下行走。患者为转业军人，曾在部队训练中被炮弹炸伤左腿后因左髋关节股骨头坏死而行髋关节人工置换、锁骨骨折，有十二指肠球部溃疡大出血、肾结石碎石术、腰椎间盘突出等病史。2006年曾因哮喘反复治疗控制不良而在钟南山院士门诊救治，症状缓解明显，控制良好。近日因咳嗽时作，咽喉不利，头晕不能自控，时时欲扑地，遂在家人陪同下来院士门诊求治。经过相应检查：心肺功能良好。患者自诉最痛苦的症状是头晕不能行走，需家人搀扶或借助拐杖才可以出门，心情十分郁闷，一度抑郁曾有绝望自杀的念头。观其形体盛壮,脾气烦躁,表情沉重而面带忧郁之色,言语声音重浊,行走不便,自觉头晕,耳中鸣响,纳差,腹胀如鼓,食后尤甚,偶有反胃嗳气反酸,夜寐不宁,大便不畅。舌黯,苔厚,脉涩。详细询问病史并体格检查之后,结合近来相关检查,钟院士认为,哮喘通过应用西药治疗可以得到很好的控制,头晕的问题应该与颈椎病过度治疗或手术时机不当有关,建议应用中药综合调治,冀有恢复之转机,方为万全之策。患者病史复杂,病机纷繁,然究其眩晕欲扑地之本,无非腑气壅塞,水气上逆作祟所致。效越鞠丸法拟方宣肺降浊清肠汤,表里兼治,以观后效,方药:

苍术 10g	栀子 15g	石菖蒲 10g	大腹皮 30g
姜半夏 10g	川芎 10g	黄芩 10g	郁李仁 10g
桃仁 10g	当归 10g	番泻叶(后下)10g	大黄(后下)20g
党参 10g	莪术 10g	桃仁 10g	芒硝(冲服)10g
大枣 5 个	甘草 10g		

7 剂,水煎服,隔日 1 剂。

二诊,2018 年 6 月 25 日,患者来电,自诉服药后,效果明显,大便泻下量多,腹胀减轻明显,体重减轻 2kg 左右,眩晕症状逐渐消失,已经不需要人搀扶即可自行出入,但上下楼梯或在地势不平处需要小心慎行,耳鸣症状减轻,心情大好,信心倍增。虑其多次手术之后,风湿内羁,瘀血作祟,建议原方继续服药,隔日 1 剂。再观。

三诊,2018 年 8 月 6 日,电话来诊,患者眩晕症状消失,已经能外出活动,情绪好转,主动和家人一起出门旅游。

【临证明理】 此案患者病情复杂,主诉虽多,但预后尚可。结合患者病史,不难看出,患者的哮喘通过解痉平喘得到有效治疗,并且肺功能也在不断恢复并向好的方向发展。而导致眩晕的原因显然和哮喘发作没有必然的联系。详细询问病史,并结合颈椎手术前后病情变化,显然,术前患者以四肢麻木,下肢乏力为主,术后则出现原有症状未有明显减轻,并且有头晕、耳鸣,甚至出现振振欲扑地等。确切地说,头晕并非颈椎手术引起,手术也并没有解决原有的肢麻、乏力的问题。显然是对原来引起四肢乏力、肢体麻木的病因认识存在一定的偏差。从中医的角度来看,患者素体脾胃不足,饮食不化,大便干结难下,水湿逆流,游弋于外,则可见水湿阻滞之肢体麻木、下肢乏力等,手术后,风寒等邪外侵,使得水湿乘风作乱,而眩晕大作,头目不爽而振振欲扑地。故治疗仍在于通便泻实,使得水湿下流,归于正化,则诸症如冰释而效如桴鼓。

【**个人体会**】 临证治病,病情复杂、兼杂繁复的病案不在少数,在发病形式上也各有不同,是"伏而后发"抑或是"继发",是"合并"抑或是"并病",常需详问病史,结合现症仔细分析,从中抽丝剥茧,以正视听,方能用药有神、取效桴鼓。当忌不明不白,见一症用一药!患者不远万里从北京来广州找钟院士治疗,钟院士基于上次治疗眩晕经验,在充分跟患者沟通的基础上,本着一切为病人着想的理念,让我主动给病人用中药治疗,并要求及时随访病人,以观察疗效。

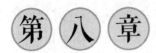

第八章

胸痹心悸证

第一节　胸痹心痛案

患者钟某,女,86岁,广州人,退休教师。因胸闷心痛反复10余日,于2013年12月21日初诊。患者高年体虚,适逢隆冬,又近冬至,自诉胸前区闷痛反复,伴心痛,四肢冰冷,饮食减少,大便不畅。既往有高血压、冠心病病史,经常服用西药对症支持治疗,近来服药后症状缓解不明显。遂在家人搀扶陪伴下,来我科门诊求治。观其形体虚浮,面色无华,目光反应略显迟钝,言语声低,少气懒言,两手冰冷,虽多穿衣物仍不觉暖。自诉胸闷不畅每于夜间子时加重,伴心痛心慌,时冷汗出,卧起不宁,之后则再难入睡。日间症状稍稍缓解,但肢倦神疲,记忆力下降,双手不自主振颤,有时甚至会出现循衣摸床,喃喃自语之态。舌质淡白略胖,苔润滑有水气,脉沉微涩。患者真阳虚衰,元气内竭,恰逢外寒袭络,故致诸症蜂起。因病情危重,暂以中药峻补温阳一试,方药:

淡附片(先煎1小时)45g	熟地黄10g	桂枝20g
炒白术10g	山萸肉15g	干姜10g	麦冬10g
怀牛膝10g	五味子5g	砂仁5g	甘草10g

另高丽参10g,另炖后,参汁兑入上药汤中。

7剂,水煎服,复渣再煎,去渣,每日两次。

二诊,2013年12月30日,患者服药后,自觉胸闷心痛大减,饮食稍增,夜间睡眠明显改善。遂要求家人再次到医院开原方7剂继续服用。原方加黄芪30g。

三诊,患者诸证好转明显,饮食如常,夜间睡眠平稳,原方先后再服月余而安。

【临证明理】　患者为虚劳之人,病由五脏六腑虚损,又逢天寒地冻,故选用大补元气之全真一气汤,一以补虚,一以温阳散寒,通脉止痛,故取效明显。

【个人体会】　临证之初,辨证之据,必依乎经论。而日久则变,非废古人之绳墨,实乃古今之人有别,用药也不同,故有"病万变而药亦万变"之说。

第二节　心脏瓣膜修补术后胸痛咯血案

患者李某,女,60 岁,湖南郴州人。因胸痛反复伴咯血 20 余年,于 2017 年 5 月 12 日来诊。患者精神倦怠,形体偏瘦,面色虚浮少华,短气懒言,恶寒特甚,四肢厥逆,手足不温,虽着厚衣棉衫,仍不觉温,自觉胸痛胸闷反复,喜以手捂心,痛甚则连及后背。咳嗽时作,咳甚则咯粉红色泡沫痰,反复不愈。饮食减少,夜寐不能。口唇微紫,舌质淡黯,苔润,脉沉涩。既往有风湿性心脏病病史 20 余年,曾于 1997 年在湘雅医院行心脏瓣膜修补术。患者禀赋不足,风湿久羁,邪郁脉络,导致胸痛胸闷,咯血反复。治疗当审证求因,治病求本。拟祛风散寒、温经活血,佐以调气和血之法,方药:

麻黄 5g	桂枝 10g	淡附子 10g	当归 10g
黄芪 30g	石菖蒲 15g	黄芩 15g	淡豆豉 15g
丹参 10g	党参 10g	大黄 10g	肉桂 15g
鸡血藤 10g	芒硝(冲服)5g	甘草 10g	

5 剂,水煎服,1 日 1 剂。

二诊,2017 年 5 月 18 日,服药后,患者精神好转,自觉胸闷痛大减,已无咯粉红色泡沫痰,仍纳少,夜寐不宁。舌脉同前,变化不明显。原方去芒硝,淡豆豉,加远志 5g,再服 5 剂。

三诊,2017 年 5 月 23 日,患者服药后,仍偶觉胸痛,似没有之前那么怕冷,饮食一般,夜寐欠安,舌质淡黯,苔润,脉涩。原方去麻黄,加吴茱萸 5g,再服 5 剂。

四诊,2017 年 6 月 13 日,患者自诉精神好转,饮食改善,手足较前稍暖。二便可,夜间睡眠明显改善,舌质淡红,苔微腻,脉沉。真武汤化裁,再服 10 剂调理。方药：

淡附子（先煎）20g	茯苓 10g	白术 15g	当归 10g
党参 10g	石菖蒲 15g	牛膝 15g	干姜 15g
丹参 10g	桂枝 10g	肉桂 15g	鸡血藤 10g
大黄 5g	甘草 10g		

10 剂，水煎服，1 日 1 剂。

五诊，2017 年 7 月 3 日，患者病情稳定，饮食可，夜寐如常。近因台风渐至，胸闷偶作，但较前减轻明显。自觉症状好转，不日将返湖南老家调养。原方加麻黄 5g，附子减至 10g，10 剂，隔日服。

【临证明理】 患者禀赋不足，体质虚弱，复因大病久病，气血不足，风寒之邪直中少阴。宗"寒者热之""虚则补之"之则，采用温经散寒通络之法，药用麻黄、附子，直祛少阴心经之邪；黄芪、当归调气以和血，鼓舞正气，大黄祛瘀生新，给邪以出路。然病本虚劳，当假以时日，或可以万全。

或曰：胸痛、咯血之症，所因为何？此乃风寒内羁心脉，脉络不通，血不归经之心痹。《素问·痹论》云："风寒湿三气杂至，合而为痹。"然痹证日久，内传于心。故治病求本，审其病因，必先伏其所主而制其所因，而非一味地用止血止痛之品之所能。《素问·标本病传论》言："先病而后逆者治其本，先逆而后病者治其本，先寒而后生病者治其本，先病而后生寒者治其本。"此案之风寒直中少阴为"先病""先寒"，故而必用治本之法。

【个人体会】 患者禀赋不足，风寒之邪久羁，内侵心脉，虽手术可以改善部分症状，然风湿之邪流连，元气不足，脉络不畅，虚风内扰，而现诸症。故治疗当先以祛风通络，温阳化气，标本兼治。假以时日，渐次收功。

仲景有言："相体虚实，察病轻重"，正是宗《黄帝内经》之旨，结合临证提出的体质治疗，是非常适合在虚劳慢性病、体质调理的患者治疗过程中所遵循的基本思路。

第三节　精神紧张致心慌心悸案

李某，女，37 岁，湖南人，小学教师，来广州工作多年。因心慌心悸反复半年，加重月余，于 2018 年 11 月 18 日来诊。患者素体禀赋不足，痰湿内阻，有多囊卵巢病史。婚后经中西医结合调理先后生下两个女儿。自诉平素容易紧张,近半年来,工作紧张,家庭不和,无人帮忙照顾家庭,只得一个人,又要上班,又要照顾两个女儿,自觉苦不堪言,夜寐不能。平时自觉心跳不明显,自己数数,在 75 次 /min 左右,近 1 年来,心慌反复,心悸时作,发作时心跳可达到 100 次 /min 以上,伴头晕,耳鸣,有时觉得神志恍惚,常常不自觉用手在心前抚摸一阵,症状有所缓解。1 日之内,发作不定,但一回到学校,一上课看见那么多学生,随即紧张起来,心慌、心悸、心跳加速,慢慢讲下来,过一会儿,心情平静,则心慌、心悸缓解。每每上公开课,也是如此。下班到家,一看见两个女儿,想着这么多家务事儿,又开始紧张,心慌心悸又作,但过一阵后,等心情慢慢平稳下来,症状改善。夜寐不宁,多梦难安。唯有偶尔逛街、或外出小憩几日,心情完全放松,则无心慌心悸发作。曾在多家医院检查,心电图均无异常,也没有进行特殊治疗。今日来诊,一看见医生就又开始心慌心悸,面色潮红,聊了 10 分钟后,患者自觉平静很多,心跳恢复正常。观其形体适中,表情紧张,时时焦虑,说话语速快,但仍不能抑制内心的激动,每次讲起,都是因紧张而起,无论工作还是家庭生活,感觉真的像一团麻,纠结不清,而每次遇到事儿,无论大小,都让她内心感到紧张不安,继而心慌、心悸,待心平气和,又可缓解。舌红,苔微腻,脉弦细。患者每因情绪紧张而诱发心慌、心悸,故能及时缓解其紧张的心理,释放内心的压力才是治病的关键。四诊合参,中药暂以温胆降浊,调胃宁心为法,方药:

苍术 10g	黄芩 10g	栀子 10g	法半夏 10g
厚朴 15g	石膏 30g	枳实 10g	胆南星 15g
远志 10g	川芎 15g	麦芽 15g	莪术 10g
番泻叶(后下)5g	大黄(后下)10g	芒硝(冲服)10g	甘草 10g

3 剂,水煎服,1 日 1 剂。

二诊,2018 年 11 月 22 日,患者服药 1 剂后,泻下大量黏液、水湿秽浊之物,心慌心悸骤减。心情好转。病易治,而心病难除,遂建议其在可能的情况下,尽可能到家政市场找一位合适的阿姨帮忙,工作、生活要两全,必须在心理上给自己留一个空间,否则,再能干的人都会吃不消。中药去番泻叶、川芎,加郁金、合欢花各 10g,再服 7 剂调理。

三诊,2018 年 12 月 12 日,患者自诉心慌、心悸好转明显,家中已请了一位阿姨帮忙照顾孩子,基本上不会再因紧张而出现心慌心悸啦!但近来天气变化,饮食不节,自觉胸闷,心悸时作,口干口苦,大便不调,舌红,苔厚,脉弦。

原方去麦芽、郁金、合欢花,加升麻、淡豆豉、厚朴各15,再服7剂。

【临证明理】《灵枢·口问》:"心者,五脏六腑之主也……故悲哀愁忧则心动,心动则五脏六腑皆摇。"情志之变,五脏皆有变化,而心则首当其冲。《素问·举痛论》又言:"百病生于气也,怒则气上,喜则气缓,悲则气消,恐则气下……惊则气乱……思则气结……"患者长期精神紧张,气动神摇而动于心,故心慌心悸常发。而情志病的治疗,亦当治病求本。首当缓解其紧张之因,次以治病。

【个人体会】 此案病机重在"惊则气乱",且又非大乱,只是内扰心神之"凌心"而已。病情特点在于发作性,病有可自愈之机。治疗上,定惊之法又不在于用朱砂、磁石等药之重镇安神,而在于帮助其适当改善其生活环境,减轻其心理压力,让其得到适度的调整和休息,再略用药治其凌心之水气,给邪以出路,则标本兼治而获效。

当今社会,心理疾病依赖西药已经成为一种趋势。若医者诚能以理服人,让病家自明,则病可痊愈。若徒以西药安神、镇静之品,则恐废其生机,误人不浅。社会无论发展到什么时候,都需要有良知的明医,担当"健康中国"之重任。

第四节 读书受惊吓后心悸案

患者钟某,男,45岁,广州人。因心悸反复2个多月,于2019年7月12日来门诊求治。患者素体脾虚,胆小怕事,多年没有外出工作,在家里除了照顾孩子,就是打扫卫生,做做家务,闲暇时玩玩手机,看看书,但始终情绪有些抑郁,总是高兴不起来。偶尔因感冒或肠胃不适在门诊寻求中医调治。2个月前,患者在晚上手机阅读的过程中,突然看到那些描述比较恐怖、场面热闹、离奇古怪,心里骤然感觉不适心跳猛得加速,让他突然感觉到胸中一阵慌乱,如兔子在心里蹦蹦跳跳,怎么也安静不下来,虽然也曾尝试深呼吸、努力想平静下来,但似乎没有一点儿效果,仍然感觉心慌心悸,心跳加速,无法自止,当晚烦躁不得眠。在门诊行心电图、心脏彩超、24小时动态心电图等检查,均无异常发现,经过服用稳心颗粒、辅酶Q10、复方丹参片等2周后,自觉症状无明显缓解。后至某中医医院服用柴胡桂枝加龙骨牡蛎汤1个疗程,心悸反复不已,反觉烦躁加重,夜间更加不眠。患者无奈,再次到另外一位中医专家那里服用中药养心归脾汤加酸枣仁,还是没有什么效果。无奈之下,遂返回到我院中医门诊。观其形体偏瘦,精神倦怠,唇红口干,自诉紧张,焦虑,心慌心悸,虽然之前的心脏方面的检查并没有异常发现,但胸中闷窒,心里的异常跳动感让他觉得好像偷了别人家的东西,经常有人要抓捕他的感觉一直不能消失,只是轻重不同罢了。饮食无味,夜间睡眠不宁,甚至不敢平躺,一躺下来,就会心跳加快,症状加重,甚至连水也不敢多喝。整天担惊受怕,没有办法,还得找医生,况且看过几次医生,好像也没有什么效果,心情十分郁闷。大便可,小便黄,舌红,苔腻,脉弦微紧。四诊和参,患者之心悸非心血不足之虚,乃肝气郁结,饮食积滞,痰火扰心所致。治疗以舒肝清心,消积导滞为主,方药:

柴胡 10g	黄芩 15g	石菖蒲 5g	石膏 20g
丹参 15g	栀子 10g	淡豆豉 10g	郁金 15g
枳实 10g	大黄 10g	合欢花 10g	胆南星 10g
麦芽 30g	甘草 10g		

3 剂,水煎服,1 日 1 剂。

二诊,2019 年 7 月 15 日,患者服药后,自觉疲劳,心慌心悸感基本消失。自诉体虚,要求去掉大黄,再多加一些补药,否则体力不支。诸症好转,原方去淡豆豉、石菖蒲、胆南星,加法半夏、灯心草、连翘,再服 5 剂。

【临证明理】　心悸是指患者因惊吓,自觉心跳、心慌、悸动不安的症状。多由水气凌心、痰邪阻遏、瘀血阻络或心血不足、阴阳耗损等导致。患者体质有虚实之别,证有阴阳寒热之异。乍看本案,心胆气虚无异。而用养心补气,宁心安神,甚至用稳心颗粒,均无效。况柴胡桂枝加龙骨牡蛎汤治疗心悸为当今诸多中医名家所推荐。然用在此案,疗效却不尽如人意。详审其源,却有虚中夹实,以"餐后、说话、激动",甚至看书上较为激动的情景都可诱发,为实证之据。故先治其标而后治其本乃效。

【个人体会】　此案之心悸乃有"六郁之火"扰动心神所致。考其形体消瘦而面色不泽,长久居家,情绪抑郁,饮食不节,操劳过度,抱怨甚多,如何不病?!《素问·阴阳应象大论》云:"阴在内,阳之守也;阳在外,阴之使也。"如今,诸多家庭,阴阳异位,阳在内而阴在外,不病都难。所谓"从阴阳则生,逆之则死,从之则治,逆之则乱。"社会发展,人类进步,仍然不能偏离阴阳大道,否则,在人为病,在家不和,在群体则乱。为了社会的安定团结,家庭的稳定,回归生命之本,加强传统文化之教育,势在必行。

第五节 心悸伴头晕案

卓某,男,42岁,广州人。因反复心慌心悸两月加重伴头晕1周,于2019年7月16日来门诊求治。患者素体湿热,面色潮红,饮食不节,口干多饮,多汗,大便不畅。近2个月来,自觉无明显诱因出现心慌心悸,多在餐后、讲话、咳嗽或运动时则自觉心跳加速,不能自止。先后到省人民医院心血管专科予以系统检查,结果均无异常发现,服用血管活性药物、营养神经之类等药物后,症状无明显缓解。随后又在中医院心血管专科诊治,服用生脉饮、稳心颗粒等,效果也不明显。近来,患者自觉症状加重,严重影响生存质量。遂在其朋友的介绍下来我院中医门诊求治。观其形体适中,双侧颜面黯红肿胀高出正常皮肤,如橡胶粘贴在面上,好像戴上假面具一样,鼻头紫红如榴状而略显肿大,自诉心慌心悸,口干,咽喉不利有痒痛感,头晕头重,如头巾缠裹,或如有帽压顶的感觉,视物昏花,二便尚可,夜寐睡眠不宁。舌尖深红如有芒刺,舌根厚腻而燥,脉涩不畅。患者素体湿热,饮食不节,湿热内蕴,瘀毒炽盛,邪火扰心而心慌心悸,心神不宁,火毒上攻,则颜面如火熏蒸,而头目不爽。治疗当以泻火解毒,通腑降浊以宁心安神,方药:

瓜蒌皮 10g	黄芩 10g	法半夏 10g	路路通 10g
石膏 30g	栀子 15g	莪术 10g	淡豆豉 10g
连翘 15g	升麻 5g	鸡血藤 15g	大黄(后下)20g
番泻叶(后下)10g	芒硝 10g	甘草 10g	

7剂,水煎服,1日1剂。

二诊,2019年7月23日,患者自诉服药1剂后,泻下量多,臭秽难闻,随即心悸消失,头重头闷如戴帽的感觉也明显减轻。夜寐好转,整个人也精神了许多。服药5剂后,出门看到熟人,都说面色好看多啦。观其颜面潮红减退,肿如橡胶样出皮肤变薄,面具脸渐渐变真实。舌红,厚腻苔减退。脉较前柔和。患者已无心悸,咳嗽偶作,治病求本,原方去瓜蒌皮、淡豆豉,再服7剂。

三诊,2019年7月30日,患者服药后,诸症好转明显,自觉完全没有心慌心悸症状,头目清爽,颜面皮肤好转明显,希望继续服药调理,能把脸上的皮肤调理好。

【临证明理】　此案之心悸诊治 2 个月无果,终是病因不明而用药徒劳。四诊合参,患者之病,在于胃肠热毒炽盛,熏蒸心肺,邪热扰心故见心慌心悸。故心悸者,乃此病之标也,而郁滞胃肠之风湿热毒实乃致病之缘由。故治疗心悸 1 剂乃愈。而如何治本,则恐需假以时日。待邪热清,面色和,阴阳调则自然无病而康泰。二诊时患者心悸虽愈,而余热犹存,故不可以患者无心悸而沾沾自喜,仍当以治本为首务,谨防他变而生杂病之患。

【个人体会】　患者青壮年男性,虽然已心悸反复月余,但并非心系之病变。如何知晓?患者刚入诊室,我就发现其面色、面相与常人有别,肿胀处高出皮肤呈硬肿,颜色深红,真如橡胶粘贴在面上一样,初期并没有想出合适的词语来形容,细思数日,始觉得用"如戴面具"的"面具脸"来形容比较合适。并且鼻头赤大如榴,此阳明热盛之明证。而心悸之病痛并无真正病象之表现。故从阳明论治而获效如此。

二诊之时,患者颜面的变化之大也是我始料未及,当我询问患者的感觉时,除了 1 剂药下肚,心悸消失并且未复发,再就是同事、朋友、家人都觉得颜面症状明显改善,变得"靓仔"许多!仔细望诊,确实发现好像粘贴在其面上的高出皮肤的深红色橡胶样皮肤变薄了许多,局部几乎已经接近正常皮肤。

此案之疗效确实超出我的想象,切切实实在临证过程中体会到中医学之强大,简直无与伦比。但是,要用心学习和不断体会中医之精华,更好地发挥中医学之优势,这仍需要吾辈之不懈努力!

第九章

痹 证

第一节　类风湿关节炎之痹证

患者陈某,男,68 岁,因关节疼痛反复数十年,于 2009 年 5 月来门诊治疗。患者自诉患类风湿关节炎 20 年余,先后在省人民医院等的专科治疗,所花费的费用合算起来差不多可以盖一栋楼。但是目前仍然全身关节疼痛,每每因为天气变化或劳累后症状加重。自觉肢体关节僵硬,活动不利,有时在夜间因为腰膝肩肘等关节疼痛而影响睡眠。冬天关节疼痛症状加重,活动明显受限。患者形体高大,面色青白,声音重浊而略带沙哑,饮食一般,关节疼痛或呈游走性。舌质淡紫,苔润,脉紧。追问病史,患者曾在 20 世纪 70 年代中期的冬至前后不慎落水,足足在寒水中浸泡了八九个钟头,上岸后又没有能及时取暖换衣服。寒毒内侵。20 年前开始出现周身关节疼痛,先后多方医治,症状仍反复加重。患者本病由于外感风寒湿冷之气,内伏经脉导致。治疗先以麻黄附子细辛汤(麻黄 30g、熟附子 60g、细辛 30g),温阳散寒开通祛邪之路,继以当归四逆加吴茱萸(30g)汤拔陈寒以通脉,最后以桂枝加附子调营卫以固表。先后附子用量共达 40kg,调理近 3 年,症状逐渐缓解,生活质量逐渐提高。

【临证明理】　寒毒内伏,治必温通。附子用量之大,确实有一定的风险。然治病之理,不过阴阳寒热虚实盛衰而已。用药之治,也不过以偏纠偏而已。"有故无殒,亦无殒也。"实乃至理名言,信夫!

【个人体会】　自临证 10 余年来,该患者是麻黄、附子、细辛用量最大、时间最长的。在使用过程中,凡附子超过 60g,均需先煎 2 个小时。患者在服药过程中从未出现心悸、口舌麻木、咽喉不利的麻黄、附子、细辛等中毒现象。究其原因，药证相合，自然无所谓的毒副反应。

第二节 两足发热案

患者邓某，女，40岁，从化公司职员。因两足反复发热3年余，于2016年5月26日就诊。患者自诉4年前因子宫腺肌症曾行子宫全切除手术。3年前开始出现双脚有热感，断断续续，之后，症状逐渐加重，甚至影响睡眠。来诊时，观其形体虚浮，面有少量痤疮、瘀斑。自诉口干，肢体倦怠，大便不畅，腰部酸胀，两足发热，日夜不休，有时自己用凉水泡脚，足热不减。夜间烦躁，两足热甚，严重影响睡眠。舌质黯，苔厚腻，脉沉弦。患者有子宫切除手术史，因瘀血积滞并夹杂风湿之邪气流注足底络脉而发热。治疗当以活血祛瘀兼祛风利湿之品。方药：

藿香 10g	黄芩 30g	生石膏 20g	川芎 10g
何首乌 15g	桃仁 10g	红花 5g	大黄(后下)10g
石菖蒲 10g	路路通 10g	木香 10g	番泻叶 10g
芒硝(冲服)10g	甘草 10g		

7剂水煎，并复渣服。

二诊，患者服药2剂后，大便次数多，泻下诸多秽浊之物，自觉双脚热感消失，夜间睡眠明显改善，之后，症状反复，但较前有所减轻。原方去藿香、木香，加葛根30g，党参10g，再服7剂。

三诊，2016年6月18日，患者服药后，自觉双足热感大减，约十去其七，余症减。守方继进。

四诊，2016年8月8日，患者近因父亲患肺癌病重而奔波，大便不畅，双下肢、足底发热又起，依前方再服7剂。随访半年，间断发作，服药后可以减轻。

【临证明理】 此案乃内伤发热，源于患者素体下焦瘀血阻滞，复因术后风寒湿气阻络，诸郁不解，流连于下部，故而发热。治疗以活血通脉，兼祛风活络，邪去则正安。四诊时，阳明热盛，厥阴风起，风火相煽，症状反复。故治病必求于本，本者，乃阴阳也。无独有偶，临证1位高年患者，妇科肿瘤切除术后1年，突然右下肢肿胀异常，细思其病机，似有异曲同工之嫌。

【个人体会】 病有寒者,添衣被不觉温暖;病有热者,沐凉水亦不觉热退。是机体阴阳失衡,寒热偏盛于内,寒从中生或热自里发,不同于六淫邪气,不可从外而解矣。

第三节　面部肌肉抽动案

章某,女,34岁,高校教师。因右侧面部肌肉抽动反复月余,于2012年9月21日初诊。患者素体气血不足,肠胃薄弱,易于感冒,饮食量少,夜卧不宁。近因工作职称升迁、家庭事物等琐事影响,导致面部肌肉抽动,以目眶周围肌肉抽动最为明显,适逢经水来临,症状加重,伴颈项不适,自诉背后嗖嗖发凉,动则汗出,口渴不欲饮水,夜间烦躁。观其形体略消瘦,面色少华,精神倦怠,舌质淡黯有瘀点,苔白微腻,脉细。患者素体气血不足,体质虚弱,适逢天气转凉,又逢月经来临,正合《黄帝内经》“邪之所凑,其气必虚”之旨,内外相合,则气血不足,络脉空虚,外邪乘虚而入,“头为诸阳之会”,“风胜则动”,故表现为颜面肌肉不自主抽动。四诊合参,辨证为血虚外感,治疗当宗“虚则补之”之法,以黄芪桂枝五物汤和麻黄桂枝各半汤补血祛风。方药:

黄芪 30g	桂枝 20g	当归 10g	白芍 30g
细辛 3g	党参 20g	茯苓 10g	白术 10g
川芎 10g	麻黄 5g	炙甘草 5g	

7剂,水煎服。

二诊,患者服药后,面部肌肉抽动明显减轻,眼眶周围已经无抽动。睡眠质量改善,饮食稍增。舌脉同前,变化不显。原方去麻黄,加附子30g、干姜10g。继续调理10余日。

【临证明理】 患者素体禀赋不足,体质虚弱,适逢天气转凉,又逢月经来临,血气下注,清窍失养,加之季节气候多变,正合《黄帝内经》“邪之所凑,其气必虚”之旨,内外相合,则气血不足,络脉空虚,外邪乘虚而入,“头为诸阳之会”,“风胜则动”,故表现为颜面肌肉不自主抽动。初诊应用以黄芪桂枝五物汤和麻黄桂枝各半汤补血祛风,取效明显,二诊诸药则重在调理患者的体质,“治病求本”,谨防反复,或变生他证之虞。

【个人体会】 患者一诊服药后,颜面抽动症状已大为改善,虽大可令其守方继进,但医者治病,并非只治眼前之症。人体是一个有机整体,诸外之症必有在内之因,外症已除,但内因未解,实非其愈也。

第四节 重症肌无力之虚劳案

郑某,女,24岁,广东省惠州市人。因反复饮水呛咳,吞咽无力,四肢无力两年,于2013年7月22日初诊。患者禀赋不足,常觉四肢乏力,每逢月经来临或秋冬季节,症状加重。近2年来患者逐渐出现饮水即呛,吞咽无力,有时觉舌根无力,言语不能。先后在多家医院进行中西医结合治疗,症状稍稍控制。每至月经来临,则出现饮水困难,吞咽无力,因四肢无力,只得在家卧床休息。到冬天则更不敢出门。服用西药期间,必须按时按点,否则,药力一过,即刻出现言语不能,甚至呼吸困难。患者自觉痛苦不堪,遂在其同胞孪生妹妹的介绍下,来我科门诊治疗。观其形体虚浮,面色青白无华,眼睑肿胀,口唇紫黯,目睛无神,反应迟钝,言语声低轻细如蚊蝇之声,缓步走近诊台,轻轻将一张记有自觉不适症状的纸放在诊桌上。自诉有气无力,喜卧,懒言,纳食无力,饮水即呛,大便不畅,夜间睡眠不宁,月经不调。观其舌质淡胖,唇舌紫黯微黑,苔润而滑,脉沉微。患者西医诊断明确,治疗效果欠佳,或是病因病机不明,药不对症,暂以附子加当归四逆汤加减:

桂枝 15g	白芍 10g	黄芪 10g	干姜 10g
石膏 15g	细辛 6g	淡附片(先煎)30g	
木香 5g	肉桂 5g	荆芥 5g	当归 5g
石菖蒲 5g	路路通 10g	党参 10g	甘草 5g

7剂,水煎服。

二诊,患者服药半月后,自觉症状稍有减轻,但仍在月经前期症状加重,西药仍在服用醋酸泼尼松片(强的松)、新斯的明、甲钴胺等,原方去细辛、石膏、白芍,加麻黄、大黄各5g,再服10剂。

三诊,患者诉月经量较前增多,有痛经,但经期症状较前减轻。患者自觉服药有效,又因路途遥远坚持要求每次开半月的药,回家继续服用。虽在前方基础上加黄芪至30g。

十五诊,2013年12月16日,患者先后服药近百剂,自觉饮食增加,体重比以前减轻六七斤,腰围变小,但精神好转,面色较前红润,虽时令已至大雪,将近冬至,但感觉明显比去年耐寒,因为以往这个时候,她只能在家里的床上躺着,而现在却仍可以照常上班,偶尔夜间忘记服用西药,也无呼吸、吞咽障碍等,自我感觉进步很多,但暂时仍在配合西药,待明春天气转暖,再渐渐减量。仍夜间多梦,嗳气时作,胃脘饱胀不适,大便不畅,舌质淡胖,舌尖红,苔微腻,脉细。

淡附片(先煎)20g	桂枝 10g	白术 10g	干姜 10g
黄芪 30g	路路通 10g	党参 10g	麻黄 6g
木香 5g	石菖蒲 5g	荆芥 5g	当归 10g
大黄 5g	鸡血藤 15g	甘草 5g	

10 剂,水煎服。

十八诊,2014 年 2 月 13 日,患者精神好转,感觉明显比去年耐寒,月经量可,睡眠好转。饮食可,大便偏干。舌质淡黯,苔微腻,脉沉细。患者病情稳定。原方淡附片加至 30g。

【临证明理】 重症肌无力属于虚劳、痿证的范畴。《素问·痿论》强调“治痿独取阳明”,乃因“阳明者,五脏六腑之海,主润宗筋,宗筋主束骨而利机关也”,治疗强调调理脾胃为主。

【个人体会】 重症肌无力是一种神经 - 肌肉接头传递功能障碍的获得性自身免疫性疾病。本病在我国南方发病率高,40 岁以下发病者女性发病率高。患者先天不足(孪生双胎,孪生妹妹有类风湿关节炎),体质薄弱,服用西药虽可缓解症状,但有耐药性,且停药或超过服药时间即可能出现肌无力危象,即使服药,每至月经生理期和秋冬季节,症状仍不能缓解。本病在中医学属于虚劳重症的范畴,当患者自诉体重减轻六七斤时,作为医生的我不得不考虑:是好转之象,还是恶化之症? 经过仔细询问结合临床症状改善及对气候的适应能力的总和评估,此乃寒湿水饮渐去,元气渐复之象。患者信心倍增,要求继续服药治疗,后又带其双胞胎的妹妹(类风湿关节炎)来诊。

第五节　肢体震颤案

患者梁某,男,64 岁,退休干部,广州人。因上肢震颤反复 20 余年,加重 10 年,于 2017 年 10 月 29 日就诊。患者自诉 30 年前无明显诱因出现双上肢震颤,与情绪有关,即放松时无震颤症状,紧张或写字、刷牙、抓握物体时则出现震颤症状,但不影响一般生活,亦未引起重视,也无进行相关诊治。近10年来,患者双上肢震颤症状加重,右手握笔不能,无法写字,也无法用一只手拿牙刷,完成刷牙动作,甚至吃饭拿筷子,夹菜都很成问题,生活无法自理。曾在某医院神经科被诊断为帕金森病,服用多巴丝肼片(美多芭)、金刚烷胺等药治疗后,效果不佳。之后又到多家医院应用中药、针灸、理疗等,症状均无明显减轻。患者逐渐对治疗失去信心,只能任其发展。近因咳嗽咽喉不利在门诊调治,问及肢体震颤的情况,我甚是疑惑,患者病史虽长,但并无言语不利、肌肉萎缩、关节疼痛或向其他部位发展,显然,与中风、痿证、痹证有别。然而,肢体震颤无非是从风、痰、虚、瘀论治,但此案患者的特点是安静时上肢震颤不明显,只有在紧张或抓握物体时才会发作,甚至加重。观其形体适中,面色潮红有瘀斑瘀点,咳嗽多痰,偶有声嘶不畅,咽喉不利,耳鸣时作,食欲尚可,间断有口气重浊,吃饭拿餐具进食时则震颤明显,夜寐一般,有鼻鼾声。舌质红,苔黄厚腻,脉紧涩不畅。暂以祛风化痰,活血通络为主,方药:

柴胡 10g	黄芩 30g	生石膏 30g	荆芥 5g
栀子 15g	芦根 30g	紫苏梗 15g	大黄 10g
何首乌 10g	川芎 10g	莱菔子 15g	鸡血藤 15g
番泻叶 5g	芒硝(冲服)5g	甘草 10g	

5剂水煎,并复渣服。1日1剂,频煎频服。

二诊,2017年11月6日,患者服药后,大便次数增多,质偏稀烂,咳嗽减,仍多痰,自觉肢体震颤症状不明显,夜间打呼噜有所改善。舌脉略有缓和。原方去栀子、紫苏梗,加石菖蒲、路路通各10g,再服5剂。

三诊,2017年11月12日,患者服药后,自觉肢体症状稍稍缓解,原来因双上肢震颤,刷牙时一只手震颤抖动严重而无法完成刷牙动作,需要两只手合作才可以基本完成,现在可以用一只手独自完成,十分开心,这是以前服药从没有的效果。于是自信心满满的,表示一定要坚持继续中药治疗,希望在半年内有明显改善。原方去番泻叶,加桃仁10g,再服5剂。

【临证明理】 患者以双手震颤为主,病史长,病情较为复杂,虽多方医治,效果不佳。细思其理,双手不动则并无不自主震颤,反而在握拿筷子、牙刷或拎提重物时双手震颤明显或加剧。此乃筋病也。故以清热利湿通络舒筋为治。

【个人体会】 临证治风,经验不足,唯思柔肝养肝,则肝脉养而筋脉濡润。后用芍药 60g 时,患者震颤明显减轻。

第六节　肝中寒证致四肢不用、两臂不举案

患者刘某,女,37 岁,农民,河北邯郸人。因四肢不用,动弹不得半日,于 2000 年 1 月 26 日来请会诊。患者昨天同家人吵架至深更半夜,今晨鸡鸣时分仍哭闹不断。晨起后,发现四肢无力,动弹不能,心中恐惧,担心是中风,遂叫其大女儿来到我家说明情况,希望去看看,是否需要及时住院治疗等。行至其床前,观其形体矮胖,呻吟不断,似为昨夜之事仍忿忿不平,时太息,呼吸气粗,声高喉中有痰,说话自如,精神反应良好,无口眼歪斜,无言语不利,只是喜太息,胸闷,气息难平,口中不时诉说家中杂务,多是抱怨丈夫和老人等,昨晚吵架后,气愤难平,谁知睡后,一觉醒来就四肢不能动弹了。自觉口干舌燥,大便可,舌红,苔厚,脉弦。患者中年气盛,大怒之后,必损伤肝脉,脉络空虚,外感风寒而至脉络不通,故见四肢不用。初入临证,经验不多。四诊合参,在诊断上基本可以排除中风入脏。故暂时不考虑住院。患者情绪失控吵架发怒,情志郁结在先,故先以心理疏导"话疗"为先,多是家长里短顺嘴安慰几句,然后检查四肢肌力并无异常,顺手给予推、揉、按、提、点等手法治疗,不想半个小时后,患者即能起身,可以下床活动了。

无独有偶,次年夏暑假期间。村后某妇 40 多岁,也是因吵架后出现右肩臂上肢抬举不能,前医用针刺之法,效果不甚理想,即推荐我去医治。仍用前法,效如桴鼓。

【临证明理】 此案之难明,在于诊断。若误以中风痿痹治疗,势必耽搁病家。然此病发病急骤,症状重,初学之时,往往不能辨识。本人临证之初,亦不识此证。只是误打误撞而已,但凭一腔热心救治乡里而偶中。后在讲解《金匮要略》时,忽然感悟,此案单用肝郁气滞之机来解,必违背圣人之本意,而昧中医之光明。

显然,肝寒证多发于农村女性,有情志郁结、吵架、打架病史,发病急骤。若能按图索骥,确得其本,则预后良好,可以十全。

【个人体会】《金匮要略·五脏风寒积聚病脉证并治》言:"肝中寒者,两

臂不举,舌本燥,喜太息,胸中痛,不得转侧,食则吐而汗出也。"因为情志内伤、气机紊乱而导致络脉空虚而感受外寒,寒凝经脉导致肢体不用案临床并不少见,临证能果断处理,自不会误事。另针刺、推拿之法,原本在急救中有很重要的作用,奈何今之医者,多废而不用,以致此术被束之高阁,真乃中医之不幸!

《中国百年百名中医临床家丛书》中《李翰卿》记载应用逍遥散加减治愈半身不遂案。我不得不思考,女性患者病史3个月,住院治疗1个月,而李翰卿先生巧用逍遥散调治1个月而愈,是否也是肝寒引起,值得深思!

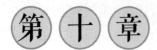

第十章

鼓胀黄疸证

第一节　鼓胀(血性腹水查因)案

刘某,女,76岁,河北邯郸人。2001年1月27日初诊。患者于1个月前因双下肢水肿伴小便量少反复10余日,曾在当地医院三甲住院诊治,行腹水检查示血性腹水(性质待查),经予以对症支持治疗20余日,因诊断不明确,治疗效果欠佳,并因家中经济拮据而出院。出院后在家中坐以待毙。寒假返乡,邀余诊治。观起其形体消瘦,两目无神,问之懒言,却呻吟声缠绵不断,自觉烦躁不安,坐卧不宁,面色无华,饮食即呕,蜷卧在床,腹胀如鼓,大便不畅,小便量少。体格检查:腹部叩诊移动性浊音阳性,双下肢水肿呈凹陷性。舌质淡黯,苔白厚腻,脉沉弱。患者高龄肾虚,阳气亏虚,水湿内停,浸淫五脏。《素问·标本病传论》云:"小大不利治其标,小大利治其本。"病人以小便不利、双下肢水肿为主症,治疗当急则治其标。暂以实脾饮加减:

熟附子10g	白术10g	白芍10g	泽泻30g
茯苓10g	陈皮10g	车前子(另包)10g	大腹皮10g
桂枝10g	炙甘草5g	大枣5个	生姜20g

3剂,劳水煎服。童子尿为引。

二诊,服上药,患者仍精神倦怠,懒卧在床,尿量渐渐增加,仍小便不畅,双下肢水肿渐减,舌脉变化不大。原方去大腹皮、陈皮、厚朴,加黄芪15g,当归10g,五味子10g,熟附子加至45g,先煎1小时,再服3剂。

三诊，精神好转，腹胀稍减，尿量明显增加，大便通畅，自己能在床上移动，呕吐症减，饮食稍稍增加，食量少，舌苔稍退，脉沉细如线。虽有胃气来复之象，而湿浊阴邪仍盛。

熟附子(先煎1小时)45g	白术10g	干姜10g
泽泻30g	当归10g	牛膝10g	丹参10g
桂枝10g	炙甘草5g	大枣5个	生姜20g
葱白1根		

3剂，劳水煎服，童便3勺另兑。

四诊，精神好转明显，可自己起卧下床，自觉味觉如常，饮食较前增加，微觉口干，腹部胀满大减，二便通利，继续服药中药调理。

【临证明理】《素问·生气通天论》云："阳气者，若天与日，失其所，则折寿而不彰。"言人身阳气之重要。"因于寒，欲如运枢，起居如惊，神气乃浮。"患者年高体弱，阳气衰败，阴气四溢，水湿泛滥，而成阴水内羁五脏，病情凶险。故急予以回阳救逆。然临证之初，回阳之剂小小与饮之，小试牛刀，显效后，逐渐增加剂量。着实心中亦无太多胜算，只不过仁心罢了。

【个人体会】 初入临证，每遇大症重病，必以圣人之训，非敢有丝毫怠慢。只是胜算不多，故必沿用圣人之理。方中用水，采用劳水之法，即扬泛水，张仲景谓之"甘澜水"："用流水二斗置大盆中，以勺高扬千万遍，有沸珠相逐，乃取煎药。盖水性本咸而体重，劳之则甘而轻，取其不助肾气而益脾胃也。"记得早年在农村行医，用甘澜水、灶心土、童子尿、母初乳做药引子，尚有机会可寻，而今在城市，人们早已被现代高科技的医疗设备武装和包围，对这些曾经的中医老传统或老观念，几乎闻所未闻，哪里还有应用？！故略记于此。

第二节 肝癌黄疸反复不退案

孙某，男，63岁，广西人，因反复腹痛2个月，身目黄染1个月，于2019年3月1日入院。患者2个月前无明显诱因出现腹痛，以剑突下为主，呈持续性隐痛，无他处放射及转移，无发热、畏寒等不适。患者遂至广西医科大学第一附属医院就诊，查上腹部CT提示胆总管下段结石并肝内胆管轻度扩展、腹壁疝。2019-01-14 行逆行胰胆管造影（ERCP）+ 胆管支架置入术，予抗感染等对症支持治疗后，患者症状较前缓解。1 个月前患者无明显诱因出现身目黄染进行性加重，遂再次入院就诊，2019-02-18 和 2019-02-22 行两次 ERCP，考虑胆道金属支架内狭窄。现患者为进一步治疗入我院，门诊以黄疸查因收入我科，患者自起病以来，睡眠可，胃纳一般，小便浓茶色，大便白陶土色，体重无明显波动。患者既往体质一般，患者否认高血压、糖尿病、冠心病等慢性病史，有乙肝病史，规律服用拉米夫定，1998 年及 2010 年行肝癌切除术 2 次，2013 年行内镜下食管曲张静脉硬化剂注射 2 次，2015 年行回肠部分切除 + 肠吻合术，个人史、家族史无特殊。

体格检查：体温 36.5 ℃，脉搏 80 次 /min，呼吸 20 次 /min，血压 136/86mmHg。专科检查：全身皮肤巩膜重度黄染，腹壁稍膨隆，可见腹部正中及右侧肋缘下切口瘢痕，无肌紧张，右上腹压痛，墨菲征（−），无反跳痛，肝脏肋下未及，脾脏肋下未及，无包块，无移动性浊音，肠鸣音正常，无肾区叩击痛，无输尿管行程压痛。

辅助检查：

2019-02-28 广西医科大学第一附属医院：肝胆脾胰彩超示肝右叶外侧下方无回声团，肝内胆管结石，肝右叶稍高回声结节，残余肝实质光点稍增粗，回声欠均声像，脾周少量积液，脾回声未见明显异常。全腹 CT：①肝癌术后，未见明显肿瘤复发征象；②肝硬化、脾大、门脉高压、腹水；③肝内胆管及胆总管下端结石并胆管扩张、积气，不除外胆道感染；④肝肾隐窝囊性病变，复查大致同前，考虑淋巴管瘤？肠系膜囊肿？⑤腹壁疝；⑥双肺小叶中心型肺气肿；⑦右肺下叶北段结节，复查同前，考虑炎性或纤维结节可能性大，建议定期复查。

入院诊断：

①黄疸查因：胆总管结石？胆管狭窄？胆道感染？②慢性胆管炎；③肝硬化，门脉高压，脾功能亢进；④腹壁疝；⑤肝癌术后；⑥鼻胆管引流（ENBD）术后。

现外院考虑支架内狭窄可能，然鼻胆管引流后，黄疸仍无明显改善，拟进一步完善相关检查后再行判断。入院后予以肝囊肿引流管引流 100ml 褐色液体，鼻胆管引流 250ml 褐色液体。血常规示：白细胞 3.41×10^9/L，红细胞 2.84×10^{12}/L，血红蛋白 102g/L，血小板 100×10^9/L。尿常规示：尿胆红素 3+。生化示：葡萄糖 3.52mmol/L，尿素氮 2.6mmol/L，肌酐 31.00μmol/L，钾 3.59mmol/L，钠 130.0mmol/L，氯 107.0mmol/L，钙 2.36mmol/L，二氧化碳 20.1mmol/L。肝功示：谷丙转氨酶 22.7U/L，总蛋白 61.6g/L，白蛋白 31.0g/L，γ- 谷氨酰转肽酶 33.7U/L，血清总胆汁酸 28.6μmol/L，总胆红素 662.9μmol/L，直接胆素 297.1μmol/L。降钙素原检测（荧光定量法）：0.43ng/ml。外院胆汁培养示：粪肠球菌，对万古霉素敏感。主任医师查房示：患者为中老年男性，黄疸伴反复发热在外院治疗，予左氧氟沙星抗感染体温可下降，但退黄效果差至肝胆外科进一步治疗，入院诊断为：①黄疸查因，胆总管结石？胆管狭窄？胆道感染？②慢性胆管炎；③肝硬化，门脉高压，脾功能亢进；④腹壁疝；⑤肝癌术后；⑥ ENBD 术后。根据外院的药敏结果，选用万古霉素及左氧氟沙星联合抗感染，予护肝降黄等对症治疗数日，黄疸仍未好转，请中医科协助行中药降黄治疗。患者精神疲惫，身目黄染模糊，浊垢不清，四肢消瘦，腹胀如鼓，自诉纳差，术后伤口处仍有疼痛，大便不畅，或如陶土样，干结难下，小便量少而黄，夜间烦躁，口干，舌质紫黯，苔厚腻，脉沉涩。患者久病，胆汁瘀滞，多处插管，风寒湿热内痹，气化不得，故治疗当以祛风散寒，降浊通瘀为法，仿疬汤化裁，方药：

苍术 10g	黄柏 20g	栀子 10g	大黄 20g
制川乌 10g	熟附子 5g	鸡血藤 15g	王不留行 15g
砂仁 5g	水蛭 10g	白芍 20g	何首乌 15g
番泻叶 10g	穿山甲 5g	天山雪莲 3g	芒硝 10g
甘草 10g			

5 剂，水煎服，1 日 1 剂。

二诊，患者服药后，眉目较前清爽，精神好转，伤口处疼痛减轻，复查胆红素较前下降约 50 个单位，患者家属认为中药退黄有效，比西药明显，要求继续服用中药，原方去苍术、黄柏，加麻黄、防风、黄芪各 10g，再服 5 剂。余治同前。

三诊，2019 年 4 月 9 日，肝胆外科再次邀请会诊，诉患者胆红素继续下降近 100 个单位，家属也非常开心，觉得中药非常有效。但病情复杂，若不能及时拔管，或终于病无益，即使一时小效，而终为不治之虞。原方再服 5 剂观察。

四诊，2019 年 4 月 17 日，在肝胆外科的努力下，配合中药治疗，患者病情好转明显，予以明日出院。患者强烈要求出院后继续服用中药调治。原方去制川乌、番泻叶，加党参、茯苓各 20g，再服 7 剂，隔日 1 剂。

【临证明理】　鼓胀、癌症、黄疸并见,无论如何治疗,都绝非易事。加之多次手术之后,风寒湿热内入,多处引流,病机更显复杂。然医者仁心,非一定可治,但凭仁心,尝试整体辨证用药,虽意不在退黄,而黄疸减退。其中之理,无非审清浊而已。初观患者,可谓青黄不辨,眉目不清,竟不知目黄重于身黄,还是身青重于目青,总之是青黄难辨,眉目难分,真真一派浑浊之象,而治疗之要,必在于辨阴阳而知病所在。显然,西医手术之后,多处置管、护肝、利胆、退黄并对症支持治疗后,胆红素不退反升,而黄疸日甚。四诊合参,当属阴黄无疑。而用药又不止于退黄,必须以调整阴阳气血,理清表里先后标本而治。病机之复杂若此,但求其本者,实病之新旧先后标本也。

【个人体会】　中药在本案能对病人减轻痛苦,得到病人及家属的认可,帮助病人缩短住院天数,更有直接退黄、降低胆红素的疗效,乃不争之事实。感谢肝胆外科主任对中医的信任和家属的配合。疗效是生存之本。未病能防,既病能治,中医应该有中医的真正担当。

第三节　药物副作用致肝功能损伤案

患者彭某,女,59岁,退休幼儿园教师,广州人。因发现药物性肝损伤5半年,于2018年4月17日就诊。患者半年前曾因疲倦乏力在我院感染科就诊。检查发现肝功能异常,经过详细询问病史并完善相关检查,诊断为药物性肝损害、急性胆囊炎等,经予以对症支持治疗后,症状好转出院。患者长期服用他汀类、安定类等药物,近来因家庭房产纠纷、家务纠葛而一直郁郁寡欢,烦闷不安。来诊时,患者情绪低落,唉声叹气,自诉因发现药物性肝损害而焦虑不安,因有肿瘤家族史(其母患食管癌、舅父患肺癌、姐姐患舌癌等),自觉压力异常增大,十分担心自己不幸中招,患上癌症。内忧外患,总有一种众叛亲离的感觉,委屈之至,则不免悲伤过度,常常泪眼蒙眬,欲言又止而早已泪奔或泣不成声。面色惨淡无光,表情忧郁,喉中有哽咽声,言语断续,泪眼迷蒙,眼睛红肿,目周肿胀,或以手抚心,或觉气促不断续,胸闷,腹胀,四肢乏力,夜寐不能,或烦躁欲死。舌质黯,苔厚腻,脉弦。四诊合参,患者虽有肝功能损害之诊断,并无胁肋疼痛、目睛黄染之实,然患者痛苦之状也确实存在,而究其病因,则无非七情之患。一者,家庭房产纠纷、家务纠葛、族人误解之患;二者,服药所致"药毒"之患;三者,则是家族癌症遗传之忧患。此三者,似非单纯药物之所能治。俗话讲,心病还需心药医,草木焉能动人之七情六欲?!而情志病的治疗,最主要的是在有效的医患沟通基础上提高或改变患者的意识或认知水平;其次是需要时间。所谓医者意也。能取效于无形,不药而愈,实乃良医之所为。尽医者之所能,移情变志,令其知"生命之无常乃其常""金钱之所能事乃小事""时间可以证明一切"。患者似懂非懂,但愿能懂。诚然,药不可以不吃,但能投石问路,以观后效:

柴胡 10g	黄芩 10g	法半夏 20g	车前子 10g
大黄 20g	郁金 10g	莱菔子 15g	鸡血藤 15g
番泻叶 5g	芒硝(冲服)10g	炙甘草 10g	

5 剂水煎,并复渣服。1 日 1 剂,宜频服。

二诊,2018 年 4 月 24 日,患者服药后,泻下次数增多,多为稀烂便,或水样便,夹杂泡沫或不消化物,泻后自觉症状减轻,睡眠质量有改善,心情也开朗很多,舌脉较前缓和。原方去车前子,加党参、远志各 10g。再服5 剂。

三诊,2018 年 5 月 3 日,自诉睡眠明显改善,心情开朗,饮食渐增,已经停服安眠药,面色较前有光泽,最近家务事的心结也随着时间慢慢解开了许多,被人理解,不断地沟通,让她再次回归一种较为阳光的心态。原方去番泻叶,加茵陈、麦芽各 30g,再服 5 剂。

四诊,2018 年 5 月 10 日,患者自诉诸症好转,继续服药调理,以调理被损伤的肝功能。原方去柴胡,加苍术、升麻各 10g。再服 5 剂。

【临证明理】　情志之病在治疗上历来强调"心病还须心药医"。而要解决心病则必须以明理为先。只有明白道理之后,患者从心里感受到医生之仁心,或可明病之可治之理,则必医患和而病易愈。

【个人体会】　我为医者,时刻谨记:病人给医生一次诊治的机会,我当尽我所能,给病人一种健康或减轻痛苦的可能。年轻的现代中医药学就是以挑战临床中的诸多不可能为起点,以"健康所系,性命相托"的誓言,担负医学之重任,砥砺前行,不忘初心,才不负岐黄之教诲,堪当"为生民立命,为往圣继绝学"之重任。挑战医学难题,救治危重急症,我们应该时刻准备着,随时迎战!绝不可沽名钓誉,为一己之私而言他。

第四节 药物副作用致鼓胀案

患者叶某,女,83岁,退休工人,广州人。因腹胀如鼓反复2月余,加重1周,于2017年11月29日就诊。患者精神萎靡不振,短气懒言,面色无华,目光呆滞,腹胀如鼓,下肢浮肿,手足冰冷,在家人搀扶下来到门诊。患者的儿子代诉病史:患者既往体健,可以在家中从事家务劳动。2个月前因带状疱疹而服用阿昔洛韦4个疗程后,开始出现腹部胀满,并逐渐加重,遂至附近医院进行系统诊治。经过予以对症支持治疗后,患者仍腹胀如鼓反复,每周需要抽腹水以缓解腹胀,伴饮食减少,夜寐不能。眼睁睁看着母亲每天不停吊针,不断地抽取腹水,而病情始终反复未能好转。为减轻母亲的痛苦,患者家属主动要求出院寻求中医治疗,遂于昨日出院。求进一步治疗,其子在单位领导的介绍下,来我科中医门诊求治。观其形体消瘦,精神萎靡不振,两目无神,四肢乏力,腹胀大如鼓,下肢浮肿,手足厥冷,舌淡脉微。患者年高体弱,五脏虚损,或因药误而更伤阳气。元气式微,急当以温阳救逆,兼以解毒、通利二便为法,姑且为仁义之治,不求有效,但求其无恶化之虞。方药:

淡附子(先煎半小时)30g	黄芪30g	白术10g
山萸肉15g	猪苓20g	车前子10g	砂仁5g
大黄10g	何首乌10g	莱菔子15g	鸡血藤15g
番泻叶5g	芒硝(冲服)5g	炙甘草10g	

5剂水煎,并复渣服。1日1剂,宜频服。

二诊,2017年12月5日,患者服药后,大便泻下量多,腹胀稍减,饮食增,夜寐转好,下肢肿胀稍减,自觉精神好转,小便较前顺畅并且量多。患者出院后已经1周,按照在住院期间医嘱,需要重新住院抽取腹水,但患者自觉腹胀减轻明显,不需要再抽取腹水,二便通利,胃纳增加,精神好转,家人觉得,停用西药后,仅仅服用中药,效果比较明显,基本达到家属所预期的减轻患者痛苦的目的,无需再继续抽取腹水等治疗。希望继续服用中药调理。原方去番泻叶、鸡血藤,加党参20g,再服7剂,继续观察。

【临证明理】 疳、痨、鼓、膈,古来列为重症。所谓重症:一是指难治,二是指预后较差,再者因其病机复杂,头绪诸多,辨证调理均需假以时日。本案以腹部胀满、腹胀如鼓,下肢浮肿为主症,诊断为鼓胀无疑。然患者年高体弱,大病之后,或因药毒,而致病情危重,阳损至极,几近亡阳,回阳救逆乃当务之急。然腹胀如鼓,阴水至甚,所幸小便尚通利且无黄疸之症,虽胃气微弱,暂无被木气克伐之征象,仍有生机勃发之势。此乃辨证之手眼,用药关键之所在。治疗当标本兼治,温阳救逆兼以消胀利水,或可一效。

【**个人体会**】 医者,仁心仁术。在现代临床,几乎没有多少人敢站在临床一线,大声呐喊中医治疗此等重症的疗效有多好。然而,有感于患者之子尽孝心切——想减轻母亲的病痛,寄希望于中医学,或可中的。而为医者,不可以一己之见,徒以西医之对症治疗为托辞,推诿病人。

第十一章

水 气 病

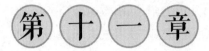

第一节　难治性水肿案

患者肖某,男,75岁,湖南人,久居广东。因咳嗽咳痰气促,伴双下肢水肿1个多月,于2019年2月27日入院。患者1个半月前无明显诱因咳嗽,咳痰、痰少、色白、泡沫状,咳嗽时伴有胸部牵扯痛,步行时伴有气喘,休息时气喘缓解,夜间平卧时呼吸不畅,端坐呼吸,口干,双下肢水肿,无恶寒发热,无吞咽困难。后于湛江市中心医院住院就诊,诊为胸腔积液,予抽取右侧胸腔积液,放置引流管,抗感染等治疗,具体治疗不详,症状缓解。1周前,症状加重,再次于湛江市中心医院住院就诊,双侧胸腔积液、肺炎、心包积液等,予抽取双侧胸腔积液,放置引流管,抗感染、利尿等治疗,具体治疗不详,症状有所改善。现患者为求进一步诊疗,入我院我科,入院症见:神清,精神疲倦,咳嗽,咳痰、痰少、色白、泡沫状,咳时伴有胸痛,活动时气促气喘,难以侧卧,端坐呼吸,胸闷心悸,口干,双下肢中度水肿,无恶寒发热,偶有吞咽困难,胃纳一般,眠一般,起病以来体重减轻约2kg。

既往史:右侧锁骨上淋巴结肿大10余年,未予治疗。1年前发现心包积液,未予治疗。否认高血压、糖尿病、冠心病。吸烟30余年,每日1包,戒烟半年,无嗜酒。

体格检查:T 36 ℃,P 119 次/min,R 20 次/min,BP 110/80mmHg。发育一般,营养一般,精神稍疲倦,体位自动,急性病容,舌质红,舌苔黄厚,脉沉滑。全身皮肤、黏膜未见黄染、发绀及出血点,右侧锁骨上淋巴结肿大,圆形,大小约

5cm×5cm,质硬,表面光滑,固定不移。头颅五官端正,双侧瞳孔等大等圆,直径约 3mm,对光反射灵敏。耳鼻无异常。颈项对称,颈静脉怒张,肝颈静脉反流征(+),颈软无抵抗,活动自如,甲状腺无肿大,气管居中。胸廓正常对称,呼吸平稳,双侧无胸壁肿块,无皮下水肿,无侧支循环。肋间隙正常,触诊语颤减弱,双肺叩诊呈浊音,听诊双肺呼吸音弱,双肺散在湿啰音。心率 119 次 /min,律齐,无心音遥远,各瓣膜听诊区未闻及明显病理性杂音,剑突下无抬举样搏动。全腹软,无压痛及反跳痛,全腹未扪及包块,肝脾未触及,墨菲征(-)。肝、肾区无叩击痛;移动性浊音阴性。肠鸣音正常。脊柱、四肢无畸形,双下肢无浮肿。前后二阴未查,排泄物未见。四肢肌力肌张力正常,生理反射存在,病理反射未引出。

望:发育一般,营养一般,精神稍疲倦,体位自动,急性病容。舌红,苔黄厚。闻:语声清晰,无特殊气味,双肺叩诊呈浊音,听诊双肺呼吸音弱,双肺散在湿啰音。问:咳嗽,咳痰、痰少、色白、泡沫状,咳时伴有胸痛,活动时气促气喘,难以侧卧,端坐呼吸,胸闷心悸,口干,双下肢中度水肿,无恶寒发热,偶有吞咽困难,胃纳一般,眠一般,起病以来体重减轻约 2kg。切:脉沉滑。

实验室检查:

2019-02-25 外院 CT:①左肺下叶、左肺下舌段炎症感染。②纵隔多发肿大淋巴结。③心包少量积液。④双侧胸腔少量积液。⑤肝 S8 段血管瘤。⑥双肾多发小囊肿。⑦胆囊炎;胆囊窝区少量积液。

中医诊断:悬饮,饮停胸胁。西医诊断:①双侧胸腔积液查因;②肺炎;③心房纤颤;④心包积液;⑤心功能不全。入院后予以完善胸部正侧位片,胸腔积液 B 超定位,胸部 CT,心脏彩超,三大常规,结核菌涂片等检查。治疗上西医方面予地高辛防治心功能不全,复方消化酶胶囊等调整胃肠,孟鲁司特钠片(顺尔宁)、多索茶碱、吸入用复方异丙托溴铵溶液(可必特)等化痰止咳,解痉平喘,改善循环等对症治疗。

患者入院后诊治半月,水肿之象有增无减,虽然经过感染科、呼吸科、心血管内科、心脏外科等多科反复会诊多次,终因诊断不明,治疗效果不明显,患者家属情绪急躁,几乎成为"医闹",对医生采取不信任或近乎敌对的态度,并且在住院期间自行到胸科医院和省人民医院私下会诊。2019 年 3 月 11 日,下班后,到病区巡视,大家正在讨论这个病人,因多科会诊后,水肿原因仍未能明确,治疗几乎没有效果,病情似乎有恶化趋势。我出于好奇心,当然也有一部分责任所在,想去查看一下病人,了解病情后,可以尝试中药治疗啊!反正现在所有的西医检查和治疗都已经没有什么效果。观其形体消瘦,精神烦躁,言语声音高亢,面容焦虑,口角白色黏液发干,咽喉不利,如有物梗阻,纳差,咳嗽气促,小便量少,自诉发病以来,水肿从脚开始,不断上升,从双下肢逐渐发展到两条大腿肿胀,再至阴囊水肿,病情加重,现在胸腹腔都有大量积液,虽然经过利尿消肿,并多次抽取胸腔积液等治疗,体内的水似乎有增无减,他自己也很纳闷,为什么水就不往下走呢?舌红,苔厚腻而燥,脉涩紧不流畅。四诊合参,患者素体湿热,饮食不节,肠道积滞,堵塞水道,故须以开通水谷之通路,畅三焦运行之机,导水下行。暂拟方宣肺降浊清肠汤蠲饮逐水,方药:

麻黄 5g	黄芩 15g	石膏 20g	法半夏 10g
黄芪 15g	当归 10g	路路通 5g	川芎 30g
厚朴 30g	泽兰 10g	鸡血藤 15g	王不留行 20g
芒硝 10g	牛膝 15g	白芥子 10g	大黄(后下)20g
番泻叶 10g	甘草 10g		

3 剂,水煎服,1 日 1 剂。

服药后,患者神志清晰,精神状态较前改善,无明显咳嗽咳痰,胸闷气促较前明显改善,口干,反酸嗳气,次日早上呕吐 1 次,为饮入的牛奶,仍感腹胀,双下肢水肿有所减轻,阴囊水肿明显减轻,诉未感觉胸部明显胀满感,胃纳差,眠一般,昨日小便正常,大便量多,水样,臭秽。舌红黯苔黄厚燥,脉细。

辅助检查:

2019-03-12 床边胸片:1.考虑右侧胸腔中量积液,部分包裹,右肺受压含气不全,右肺渗出较前稍增多。2.左下肺野渗出基本吸收。3.主动脉硬化。
2019-03-13 凝血四项:凝血酶原时间(PT)15.6 秒,PT 国际标准化比值 1.21。静脉血细胞分析:白细胞 4.66×10^9/L,中性粒细胞比率 70.9%,单核细胞比率 13.3%,中性粒细胞数 3.3×10^9/L,淋巴细胞数 0.7×10^9/L,嗜酸性粒细胞数 0.01×10^9/L,红细胞 4.11×10^{12}/L,血红蛋白 123g/L,血小板 229×10^9/L。CX3生化八项:尿素氮 7.4mmol/L,钾 3.40mmol/L。血浆 $D-$ 二聚体(酶联免疫吸附测定法):1 524ng/ml FEU。血 B 型钠尿肽前体:2 475.00pg/ml。主治医生查房后示:患者目前病情危重,但患者及家属要求停止所有静脉用药及口服用药,与患者及家属沟通后,仍坚持停止用药,要求纯中药治疗,劝说无果,与患方讲明停止用药可能会发生危及生命的情况出现,患者及家属表示接受所有结果。患者存在肺栓塞的情况,依诺肝素钠注射液(克赛)抗凝需继续予以使用。目前中药治疗效果明显,继续予以中药治疗,原方去麻黄、王不留行,加附子、白术各 15g,再服 3 剂。

结合患者病史、症状、体征、辅助检查及各专科会诊意见,目前诊断较为明确:①缩窄性心包炎(结核性可能性大);②肺栓塞(低危,右中肺内侧段、右下肺后基底段及左下肺前内基底段动脉多发不完全栓塞);③渗出性胸腔积液(结核可能性大);④多浆膜腔积液(结核可能性大);⑤双下肺感染;⑥神经纤维瘤。患者经治疗后症状改善,双下肢浮肿较前缓解,气促较前明显缓解;目前患者生命体征平稳,病情较稳定,就诊的主要问题已得到有效解决,予以带药出院。但高度怀疑其病情与结核相关,基于结核需专科医院治疗的原则,在与患者及家属充分沟通后,建议出院后于胸科医院就诊。针对目前患者缩窄性心包炎的情况,患方暂不考虑我院行手术治疗。出院后继续服用中药调理。

【临证明理】《金匮要略·水气病脉证并治》:"心水者,其身重而少气,不得卧,烦而躁,其人阴肿。肝水者,其腹大,不能自转侧,胁下腹痛,时时津液微生,小便续通。肺水者,其身肿,小便难,时时鸭溏。脾水者,其腹大,四肢苦重,津液不生,但苦少气,小便难。肾水者,脐肿腰痛,不得溺,阴下湿如牛鼻上汗,其足逆冷,面反瘦。"以上所言乃五脏水,患者诸病悉具,反复不愈,何故?而治病之法又当从何谈起?再思"水曰润下"之理,无非畅通水道而已。天下善治水者莫过于禹,而淫灾之病变,必当复其本性而非治其标也。

【个人体会】 此案患者病情复杂而病因不明。先后住院月余,虽经多家医院诊治但始终未能明确水肿之因。整个治疗过程中,中医药的介入很晚,似乎也有些微不足道,但服药3剂,患者自觉体内的水开始由上向下,逐渐减退,治疗效果明显,而信心大增,就连家属也觉得看到了希望。接下来,患者随着水肿逐渐消退,可以自行在病区走动,饮食逐渐增加,病情好转后,因病因尚不能明而不肯出院。水气之消散,中药之效,重要在于开通水谷之道路,而其病因无非是积滞内停,堵塞三焦之气化,无他!患者家属听后,恍然大悟。原来患者平时喜欢在兜里装一些零食坚果等物,从不忌口,这就是积滞内停的缘由,家属此前也没有意识到这一点,难怪如此。

第二节　饮食积滞致"虚劳"水气病案

患者许某,男,66岁,花都人。因纳差、四肢乏力反复2个多月,于2017

年 12 月 20 日来诊。患者曾因自觉食欲差，吞咽无力，伴四肢乏力，行走无力，休息后可缓解，伴活动后气促等症状，遂至当地医院诊治，行胃镜检查示慢性浅表性胃炎，行头颅 CT 提示脑梗死，予相关治疗后（具体不详），患者症状无明显改善，为进一步治疗，遂转至广州三甲医院，门诊拟纳差乏力查因收入感染科，因患者精神、睡眠一般，大便 3 天 1 次，较硬，小便正常。体重 1 个月下降 4kg。经予以护胃、营养、通便等对症治疗后，效果欠佳，经请神经内科会诊后，考虑：①多发周围神经病？②帕金森病待排，而转神经科治疗。患者全身乏力、自诉走路有脚踩棉花感，吞咽困难。

体格检查：志清，构音清晰，对答切题，定向力、记忆力、理解力正常，自动体位，查体合作。双眼球运动无障碍，额纹对称，鼻唇沟无变浅，口角无歪斜，伸舌居中。咽反射存在。腭垂居中。颈软、无抵抗。四肢肌力 5 级，四肢肌张力轻度升高。感觉、共济运动未见异常。生理反射存在，双侧巴彬斯基征（-），闭目难立征（-）。

转入诊断：①多发周围神经病？②帕金森病待排，暂予改善循环、营养神经等对症支持治疗。1 周后，患者症状无明显减轻，遂请心理科会诊：考虑患者有焦虑状态，继续排除器质性病变。氢溴酸西酞普兰片（喜普妙）10mg qn（每晚 1 次），2 天后改为 20mg qn；阿普唑仑片 0.2g bid（每日 2 次，午、晚各 1 次）。患者症状仍无明显改善，遂在专家建议下，来我科治疗。观其形体瘦削，面色黧黑，颧骨高凸，两目无神，懒言低语，四肢乏力，不能久坐，久坐则四肢怠惰，稍稍活动则减轻。伴吞咽困难，饮水则呛咳难咽，但可进食少量食物。自觉胸闷气促，嗳气，呃逆时作，腹胀，大便不畅，夜不能平卧，舌质黯，苔厚腻，脉沉涩。患者素体脾虚，形气不足，又因久病误治而呈罢极之状。究其病机，实乃脾不治水而致水气四溢。然患者大便不畅，谷道不通，中焦阻滞而水湿泛溢，终致水邪内凌五脏，充斥三焦，七冲门尽失通降之权。治疗当宗"标本缓急"之则，须以通降逐水，速速开通三焦运行之道路为法，拟方：

麻黄 5g	柴胡 10g	苍术 10g	葛根 20g
法半夏 10g	黄芩 10g	石菖蒲 10g	大腹皮 30g
大黄 10g	番泻叶 5g	芒硝 5g	党参 20g
栀子 10g	路路通 5g	车前子 10g	甘草 10g

3 剂，水煎服，1 日 1 剂。

二诊，患者服药后，自觉精神好转，大便次数多，日 3~5 次，泻下量多，或稀烂,或为水样,皆为臭秽难闻之物,或夹杂泡沫,自觉腹胀稍减,可以少量饮水,仍胸闷,胃中嘈杂不适,四肢乏力较前缓解明显,舌脉变化不大。原方去麻黄、车前子,加桂枝 20g、白芍 20g、厚朴 30g,再服 3 剂。

三诊,患者诸症好转明显,希望出院后继续服药调理,原方去番泻叶,加白术 20g,再服 7 剂。

四诊,2018 年 1 月 12 日,患者出院后饮食稍稍增加,精神好转,四肢活动如常,可以在室内适当运动,可少做些家务,偶觉乏力,仍时觉反胃嗳气,舌质黯,苔厚腻,脉弦细。原方减大腹皮,加莪术 10g,丹参 15g,再服 7 剂。

五诊,2018 年 1 月 24 日,患者服药后,精神好转明显,饮食增加,体重有所增加,面色较前缓和,有光泽,已经可以到公园晨练。舌质黯,苔白,脉较前和缓。原方继续服用,隔日 1 剂。

【临证明理】 此案患者以饮食减少,四肢乏力,伴吞咽不利为主症,究其病机,实乃因素体脾虚运化不利,导致饮食、痰饮、水湿内停,阻滞三焦。纵观本案,患者虽多次住院,辗转多科医治,病状多端,然须辨其虚实标本先后,宗《黄帝内经》之旨,如《素问·标本病传论》言:"先病而后生中满者治其标,先中满而后烦心者治其本。""小大不利治其标,小大利治其本。"故须在腹胀满、大便不畅处着眼,当先治其标,而后乃治其本。

此案最易混淆之处在于四肢乏力、久坐不能,反而可以行走;虽吞咽不利、饮水即呛,却可以进食少量。细细辨来,确乃辨别虚实之根本,此案辨证之手眼。四诊合参,乃标虚本实,故速速通利三焦,以复脾胃升降之枢机。故获效若此。古人云:"大实有羸状,至虚有盛候。"诚不虚言!临证之时,皆须审慎而深思乃可得焉!

【个人体会】 脾胃病理论肇始于《黄帝内经》,盛于金元时期,而今临证用之最多。而辨证不明,疗效不显,究其根本,实乃读书不精,继承不够。若一味囿于西医之胃肠镜检查而诊治脾胃病,则中医人将自掘坟墓、自毁前程,离亡我中医之日不远矣!

最近临床有高呼"整合医学""快速康复"者,比比皆是。然临证之事,无非要明确诊断,有效治疗。此案症状复杂,病机繁琐,对初入临床之医者,医治确实是件难事。有幸同道西医信任,在西医多方医治无效的情况下,能想到请中医会诊,给病人以康复痊愈的机会和可能。

第三节 夜间小便不利案

患者陈某,男,52 岁,农民,广东茂名人。因夜间小便不利伴口中黏腻不爽反复月余,加重 1 周,于 2013 年 11 月 16 日来诊。患者于 1 个月前,无明显诱因出现夜间口干、口中黏腻不爽,小便次数多,且量少不畅,无发热、尿痛、尿急等症状。先后在当地医院进行尿液常规及泌尿系 B 超检查,结果均无异常。先后服用中药车前草等清热利尿之品,症状似乎略有改善。近 1 周来,患者夜间小便不利症状加重,自觉烦躁不安,严重影响睡眠,痛苦异常,遂决定到省城大医院来进一步检查治疗。昨天到某三甲医院泌尿外科检查,结果无任何异常发现,遂在专家的建议下我院中医门诊就治。观其形体盛壮,面色潮红,言语声音高亢,脾气烦躁,易怒,口气重浊,自诉本人一向健康,能从事繁重的体力劳动,饮食如常,每餐仅米饭就可以吃六七两,发病以来,并无腰背酸痛,亦无下肢关节不利等症状,唯有夜间小便频数而不畅,量少,最多有七八次,严重影响睡眠,并且口中黏腻不爽,渴而不欲多饮,但日间小便次数、小便量均正常。因病情并未影响日常干活,但感觉夜间因小便不利而严重影响睡眠而十分苦恼。观其舌质红,舌尖似有芒刺,苔黄厚而腻,脉弦滑有力。患者乃宿食内停,谷道壅塞不畅,三焦运化水液不利,导致膀胱气化不利。治疗当以通利谷道为先,以助三焦、膀胱运行水湿之气。拟方如下:

广藿香 10g	黄芩 10g	生石膏 30g	石菖蒲 10g
栀子 10g	大黄(后下)20g	芒硝(冲服)20g	
川芎 10g	路路通 10g	陈皮 5g	番泻叶 10g
连翘 15g	甘草 10g		

3 剂,水煎服。1 日 1 剂。

二诊,患者自诉服药后,泻下次数增多,当晚即觉小便量增,次数减少,睡眠明显改善,余症皆好转,自觉病去十之七八,舌脉较前缓和。因家在外地,要求多带几剂中药并中药处方回原籍再调理。遂将原方中芒硝、大黄、番泻叶量减半,隔日服。继续服用 10 余剂。并嘱适当减小饭量,饮食宜七八分饱为好,多食不化便为积。

【临证明理】 此案患者以夜间尿频,小便不利为主诉,四诊合参,确为湿热无疑,然究其病机,却乃因过度饮食,谷道壅塞不畅,导致三焦气化不利、膀胱失约。故治病求本,必以通畅谷道,消积导滞,以治其本。获效明显。医者若徒以清利湿热,恐有伤阴之弊端。考古方八正散之大黄用意,无非如此。由此参古人制方之本,必究其源,而非徒执一端,此中深意,若非临证高手,实不能明其妙也!

【**个人体会**】 此案乃宿食停滞,内结胃肠,导致瘀热互结,而小便不利。其基本病因乃由宿食,治疗之根本当在用药的同时,宗《黄帝内经》"减其食则愈"。所幸在病人初诊时,已经告知病人乃宿食不化,病非难治,而在审证求因。况此症若医者不明,则定成疑难杂症;若病家不明,则病亦实难痊愈。

第十二章

杂 病 篇

第一节　镶牙后舌头肿胀不适案

患者李某,女,57岁,广州人。已婚,生有一子。因自觉舌头肿胀、舌面不适反复10年余于2017年10月31日就诊。患者自诉舌头不适反复10余年,先后在多家医院门诊口腔、针灸科、亚健康治未病科、心理科等专科进行诊治,检查血常规、尿常规、泌尿系B超、妇科B超等均无异常发现,经过予多种对症支持治疗后,效果欠佳,症状无改善。患者10年前拔牙、镶牙后,出现口中不适,特别是舌头不适,自觉舌体肿胀,舌面不适如有针刺,好像开水烫过后的感觉,说话多则这种不适感加重,曾在某医院口腔科检查,因无异常发现,曾予以口腔清洁、漱口等,症状无减轻。又至中医院调治,医生以其舌底络脉迂曲而行针刺放血等治疗1个疗程,效果不明显。遂在医生指导下服用栀子金花丸,自觉服药后,症状可以稍稍缓解,但停药后症状反复。病情反复,患者疑为舌癌而至肿瘤专科检查,排除舌癌的诊断而考虑其为神经官能症。多方医治未果,遂在朋友指导下至我科诊治。患者形体略胖,自觉舌头不适,舌面有微烫、烧灼感,严重时有轻微疼痛感,多说话后,症状加重,口唇红,舌体微微肿胀,但活动伸缩自如,言语流利,只是说话多则自觉舌头不适感加重,舌面烧灼感加重,有一种火辣辣的感觉,伴颈项不适,易疲劳,夜间睡眠不宁。舌色淡红,舌苔薄白均匀,无芒刺、溃疡等,脉弦滑。患者素体痰湿内阻,络脉空虚,复因拔牙镶牙过程中,络脉损伤,风寒湿邪乘虚入侵舌络,络脉不畅,气血不和而导致感觉异常。治疗当以祛风通络,佐以消痰导滞之法。

方药：

麻黄 5g	黄芩 20g	生石膏 20g	荆芥 5g
栀子 15g	芦根 30g	紫苏梗 15g	大黄 10g
淡豆豉 10g	防风 10 g	党参 10g	陈皮 5g
牛膝 10g	芒硝(冲服)5g	甘草 10g	

5 剂水煎，并复渣服。1 日 1 剂，频煎频服。

二诊，2017 年 11 月 7 日，患者自觉舌头肿胀、舌面不适感有所减轻，二便可，夜寐欠安。舌质黯，苔白腻，脉涩。原方去芦根、芒硝，再服 5 剂。

三诊，2015 年 11 月 12 日，患者服药后，舌头肿胀感，舌面偏左侧中部如开水烫过感变化不大，原方去荆芥、淡豆豉。加当归、莪术各 10g，木香 5g，再服 5 剂。

四诊，2017 年 11 月 17 日，去麻黄加黄芪 15g，当归 10g，5 剂，水煎服。

【临证明理】 本案自觉舌头肿胀不适乃自觉症状，反复 10 余年，虽无大碍，然亦不可小觑。患者多方诊治，既无明确诊断，亦无明显治疗效果，但患者可以确定是一种亚健康状态。而治未病正是中医的优势所在，而如何判断本案病机则成为治疗的关键。

显然，本病发生乃因拔牙镶牙过程中，络脉损伤，风寒湿邪乘虚而致。古人认为："风胜则动，热胜则肿。"患者自觉舌体肿胀，多言则耗气伤津，舌络暴张，故自觉不适症状加重。此病机之关键，亦乃病家必须明确之处。所谓道不明，则不足以理言；理不明，则不足以言方；方证不明，则不足以论治。况病家不明，标本不得，取效亦难。故治病须从人情论，首当明理，标本相得，或可有效。若徒以医者自居，高高在上，随手处方，即使偶中，而不明医理，仅医技耳！医者，贵在明德，明道。医道之不存，医技之将焉存？

【个人体会】 舌头肿胀不适案，古书记载甚少。《诸病源候论》有"心候舌，脾之络脉出舌下。心脾俱热，气发于口，故舌肿也"的记载。此案症虽似与"木舌"之状有类似之处。然"木舌"表现为"舌忽肿胀，甚则塞满口中，硬如山甲，乃心脾积热上冲而发"，与此案患者表现舌体肿胀，但活动自如有别；就病因而言，木舌多见于瘟疫邪毒暴感，或心脾积热引起，而本病则起于术后外感，虽与心脾相关，但病本确是脉络损伤而夹外感风寒湿引起。此案虽病程长，但始终无表里变化之徒，而单纯有舌体肿胀不适及舌面微烫烧灼之感而已！详细追问病史，患者手术后才出现此症。辨证论治，审证求因，辨病之先后标本，确得其本而治，方不失"治病求本"之旨。

第二节　湿痰流注之瘢痕案

　　患者钟某,女,53 岁,广州市退休职工。因额头瘢痕反复不愈并逐渐加重 3 年余,于 2015 年 6 月 18 日就诊。患者无明显诱因于 3 年前发现前额正中发际以下有一点状瘢痕,微微凸出皮肤,边缘清晰,因不痛不痒,且无其他不适,况且被前额刘海遮盖,也无明显不良影响,并没有太在意而任其发展。近两年来,瘢痕面积不断扩大,并逐渐向下发展至眉间、鼻梁,形成一上宽下窄的似倒置宝剑形状,仍无痛痒等感觉,遂在友人的劝说下,来我科门诊就治。患者形体偏瘦,面色晦黯不泽,精神倦怠,神疲乏力,额头上有一类似宝剑形的瘢痕,边缘清晰,上宽下窄,从额头正中近发际处逐渐延伸到眉头正中,并隐约蔓延至鼻梁正中,长 5~6cm。患者饮食一般,夜间睡眠尚可,口唇微紫黯,舌质黯,苔白润,脉细涩。患者素体脾虚,天癸已竭,阳气内消,浊阴流窜,故见湿痰流注之候。治疗当标本兼顾,祛风散寒通络,以调理体质为主而不以攻伐取效。
方药:

柴胡 10g	葛根 20g	白芍 20g	当归 10g
何首乌 10g	川芎 10g	白芷 10g	石菖蒲 10g
路路通 5g	黄芩 10g	蔓荆子 10g	苍术 10g
升麻 5g	甘草 10g	大黄 5g	

3 剂,水煎服。

　　二诊,2015 年 6 月 22 日,服药后,自觉瘢痕稍稍变短,余无不适,原方去柴胡、升麻,加党参 20g。再服 5 剂。

　　三诊,2015 年 6 月 27 日,服药后,自觉精神好转,瘢痕逐渐变平坦,凸出感减少,几乎与正常皮肤相平衡,舌质紫黯,苔润,脉涩。原方去葛根、黄芩,加淡附子 10g,再服 7 剂。

　　四诊,2015 年 7 月 4 日,患者服药后,自觉精神好转,体力有所增加,饮食可,二便如常,希冀再继续服用中药改善体质,或许时间久了,额头上的瘢痕也就慢慢消失。但愿其来无影,去也无踪。原方去石菖蒲、蔓荆子,加桃仁、桂枝各 10g,再服 7 剂。

　　五诊,2015 年 7 月 11 日,患者服药期间,自觉无不适症状,饮食、睡眠如常,面色略较前红润,精力稍增。愿继续服药调理,以求整体改善。

【临证明理】"阳化气,阴成形。"患者禀赋不足,痰浊留注。故治疗以体质调理为根本,宗求本之义。

【个人体会】 患者素体脾胃虚弱,又逢天癸将竭,冲任不足,肝肾内亏,湿痰流注而呈瘰痕之症。治疗当"治病相体",不求速效,而当假以时日,或可有功。近读丹道医家张觉人先生《红蓼山馆医集》所载之灸法(太乙神灸、水灸疗法、化学灸疗法、丹药火灸法),感触颇深,或此案内外合治,疗效更佳。

第三节　种植牙后致郁证案

患者罗某,女,62岁,广州人。因饮食减少体重下降精神抑郁反复2月余,于2017年7月21日就诊。患者自诉两月前种植牙后,自觉口中不适,有异味,或酸或辣、或咸或苦、或有一种刺鼻的"毒气",而饮食减少,伴情绪抑郁或紧张焦虑,夜寐不能,常常夜间惊醒,或突然有一种刺鼻的"毒气"在口中回旋,牙龈肿痛时作,大便不调舌质黯,苔厚,脉濡。自发病以来,患者体重减轻5kg左右,因精神紧张,饮食减少而反复求医,效果不明显。患者自认为与拔牙、种植牙有关,想把种植的那颗牙拔掉,以解决根本问题。患者因拔牙再种植牙后出现牙龈肿痛,口中不适本是一种正常反应。然患者心理暗示较强,过度夸大这种感觉而导致饮食减少,精神焦虑,夜寐不能。所以治疗关键在于,合理解释不适反应为病理生理反应,更重要的是通过祛风除湿通络治疗改善症状,从而增强患者的信心。经过反复疏导,患者终于认同医生的说法,把种植牙拔掉则更伤经络,暂不再考虑拔牙,并同意通过服用中药治疗,方药:

麻黄5g	桂枝10g	淡附子5g	当归10g
栀子10g	木香5g	黄芩15g	淡豆豉15g
丹参10g	党参10g	大黄10g	肉桂15g
鸡血藤10g	芒硝(冲服)10g	甘草10g	

5剂,水煎服,1日1剂。

二诊,2017年7月26日复诊,患者服药后,大便泻下量多,自觉口中异味感大减,夜寐转好,饮食渐增,情绪好转。原方去桂枝,加细辛3g。再服5剂。

三诊,2017年8月2日,患者精神好转,饮食如常,夜寐好转,舌苔渐退,脉和缓。原方继续服用调理。

【临证明理】《素问·天元纪大论》云:"人有五脏化五气,以生喜怒悲忧恐。"七情之化,本属正常生理反应。只要人体通过适当自我调整,经过一段时间之后,通常可以得到一定的改善,而不至于有病理之害。然此案患者确因牙科术后,自觉口中异味,并且严重影响饮食和睡眠,最终引起体重下降等,在此基础上不断加重而导致情绪异常之变化。治病之本,必须让患者从根本上认识导致身体不适反应的真正原因,通过确切有效的治疗,彻底改善患者的精神状态。在这里,仅仅动之以情,晓之以理是不够的,还必须以有效的治疗相辅助,否则难以取效。

【个人体会】 此案患者拔牙种植牙后引起的口腔不适,应该属于病理生理现象,但由于病人思虑过度,导致症状加重。然心病还需心药治,草木焉能动人之七情六欲,故治疗必当以心理疏导为先,次以方药,方可收功。医者,意也。但能确得其本而撮取之,则一药可愈。诚真言也!

第四节　痔疮便血案

张某,女,45岁,广东人。因大便带血反复3年,加重半年余,于2019年6月5日来门诊求治。患者自诉脾胃不足,饮食不节,每遇天气变化或情绪激动则肠胃不适,大便不畅,或痔疮反复。3年前患者开始反复出现大便带血,出血量或多或少,进一步检查提示痔疮出血。2年前,在医生的建议下行痔疮切除术。术后出血症状明显改善。近半年来,患者大便不畅,便血反复,偶有头晕,再次到医院就诊,医生再次建议其手术治疗。距离上次手术仅仅不到2年,而再次手术后的风险或是否还会反复的可能性更大,病人考虑了很久,于是想尝试一下服用中药治疗,或许可以避免再次手术的风险和复发的可能。来诊时,观其形体矮小,颜面略虚浮,色萎黄不泽,饮食尚可,大便不调,临厕努责,大便带血,颜色鲜红,或多或少,或如喷射状,伴腹胀,少腹偶有坠痛,腰背不利,夜寐不宁。舌黯,苔厚腻,脉涩不畅。患者素体肠胃不足,饮食不节,风湿内羁,阻滞肠络,每每宿食内结,七情不畅,术中复感风湿等,邪气有加,内逼肠络而便血反复。治以祛风通络,宣肺降浊为法,方药宣肺降浊汤化裁：

醋柴胡 10g	黄芩 10g	姜半夏 10g	栀子 10g
党参 10g	厚朴 15g	当归 10g	枳实 15g
荆芥 10g	鸡血藤 15g	大黄 10g	番泻叶 5g
芒硝 10g	甘草 10g	葛根 15g	桃仁 10g

5剂，水煎服，1日1剂。

二诊，2019年6月10日，患者服药后，腹胀减，大便泻下量多，开始服药2天，出血减，有黑便，此瘀血外出之象。此后3日，已无便血，饮食可，仍夜寐多梦，肛门偶有瘙痒重坠感。舌黯，苔微腻，脉细。原方减番泻叶、芒硝各5g，隔日1剂。

三诊，2019年7月4日，服药后，腹胀减，纳可，二便如常，已无肛门瘙痒重坠感等。原方间断服用，可每周1次或2次。饮食不节，肠胃积滞，大便不畅则需加量服用。

【临证明理】 巢元方《诸病源候论·痔病诸候》云："诸痔者，谓牡痔、牝痔、脉痔、肠痔、血痔也。其形证各条如后章。又有酒痔，肛边生疮，亦有出血。又有气痔，大便难而血出，肛亦外出，良久不肯入。诸痔皆由伤风，房室不慎，醉饱合阴阳，致劳扰血气，而经脉流溢，渗漏肠间，冲发下部……痔久不瘥，变为瘘也。"又言："因便而清血随出者，血痔也。"此论对痔疮病因，言之最详，而治疗之法又列举"养生方导引法"等。然论治便血，无出《金匮要略·惊悸吐衄下血胸满瘀血病脉证治》左右，泻心汤、赤小豆当归散、黄土汤等，不过示人以活法，重在明白其中出血之机缘，审证求因，因势利导，而绝非一味见血止血。奈何今人动辄外科手术，治标不治本，症状反复。若能尊圣贤之法，或可免除手术之痛苦，救人于危急之间。

【个人体会】 痔疮出血多见于春节前后，脾虚风重之老年人或虚劳者。多因风寒外袭肠络，而内伤之肥甘厚味积聚而热毒内生，内外合邪，逼迫肠络而为便血之证。记得在春节前后值班便血之患者甚多。古人从因而论名为"肠风"，自是有一定的道理，但徒有祛风一法而不能因势利导则恐闭门留寇。故用自治宣肺降浊法，表里兼顾，标本同治而获效。

记得读研究生期间，1次痔疮发作近半月，痛苦不堪，因恐惧手术之伤痛，遂擅自做主，斗胆采用桃核承气汤，竟然1剂知，2剂愈，两剂中药花费不过两块多钱，真真"简、便、廉、验"。信夫！遂如获至宝，屡试不爽。前年一位86岁高龄老人，因痔疮疼痛反复，自诉疼痛严重甚至超过产痛，遂到医院急诊，医生建议其手术治疗,老人家觉得没必要,还是来吃中药而获愈。痔疮出血,无非下焦风寒湿热瘀血阻络,内逼血络,治疗当因势利导,通因通用,往往一两剂获效。

非古法失传日久,乃今人无知时长。宁可手术而贻笑中医,而徒言"治病贵""治病难",难易之间,确有理数可辨。

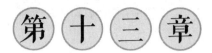

第十三章
肿 瘤 案

第一节　食管癌吞咽困难案

　　患者吴某,男,68岁,河北邯郸人,农民。因吞咽困难,进食时梗阻伴胸骨后隐痛半年,于1998年7月28日初次就诊,经胃镜检查示食管中、下段癌,病例细胞学检查确诊为食管鳞状细胞癌。钡餐检查示病变长度约15cm,管腔呈不同程度的狭窄,管壁僵硬,病变部位黏膜中断,钡剂通过受阻。经多家医院肿瘤科会诊,因病程已经至中晚期,不能手术切除,患者家属又拒绝放疗、化疗,要求保守治疗。家属为向患者隐瞒病情,减轻其心理负担,每有不适,即告诉患者是"炎症"发作,予以"消炎药"安慰一下。病情不断加重,适值暑假期间,回乡探亲,经其亲戚介绍来诊。患者形体消瘦,精神尚可,谈笑自如,自诉之饮得汤水,可以喝少量稀粥,吃馒头时感觉明显吞咽困难,时有反胃,感觉身体比以前消瘦很多,体重下降,舌质青紫有瘀点,苔白润,脉紧涩欠柔和。患者高年肾亏,命门火衰,火不暖土,运化不及。给予开噎启膈汤合附子理中汤化裁:

芦根120g(煎汤代水,泡浸他药)　　熟附子10g　　半夏15g

干姜10g　　　栀子10g　　　丹参20g　　　砂仁10g

水蛭5g(研粉)　　白芍20g　　甘草10g

5剂,水煎服,1日1剂。

　　二诊,患者自诉反胃减轻,吞咽过程中的梗阻感若失,但吃硬东西时还是需要用开水泡开后才能吞下去,感觉吃药有效,要求继续服用中药调理。先后服用 100 余剂,症状明显改善。患者自以为是"胃病",在服用该方有效后,常常把处方传给本村其他的胃病患者,或效或不效。随访 3 年,身体健康,能从事一般家务劳动。

【临证明理】 食管癌属于中医"噎膈"的范畴,《素问·至真要大论》中有"饮食不下,膈咽不通,食则呕"的记载,指出了噎膈的临床表现。本病的病因病机多由于饮食不节,情志抑郁,肝失疏泄,克土犯胃,脾运失健,津聚痰生,痰气交阻,复因燥热伤津,气滞血瘀。亦如《临证指南医案·噎膈反胃》评注:"噎膈之证,必由瘀血、顽痰、逆气阻隔胃气。"而喻嘉言则以其"多食烫酒",张鸡峰则认为"噎膈乃神思间病"。然总不离瘀血、顽痰、逆气、津亏之途。根据基本病机,制定以滋阴润燥、行气化痰、活血止痛功效为主的开噎启膈汤,方中重用芦根,煎汤代水,泡浸他药,旨在滋阴润燥以化五噎,半夏、干姜、栀子辛开苦降,散结除痰,丹参、砂仁、水蛭行气活血,化瘀通络,白芍、甘草酸甘敛阴,缓急止痛。合用附子理中汤旨在标本兼治。有效针对晚期食管癌的根本病机和临床主症,故可以得到较好的临床疗效。现代研究表明,以上诸药,均有一定的抗癌效应,并可以提高机体的免疫力。临床研究结果显示,应用开噎启膈汤治疗中晚期食管癌,具有明显改善临床症状,提高患者的生存质量,临床治愈率高,经济有效,病人易于接受,值得在临床上推广。

【个人体会】 初入临床,能获效如此,可以说坚定了我个人从事中医的信心和决心。感觉中医的种子在我的心里已经生根,并慢慢成长。中医之伟大,在于疗效,在于能治病救人。

第二节　胃癌虚劳呕吐案

患者石某,男,56 岁,河北人。1997 年 1 月 24 日初诊。患者因形体进行性消瘦伴恶心呕吐进食明显减少,大便反复黑色在当地医院进行系统检查,胃镜并病理结果提示胃癌并转移。因经济拮据,患者拒绝一切治疗,只能在家痛苦地等待死亡的到来。其子不忍,孝心至诚,在多方求医问药治疗 2 个月后才抱着试试看的态度来登门找年轻的中医会诊。那年正月初四上午到病家会诊,虽是春寒料峭,然天气十分寒冷,刚一进门,便可闻到一股刺鼻的"病味",患者形体消瘦,已经呈骨瘦如柴,大肉已脱貌,精神疲惫不堪,面色黧黑,表情痛苦,眉头紧缩,蜷卧在炕角,面对墙壁,呻吟声不断,口中不时唾出白色泡沫,身边问话时,病人也无力回答只是不时摇头叹息,观其舌苔厚腻不见底,津液满口,脉弦紧欠柔如革。患者显然已病入膏肓,用药未必有效,然医者仁心,正直立春前后,或假少阳春生之气,庶乎有效。初以徐小圃温涩法小试,方药:

| 熟附子 15g | 干姜 10g | 白术 15g | 党参 20g |
| 赭石 20g | 桂枝 20g | 茯苓 15g | 炙甘草 10g |
| 大枣 5 枚 |

4 剂,水煎服,1 日 1 剂。

二诊,家属代诉,患者服药后,咳唾减少,食欲稍增,仍喜卧床。效不更方,继续前方 5 剂。天气渐渐转暖,患者病情明显好转。继续用附子理中汤调理 2 月余,患者在清明节后,春播时已经可以下地劳动。因将养时宜,夏季因误食不洁腥腻之物,呕吐又作,予以小半夏汤和桂枝汤 3 剂,症状缓解。后因笔者求学至南京而未随访。次年冬 10 月患者去世。

【临证明理】 患者禀赋不足,饮食不节,情志郁结,气滞痰凝瘀血互结,胃气衰败,故形体日渐消瘦,而精神萎靡。俗话说,哀莫大于心死。此案患者家境贫困,负担过重,痛失亲人,一蹶不振。病之所由气也,病之所在气也,病之加剧者,亦在乎气。故虽初治有小效,而不能治其本,而终于事无补,实乃憾事!

【个人体会】 此案病情凶险,能以附子理中汤获效,确有贪天之功。然患者病情反复,不仅与饮食调理不当有关,更主要与情绪低落有密切关系。追问病史,患者 1 年前丧妻。疾病在消极悲伤的情绪下迅速变化继而恶化。很多肿瘤患者都有长期的情绪压抑等问题。而心病还需心药治,而草木之品,确难能胜人之七情六欲。

第三节 食管鳞状细胞癌之呕吐吞咽困难案

患者刘某,女,87 岁,因进行性吞咽困难 3 年余,加重伴呕吐 3 个月,由门诊于 2010 年 6 月 3 日收入院。患者 3 年前开始出现吞咽困难,吞咽时有噎阻感,但仍可进食米饭类食物,进食量减少。患者及家属当时未予重视,未到医院就诊,3 年来吞咽困难症状逐渐加重,伴进行性消瘦。至 2010 年 3 月,患者仅可进食流质,甚则无法进食,食入则吐,呕吐清水痰涎或胃内容物,遂至省中医院就诊,查胃镜活检病理提示食管鳞状细胞癌,并行食管支架置入术。患者术后吞咽困难较前稍有改善,但出现胸骨后疼痛明显,多次于广东省中医院及下级社区医院住院治疗,予止痛、营养支持等对症处理,吞咽困难、食入则吐、胸骨后疼痛症状无改善,为求进一步系统治疗,拟食管癌收入我科。

入院症见:神志清,精神差,言语缓慢而低沉,前曲卧位,两肘抵膝,双手抱头呈被动体位。形体消瘦,皮肤松弛,面色萎黄无华,吞咽困难,仅可进食少量全流质,时有呕吐,呕吐物为清水痰涎,胸骨后疼痛。

体格检查:T 36.9℃,P 100 次 /min,R 20 次 /min,BP 155/68mmHg。发育一般,营养不良,神志清晰,被动体位,表情痛苦,舌红干无苔,脉沉涩欠柔和。全身皮肤、黏膜未见黄染、发绀及出血点,浅表淋巴结未扪及肿大。头颅五官端正,双侧瞳孔等大等圆,对光反射灵敏。颈项对称,活动欠灵活,甲状腺无肿大,气管居中。

四诊合参:

望:神清,精神差,表情痛苦,面色萎黄无华,蜷卧于床,形体消瘦,皮肤松弛,舌干红无苔。闻:言语清晰,未闻及异常气味。问:吞咽困难,无法进食,时有呕吐,呕吐物为清水痰涎,胸骨后疼痛,口干不欲饮水,大便不畅。切:脉沉涩。

实验室检查:

胃镜:食管癌(病理:鳞状细胞癌);胃下垂并慢性胃炎;空肠段小憩室。

中医辨病辨证依据:本病当属中医"噎膈"范畴,证属气阴两虚,痰浊瘀阻。患者年老体虚,脾胃虚弱,水湿运化失司,酿生痰湿;脾气虚弱则无力推动血运,气虚血瘀,痰浊瘀血互结,结而为块,痰浊瘀血结块积聚日久则耗伤阴液,积聚于食管则致胃气上逆,噎食受碍,发为噎膈。入院后治疗患者因吞咽困难,呕吐清水,担心服药后呕吐加重,初期不肯服用中药。结合以往治疗经验,对患者家属讲明治疗的目的,以及单纯靠输液和肠胃不进食状态的危害,希望通过服用中药减轻呕吐、胸痛等症状,或可以进食少量,待胃气来复,或可稳定一段时间。患者因重病术后,胃气衰竭,饮食不入,津液干涸,阳虚水湿内停,泛溢作呕,此胃气将竭,阳气虚衰之候,治疗当予以阴阳同补,阳中求阴,方药:

熟附子(先煎 1 小时)45g	麦冬 10g	白术 10g
干姜 10g	太子参 10g	芦根 60g	熟地黄 10g

| 吴茱萸 10g | 砂仁 10g | 白芍 10g | 肉桂 20g |

甘草 5g

2 剂,水煎服,将煎好的中药汁用纱布或棉签蘸取少量,慢慢将药汁擦拭口唇或舌面舌周缓缓滴入,待病人呕吐症状减轻后,再小口慢慢喝下去。

2 天后家属代诉服用中药后,食欲稍改善,今晨可进食牛奶 100ml,24h 小便尿量约 800ml,大便较少,为黄色稀烂便。舌质淡苔少,但较前明显滋润一些。患者病情稍好转,继续目前静脉营养及支持治疗;中医治则不变,方中去吴茱萸,加山茱萸 10g,再服 5 剂。经过对证支持治疗并中药暖胃温肾,补阳益阴调理 10 余日,患者精神较前好转,纳差、吞咽困难较前好转明显,每日可进食稀粥、牛奶等量约 500ml 左右,呕吐次数较前减少,小便量少,大便正常,生命体征平稳,生存质量明显改善。病情好转,予以出院。

【临证明理】 风、痨、臌、膈,四大重症,一言其病情危重,二言其难于治疗,三言其预后凶险。临证每遇此证,绝不可轻言无事。但凭仁心处方,而其难治之由,必须详细告知病家,否则,后患无穷。

此案病重至危,实难预料。但有一丝生机,假以仁心而选方用药,或可济人。医者仁心,重在减轻病人的痛苦,始能不忘初心。非谓癌症之可治,但言病人之生机。或治或不治,唯有从病人之"神气"有无、多寡中得知。

【个人体会】 本案治疗关键在于如何将中药有效应用到患者,直达病所,在西医学无法解决恢复患者胃肠功能状态的情况下,如何有效发挥中医药的特色和优势,是值得我们进一步思考的问题。此案重要在于如何服药开胃,蘸、点、润、含、呮、吸等方法,均可用于危重病人。思《名医类案》载许胤宗之治柳太后中风案,就是用黄芪防风汤大剂煎药通过熏蒸雾化而入,通过鼻腔、玄府而开窍祛风获效,此中奥义,值得深思!

第四节　胰腺癌之腹痛案

廖某,女,60 岁,2009 年 5 月 29 日初诊。患者因形体进行性消瘦半年伴腹部剧烈疼痛 20 余日,在当地住院诊断治疗检查,诊断为胰腺癌,因失去手术机会,并且腹部疼痛难忍,在应用镇痛药硫酸吗啡缓释片(美施康定维持),但药力一过,疼痛再次发作,在外科主任的建议下配合中药治疗。来诊时,患者形体消瘦,四肢厥冷,面色苍白,双手捧腹,步履维艰,行走摇晃不稳,舌质淡紫黯有瘀点,苔白润,脉沉微紧涩。患者素体虚寒,阳气不足,阴寒内盛,日久脉络闭阻,不通则痛,故予以温阳通脉散寒之当归四逆加吴茱萸汤,方药:

当归 30g	白芍 30g	熟附子(先煎 1 小时)45g	
干姜 20g	白术 20g	吴茱萸 10g	桂枝 20g
茯苓 30g	细辛 3g	通草 5g	生姜 30g
大枣 15 枚	炙甘草 10g		

7 剂,水煎服,1 日 1 剂。

二诊,患者家属代诉,腹部疼痛略有缓解,精神好转,夜间睡眠有所改善,镇痛药的使用间隔可以延长,其余症状变化不大。原方去吴茱萸、通草加肉桂、台乌药各 10g,继续服用 1 周。

三诊时,患者自诉服药后,大便次数增多,泻后疼痛减轻,饮食较前增加,遂继续服用原方调理。

四诊时,患者自诉为增加抵抗力而加服花旗参片泡茶后,疼痛有所加重,频率增加。疑其性寒,嘱停服洋参茶,再以真武汤加山茱萸(熟附子,干姜,白术,山茱萸,桂枝,茯苓,炙甘草,大枣)7 剂调理。

【临证明理】 患者以腹部剧烈疼痛为主要症状,在应用西药止痛镇痛药的前提下,病情仍无明显缓解,配合中药治疗可以有效改善症状,提高患者治疗疾病信心。另外,在诊断明确癌症的前提下,患者或家属会想尽办法增加一些补品或具有"抗肿瘤"作用的食品等,但是当出现不良反应时,应根据情况适当停用。本案在服用西洋参后出现的疼痛加重与西洋参性偏寒凉有关,服用西洋参与病情有悖,故出现症状加剧。事实上,中药之寒热温凉,因人而异,并无确定之数,如病性寒用温热之姜、桂、附之属,自然不易之理;如病性热用硝、黄、石膏之辈,亦正治之法则。若不论病性之寒热,正邪之进退,则人参也可杀人于无形。医理昭昭,岂可含糊?

【个人体会】 此病凶险,预后不良。明知不为而为之,尽仁心也。医者仁心,但能处方一试,或可减轻病人之痛苦,岂可以名声毁誉计。我的座右铭是:每当病人给医生一次救治的机会,则医生当竭尽全力去救治,给病人以健康的可能。

第五节 胆囊癌并肝转移

　　患者于某,男,38 岁,广州人。患者因近半年来体重下降 10kg,于 2009 年 4 月 16 日,在朋友介绍下来诊。患者半年前曾因形体消瘦,精神倦怠乏力在附近医院体检,结果均显示在正常范围。近半年来体重呈进行性下降,面色萎黄,目睛微黄,精神疲倦,大便溏烂,夜寐欠安,舌质淡胖,苔白润,脉紧涩。为明确诊断,即予以全面检查(血液、尿液、大便常规、风湿三项、甲状腺功能三项、肝肾功能、肿瘤三项、胸片、心电图、腹部 CT),以明确病因。次日检查结果显示为胆囊癌并肝转移,遂请肝胆外科李主任会诊。外科会诊意见:疾病危重,预后差,已经失去手术机会,生存期为 3~5 个月,建议中药保守治疗。根据患者情况辨证为阳虚证,予以真武汤化裁:

熟附子(先煎半小时)30g	干姜 20g	白术 30g
党参 20g	桂枝 20g	茯苓 45g	猪苓 15g
当归 20g	白芍 45g	炙甘草 10g	大枣 5 枚

　　　　　　　　5 剂,水煎服,1 日 1 剂。

　　患者服药后,自觉精神好转,再以前方加减 5 剂调理。后来听说有一种可以使肿瘤萎缩而减轻病情的"冷冻"疗法,即介绍患者转至肿瘤专科医院进行冷冻等治疗,随访半年后,因胆囊癌并恶病质而去世。

　　【临证明理】 医者,首当诊断明确,其次再予以治疗。若诊断不明,则治疗就不能有的放矢。此案初诊黄疸并不明显,而"形体消瘦"之因乃是诊病之手眼。

　　而癌症之恶,由此可见一斑。病起于何故?《灵枢·百病始生》:"是故虚邪之中人也,始于皮肤,皮肤缓则腠理开,开则邪从毛发入,入则抵深,深则毛发立,毛发立则淅然,故皮肤痛;留而不去,则传舍于络脉,在络之时,痛于肌肉,其痛之时息,大经乃代;留而不去,传舍于经,在经之时,洒淅喜惊;留而不去,传舍于输,在输之时,六经不通四肢,则肢节痛,腰脊乃强;留而不去,传舍于伏冲之脉,在伏冲之时,体重身痛;留而不去,传舍于肠胃,在肠胃之时,贲响腹胀,多寒则肠鸣飧泄食不化,多热则溏出糜;留而不去,传舍于肠胃之外,募原之间,留着于脉,稽留而不去,息而成积。"由此可见,在癌症积聚形成的过程中,病邪由皮肤毛发而入,继之到络脉,再传至经,内舍于输,再由伏冲而传至肠胃,留而不去,终至成积。是故"病至五脏,半死半生",理应难治。细思,在其发展过程中,均有可治之机。而病人不知,错失良机。

【个人体会】 以进行性消瘦或体重进行性下降为主诉的患者在诊断上,首先要在排除结核、糖尿病、甲状腺功能亢进、恶性肿瘤等疾病的基础上,考虑功能性病变。在当今临床,明确诊断对疾病的预后有非常重要的意义。在肿瘤治疗上,患者可能会选择最先进方法,只要有一线希望,都一定尽力去争取。

患者是一位 30 多岁的男性,家中上有父母大人,下有妻儿弱小。虽然,从医学上判断,生存期不过半年,可病人毕竟不能在家坐以待毙,虽辗转几家医院抗肿瘤治疗,最终也未能超出预期。

在从医的道路上,我非常敬佩那些有时不做手术甚至拒绝给病人做手术的外科医生,更敬佩那些不药而愈的内科医生,虽然只是偶尔,但那些是真正的医生,是坚持医疗原则和生命底线的真正医者!

第六节 结肠癌腹痛案

患者邓某,男,75 岁,初诊 2009 年 6 月 24 日。结肠癌手术并化疗后,形体虚浮,精神倦怠,饮食少,大便不畅,术后伤口部位疼痛,夜间尤甚。观其舌质青紫苍老有瘀点,苔白厚腻,脉沉涩欠柔。患者年高体弱,大病之后气血亏虚,复因手术伤和药物伤,风、寒之邪乘虚而入,内合伤口之瘀血痰浊,阻塞三焦之通路,瘀滞不通,故治疗第一阶段必须以祛风散寒之法,开通元气运行之三焦通道,继之以补气活血之法,以扶正祛邪,达阴阳调和之旨。或仿古方小续命汤意,以麻黄细辛附子汤和当归补血汤化裁:

炙麻黄 15g	细辛 12g	熟附子 60g(先煎 2 小时)	
干姜 20g	白术 10g	党参 10g	桂枝 20g
茯苓 10g	黄芩 10g	当归 10g	白芍 10g
炙甘草 5g			

5 剂,水煎服,1 日 1 剂。

二诊,患者服药后,自我感觉精神好转,饮食渐增,大便较通畅,唯手术缝合后的瘢痕下疼痛不减,夜间加重,或以手揉按后疼痛减轻。舌苔渐退,脉较前略有和缓之象。遂在原方减党参、白芍,加吴茱萸、法半夏,以增加散寒止痛之力,再服7剂,另外予以中药硬膏(东方磁疗贴)外敷瘢痕处并神阙穴(肚脐眼)。

三诊,患者痛处明显减轻,夜间睡眠明显好转。要求继续服用中药调理,伤口疼痛处加用外敷中药理疗贴后感觉很舒服,疼痛缓解明显。中药守前方,并硬膏外敷综合调理。

【临证明理】 "通则不痛"理也。无论新旧疾病,但遇痛证,必以止痛为药。而中医药止痛之理,较少镇痛,更多是审证求因,故有"不通则痛""不荣则痛"之理。而治疗也比较灵活,故有麻黄汤可疗外感风寒之头疼身痛关节疼痛者,有桂枝新加汤之疗身痛者,有大建中汤之疗腹痛者。

其次对于癌证疼痛和其他原因所导致的疼痛问题,中医药的外治法亦显示了一定的治疗优势,而且在古代也积累了很多关于这方面的宝贵经验。现代中医一提到癌痛,首先想到的是吗啡、盐酸双氢可待因片(路盖克)、镇痛泵等,中医药治疗早已被放在脑后或根本就没有这根弦儿啦!

【个人体会】 所谓"手术伤",不仅仅是手术刀口处看到的皮肤表面损伤及瘢痕,更主要的是在外科手术过程中人体长时间局部或整体暴露在阴冷的环境下,体内元气外散和冷气内入等因素导致人体脏腑经脉道路及气机遭到破坏。另一方面,手术产生的瘀血、痰浊滞留局部产生粘连,并由此导致了在临床手术后的种种不良反应。这是在对手术后病人辨证用药过程中必须考虑的问题,也是现代中医诊断学和病因病机学不可回避的重要问题。

第七节 食管癌并气管裂孔疝吞咽不能案

钟某,男,69岁,广州人。因吞咽不利,水谷不进月余,于2002年3月18日由门诊收住入院。患者半年前曾因"吞咽不利,形体消瘦,体重下降"在当地医院治疗,检查结果提示为食管癌并气管裂孔疝,经予以对症支持治疗症状无明显缓解,患者症状日渐加重,进水困难,形体极度消瘦。为求进一步治疗,患者在门诊找到国医大师邓老的高徒刘小斌教授。刘教授因其病情危重,预后不良,但又似乎有一丝生机,当明确那天是我在病房值班的时候,特地交代病人来找我寻求中医治疗,并嘱咐尽可能多想想办法。入院时,患者面色黧黑,精神疲惫,形瘦如柴,在轮椅上奄奄一息,言语微弱,呼吸气促,大便不畅,夜间烦躁,舌黯,苔润,脉涩无力。入院后予以对症处理、营养支持治疗,结合笔者治疗本病经验,中药予以开噎启膈汤合附子理中汤化裁:

芦根 120g(煎汤代水,泡浸他药)　　熟附子 30g　　法半夏 10g

干姜 10g　　栀子 10g　　丹参 20g　　砂仁 5g

水蛭 5g　　白芍 20g　　党参 10g　　甘草 10g

3 剂,水煎服,1 日 1 剂。

因患者饮水即呛,根本无法下咽,中药汤剂也不例外,遂嘱将熬好的中药待晾凉后用棉签或纱布浸沾充分,慢慢涂擦口唇及口腔,然后慢慢将中药渗滴进去,药未进半剂,已可用调羹水勺大口饮水,次日中午,已可进食半碗稀粥。家属、患者都十分开心,感觉治疗很有希望。后两日,上级医师因所谓要"进一步明确诊断"而进行全消化道钡餐检查后,病人症状反复,病情恶化。遂在家属要求下办理自动出院而中断治疗。

【临证明理】 噎膈之症,古来难医。病者水米不进,胃气杳然可知。斗胆一试启膈散,始知古人不欺余之理。而服药之法,古来有之,未必新奇,但能医人之术,未尝不可以。

【个人体会】 在目前的医疗环境下,过度诊断已经成为一个不可忽视的临床问题。本案患者诊断明确,危在旦夕,因调护失宜,而导致病情反复。患者本已水谷不入,胃气遥然,再施以钡剂,重伤脾胃生化之机,岂有生还之理? 本案服药法最初为山西伤寒大家赵明锐之高徒任正建先生对新生儿难以喂药或牙关紧闭的情况而设,对危重患者或难以张口之超高龄之虚衰患者,均可采用此法。

衷心感谢国医大师邓铁涛之高徒刘小斌教授的信任和支持,正是他们的厚爱和信赖,使得我们年轻一代的中医获得更多学习和尝试的机会。正如校长王新华教授所言,国医大师邓老的胸怀和对后学者的提携也是我们学习和传承的重要方面。

第八节　肝癌移植术后虚劳案

患者戚某,男,52 岁,初诊 2006 年 11 月 17 日。因患肝癌(巨块型)而行肝移植手术。2 个月后,患者因饮食少,形体消瘦,肌肤黄染,在朋友介绍下来门诊治疗。观其精神疲倦,形瘦如柴,肌肤黄染,目睛凹陷,言语低微,动则气促,舌质青紫,苔白润滑,脉沉涩。患者大病体弱,术后气血亏虚,复因手术伤和药物伤,风、寒之邪乘虚而入,内合伤口之瘀血痰浊,阻塞三焦之通路,瘀滞不通,脾胃升降失司,食谷不化,气血日衰,故见虚劳之象,治疗以祛风散寒,补气活血之法,以扶正祛邪,调和阴阳。以麻黄细辛附子汤和当归补血汤化裁:

炙麻黄 15g	细辛 12g	熟附子 60g(先煎 2 小时)	
干姜 20g	白术 10g	党参 10g	桂枝 20g
茯苓 10g	黄芪 30g	当归 10g	猪苓 10g
炙甘草 5g			

5 剂,水煎服,1 日 1 剂。

二诊,患者服药后,自我感觉精神好转,行走较前有力,饮食微增。遂在原方减炙麻黄、细辛、黄芪、当归,加山茱萸,仿冯氏全真一气汤以大补元气,再服7 剂。

前后调理 2 月余,患者已正常上班。半年后复查腹部 CT,肝脏肿瘤复发,遂转外科对症治疗。次年 10 月去世。

【临证明理】 癌症之凶险危重如此,可否服用中药,如何服药? 病人不明,医者疑之,如何决策? 顺其自然即可。病之所以为病,运气使然也;医者之所以医者,造化也,缘分也。虽知不能愈而强遣方用药者,实仁心也。

【个人体会】 巨块型肝癌病情危重,预后凶险,多数患者因肿瘤生长迅速而导致包膜破裂,内脏出血而死亡。在西医外科高度发达的条件下,无疑肝移植给患者延长生存期提供了可能。配合中医药的有效治疗,提高生存质量,减轻并发症,延长寿命成为一种可能,中西医结合在恶性肿瘤的序贯治疗和整体治疗中显示不同的特色和优势。

第九节　结肠癌术后饮食不能案

患者梁某,女,56 岁,农民,汕头人。因饮食不能,水入即吐反复月余,加重 1 周,于 2018 年 7 月 5 日就诊。患者 1 个月前因结肠肿瘤曾在我院胃肠外科行手术切除。术后患者一直精神萎靡不振,手足冰冷,短气懒言,饮食不能,水入即吐,自觉腹胀,夜寐欠安。面色萎黄无华,目光呆滞,腹胀痛时作,下肢无力,行走艰难,被家人用轮椅推入门诊诊室。观其形体瘦削,面色无华,短气,声低懒言,神疲,四肢无力,术后至今,饮食不入,饮水即吐。大便量少,小便可,夜寐欠安,腹胀时作,手术伤口缝合处仍有疼痛。舌淡黯,苔白厚腻,脉微紧涩。患者素体脾虚,久病、术后,元气亏虚,风湿内羁,停留于肠胃。暂以疏风利水,通利胃肠为先,方药:

芦根 30g	栀子 10g	蒺藜 10g	姜半夏 10g
党参 15g	白芍 30g	穿破石 10g	砂仁 5g
何首乌 10g	莱菔子 15g	鸡血藤 15g	大黄(后下)10g
番泻叶 5g	芒硝(冲服)5g	炙甘草 10g	大枣 5 枚

3 剂水煎,并复渣服。1 日 1 剂,宜频服。

二诊,2018 年 7 月 9 日,服药后,患者自觉精神好转,已无呕吐,服药 2 天后,可以每日 3 餐进食稀粥一碗量,第 3 天可以进食少量米饭,自诉腹胀痛减少,夜间睡眠有所改善,可以自己稍稍走动,无需家人搀扶。舌黯,厚腻苔稍退,脉较前略显和缓。原方去砂仁,继续服用中药 5 剂,每日 1 剂。

三诊,2018 年 7 月 16 日,患者自诉饮食可,精神一般,仍觉四肢乏力,夜寐欠安。舌黯,苔厚,脉涩。原方去栀子、番泻叶,加淡附片 10g、山萸肉 10g,再服 7 剂调理。

【临证明理】 患者素体虚弱,禀赋不足,复因大病、久病、手术伤后,四肢瘦削,短气懒言少气,行走困难,病势危重,当为虚劳无疑。然患者腹胀痛,不能饮食,风湿瘀毒内阻谷道,胃气将竭。治疗当急则治标,通畅元气运行之通路,开通六腑之通路,否则,阴阳必成隔绝之势,甚为担忧。先以疏风利水,通利胃肠之品为饮子,频煎频服,速速以复元气运行之通路为要,而取效如桴鼓。若徒以参、芪之属,恐道路阻塞,药入即吐,徒劳无益。治病有先后、缓急、标本、内外之异,不可不详辨,或可有得,以益于病家。审之,慎之!

【个人体会】 此案虚实夹杂,且以虚为主。虚者补之。然细审此案,患者术后月余,不能饮食,水入即吐。古人指出,谷气不入,半日则衰,七日则死。如此谷气不入似为假象。真假虚实之间,自有的证可辨。况腹胀日久,手术伤口处疼痛时作,此邪实之明证。故以通利为法而获效。医者仁心,非图一己之名利。要之,医学生存之本在于临证之实效。

第十节　肺癌胸痛案

患者邬某,女,62岁,广州人。因右侧胸痛反复半年,加重伴右上肢活动受限月余,于2019年3月18日来门诊求治。患者既往体健,无特殊不适,婚后生一女,现已成人。近半年来反复出现右侧胸痛,偶有咳嗽,遂在当地医院对症支持治疗,症状缓解不明显。近1个月来,右侧胸痛加重,偶觉呼吸困难,口干,疼痛时连及右肩背屈伸不利,抬肩不能,夜间偶有因疼痛而影响睡眠。遂在家人带领下来我院门诊检查,结果提示右肺腺癌,建议手术或化疗。患者的婆婆多年前因肺癌曾在我处诊治,至今仍健在。遂再次转至中医科治疗。观其形体矮胖,面色红赤如染,有火烧火燎之势,声音洪亮,喉中有痰,咯痰不畅,目睛浑浊,有胬肉攀睛,脾气烦躁,情绪急躁,口干多饮多汗,口气重浊,胸痛反复,痛时牵拉至右肩背,关节转摇不能,活动受限,偶有咳嗽,气促,大便干结不畅,夜寐不宁。舌红,苔厚腻,根燥如颗粒状。脉紧涩不畅欠柔。患者素体湿热,饮食不节,积滞瘀毒内羁,经脉不畅。治疗当以宣肺通络,解毒逐瘀止痛为先,暂以宣肺降浊清肠为法。方药:

麻黄 10g	黄芩 20g	栀子 10g	大黄 20g
蒺藜 10g	莱菔子 15g	鸡血藤 15g	王不留行 15g
穿破石 20g	水蛭 10g	白芍 20g	何首乌 15g
番泻叶 10g	百部 15g	天山雪莲 3g	芒硝 10g
甘草 10g			

5剂,水煎服,1日1剂。另中药消炎祛风通络止痛膏外敷。

二诊,2019年3月23日,患者服药后,泻下次数多,量多味秽,自觉泻后疼痛稍减,夜间睡眠明显改善,口干也有所减轻,面涩色红赤之色稍减,舌红,苔稍减,仍厚腻。脉较前略有缓和。原方去白芍、何首乌,加石膏30g、郁金10g。再服7剂。继续用中药药膏外敷。

三诊,2019年3月29日,服药后,患者面部红色逐渐减退,目睛仍浑浊,自觉胸痛减轻明显,并且无太多牵扯感,右侧上肢肩背活动几乎恢复正常。舌脉均较前缓和。原方去麻黄、蒺藜,加苍术、升麻、姜黄各10g,再服

7 剂。

四诊,2019 年 4 月 18 日,患者自诉服药近月余,胸痛几乎已经消失,但每因情绪激动恼怒等七情之变而胸中有不适感。追问其因,为何容易发火或恼怒。细述丈夫因病而卧床不起,懒散且寡言,不便沟通,数劝其就医而被拒绝。患者自觉心中很委屈,虽有重病而又要勉强做家务,还要照顾有病不肯就医的老伴。想想就觉得火从中烧,胸痛骤起,所以反复至此。由此病之缘由已明。遂建议患者适当时候,带其家属来一起用中药治疗。不治其本,难得十全。

【临证明理】 临证以来,癌症患者颇多,有手术者,有化疗者,有放疗者,有靶向者,有免疫治疗者,也有采用纯中药保守治疗者,如何决策? 只得因人制宜。此案患者一派阳明热盛之征象,故以清热解毒通络为法而获初步疗效。而"面色红赤如染,有火烧火燎之势"正是辨证之手眼所在。四诊毕,方知其病之由,实乃情志郁火内结之患,夹积滞瘀血之所为。初服药虽有小效而胸痛减,若不能治本,则恐胸痛反复无常,而胸中之积聚日渐有加重之虞! 戒之! 慎之!

《灵枢·邪气脏腑病形》云:"面热者,足阳明病。"又云:"胃病者,腹䐜胀,胃脘当心而痛,上支两胁,膈咽不通,食饮不下,取之三里也。"此案现代虽有影像诊断支持肺癌之说。然就其临床症状,实阳明胃腑之阳明病。故降浊清肠实乃其正治之法,无非"虚则太阴,实则阳明"之理也。

【个人体会】 患者确诊后,几次三番来请求纯中医治疗。鉴于循证医学的研究,我也不能保证服用中药可以治好肺癌。是否可以手术和如何化疗,我还是坚持让患者到肿瘤医院咨询,沟通后再商议。中药可以随时服用,但患者及家属坚持因其婆婆在我处治疗,想尝试一下。再三劝阻无效,只得开中药以试试,冀有所得。所幸,患者服药 10 余剂,临床效果明显,生存质量提高,更加坚定服用中药治疗的决心和信心。临床获效,而肿瘤未必定消,假以时日再观。医者仁心,非徒以技自炫,必明医理而后治之。

另中药消炎祛风通络止痛膏主要有黄柏、石膏、刘寄奴、大黄、薄荷等药组成,研细粉末后加凡士林熬膏外敷。原本用于风湿痹证之关节不利或外伤后关节肿痛者,用在此案之胸痛,实不得已而为之。究清代吴师机所言"外治之理,即内治之理",细思极是!

第十一节 右上肺癌术后胸腔积液案

患者杨某,女,44 岁,广东佛山人。因肺癌术后胸痛反复半月余,于 2019 年 2 月 12 日来诊。患者 3 个多月前因全子宫切除术后复查于南方医院行 CT 检查,提示左上肺结节,遂来我院门诊就诊,我院门诊 CT 提示:①左上肺尖后段混杂磨玻璃密度结节,大小约 1.5cm × 1cm,考虑早期肺癌可能性大,建议外科干预。②右下肺背段少许纤维、增生灶;右中肺内侧段少许慢性炎症。为求进一步诊治至我院,胸外科拟双上肺磨玻璃结节收住入院。

既往史:平素体质一般。否认高血压、糖尿病、冠心病等病史。于 2018-01-15 在南方医院行宫腔镜诊断刮宫,考虑非典型增生,2018-05-20 于南方医院行全子宫切除手术、否认输血史。个人史、家族史无特殊。体格检查:体温 36.4℃,脉搏 80 次 /min,呼吸 20 次 /min,血压 96/65mmHg。

辅助检查:

我院胸部 CT:①左上肺尖后段混杂磨玻璃密度结节,考虑早期肺癌可能性大,建议外科干预。②右下肺背段少许纤维、增生灶;右中肺内侧段少许慢性炎症。

患者排除手术禁忌证后,于 2019-01-23 于手术全麻下行 VATS 左上肺固有上叶切除术 + 淋巴结摘除术,手术过程顺利。术后病理:1.(残端)送检支气管组织未见癌;2.(左上肺肿物)肺浸润性腺癌,以贴壁样(约占 50%)、腺泡状(约 30%)及乳头状(约占 20%)生长方式。癌组织最大径约 1.6cm;癌组织未侵犯脏层胸膜;脉管内未见癌栓;支气管旁淋巴结未见癌(0/3)。免疫组化:癌细 胞 TTF-1(+),CK7(+),ALK(−),ALK 阴性 对 照(−),ROS1(−),c-Met(++),PI3K(++)。患者术后恢复情况尚可,遂予以出院。出院后,患者胸痛反复,伴饮食减少,四肢疲倦,精神紧张,多汗,夜寐欠安。复查 B 超显示:胸腔积液。医生建议先观察,适当时候再予以胸腔穿刺。患者因体质虚弱,1 年内已经做了大大小小 3 次手术,心理上也比较拒绝。遂来中医科诊治。观其形体消瘦,面色尚可,言语声音适中,自觉精神紧张,术后伤口处仍疼痛不止,口干,纳少,四肢倦怠,多汗,烦躁,夜寐不宁,二便尚可,舌淡红,苔厚腻,脉细涩。患者素体虚弱,术后风寒湿内羁,瘀血阻络肺脉,血不利则为水,肺失治节之职权,故见胸痛,多汗,肢体倦怠,夜寐不宁及胸腔积液等症,治疗以宣肺降浊,活血通络,务必给邪以出路,否则瘀血阻滞,胸腔积液渐增,而呈喘息之势。然患者精神紧张,焦虑异常,担心胸腔积液增而胸痛难止。虽良言相劝,并详细介绍 1 例之前乳腺癌术后多年胸腔积液反复治疗不愈而应用中药治愈的案例,希望其不要太积极治疗而采用抽取胸腔积液的办法,而应用中药观察 1 周,若胸腔积液情况改善,岂不是减少更大的损伤。于是患者决定先服中药,再观后效。
方药:

麻黄 5g	黄芩 10g	栀子 10g	党参 20g
葶苈 10g	王不留 20g	莱菔子 15g	红芪 5g
当归 10g	鸡血藤 15g	桃仁 10g	大黄(后下)10g
川芎 20g	水蛭 5g	穿破石 g	芒硝(冲服)5g
甘草 10g	番泻叶(泡服)5g		

3 剂,水煎服,1 日 1 剂。

二诊,2019 年 2 月 15 日,患者自诉,服药后泻下次数多,精神好转,仍胸痛,特别是伤口处,咳嗽偶作,少痰,纳差,多汗,夜间睡眠略有改善。原方去麻黄、番泻叶,加荆芥、防风各 5g,改莱菔子为白芥子,再服 4 剂。

三诊,2019 年 2 月 20 日,患者精神好转,感觉心情舒畅很多,因为去复查胸腔积液,已经减轻很多,只有少量胸腔积液,连外科医生都觉得惊讶,表示已经不需要再穿刺抽取胸腔积液,鼓励继续服药。自觉十分欣慰,表示想继续服药调治。原方去荆芥、当归,加莪术、泽兰、白芍各 15g。

四诊,2019 年 2 月 25 日,患者病情稳定,自觉烦躁异常,因乳腺增生,乳房有小结节前去乳腺专科诊治,钼靶诊断为乳腺结节三级,医生建议其手术。患者犹豫再三,遂想听听中医的建议。很显然,手术不是必需,若过多治疗,则徒消耗元气,可以继续服药,动态观察,必要时复查,可以继续服用中药全面调理。患者及家属均表示同意这个方案。

【临证明理】《尚书·洪范》言:"水曰润下。"凡水气停留,水湿不化,停滞体内,必为痰饮之患。而悬饮之由,莫不由水路受阻而不得下泻所致。故先贤治此洪泛之水,必以通利水路而泄之。方虽未用十枣汤、疏凿饮子之辈,确有难言之隐。况能取效若此,亦可谓异曲同工之妙。

【个人体会】 患者之虑,虑其病多。医者之虑,虑其方少。西医学提供了诸多之前中医无可替代的新方法。然以此案为例,乳腺结节是否需要手术,值得深思,循证医学的优势在于使患者获得最终的受益,至少在本案治疗过程中,通过应用中药避免其穿刺抽取胸腔积液。如何充分发挥传统中医学的思维理念和进行有效的运用,将一直是我们在临证过程中必须思考并且无法回避的核心问题。

第十二节 右肺腺癌胸闷案

患者时某,男,40岁,广西人,环境监测员。因胸闷气促,自觉疲劳反复1个多月,于2019年4月25日来门诊寻求中医治疗。患者1个月前无明显诱因出现弯腰时及快跑时感胸闷、气紧,无胸痛、心悸,2019-03-19于广州市中医医院就诊,行胸片示右侧胸腔积液,予以行胸腔穿刺置管引流术,流出淡红色胸腔积液,予送病理细胞学报告示:可见大量乳头状排列轻度异型细胞,倾向肿瘤性病变。放胸腔积液约1.6L后行胸部螺旋CT平扫+增强示:右侧大量胸腔积液并右肺下叶及部分中叶外压性肺不张,建议治疗后复查;右肺上叶结节影,考虑肿瘤性病变可能性大,纵隔、右肺门及右膈下淋巴结转移?肿瘤指标示:糖类抗原125升高、糖类抗原135升高。共放胸腔积液4.6L后患者胸闷好转,于2019-03-26出院。2周后患者为求系统诊治,再次因胸闷1个月,发现肺占位1周,在我院肿瘤科住院治疗。

入院体格检查:体温36.3℃,脉搏83次/min,呼吸20次/min,血压138/76mmHg。右侧胸廓见胸腔穿刺后创口,呼吸平稳,双侧无胸壁肿块,肋间隙正常,呼吸节律两侧对称,叩诊右肺稍浊,左肺叩诊清音,听诊右肺呼吸音稍低,左肺呼吸音清,未及干湿啰音。

入院检查:

血常规:白细胞14.85×10^9/L,中性粒细胞比率65.8%,中性粒细胞数9.8×10^9/L,血红蛋白151g/L,血小板387×10^9/L。尿常规:尿隐血微量。CX3生化八项:尿素氮2.4mmol/L,二氧化碳18.5mmol/L。粪便常规:隐血(血红蛋白法)(±),隐血(转铁蛋白法)(±);D-二聚体(酶联免疫吸附测定法):2 628ng/ml FEU。生化八项:尿酸690.3μmol/L,超敏CRP 7.31mg/L。肺肿瘤六项:神经元特异性烯醇化酶24.76ng/ml,癌胚抗原2.83ng/ml,糖类抗原CA125 342.80U/ml,糖类抗原CA153 22.44U/ml,非小C肺癌相关抗原5.15ng/ml,鳞状上皮细胞癌抗原0.8U/ml。心梗鉴别六项、凝血四项、肝功未见明显异常。

心脏彩超＋心功能：心内结构及血流未见明显异常，主左室收缩功能未见异常，EF 65%。泌尿系彩超：①双肾未见结石及积液，双肾血流未见明显异常；②双输尿管上段未见扩张；③膀胱未见结石；④前列腺不大。肝胆脾胰彩超：①轻度脂肪肝、肝内低回声结节，建议进一步检查，肝内血流未见明显异常；②胆囊未见结石，胆总管上段未见明显扩张；③脾脏不大，血流未见异常；④胰腺不大。胸部 CT：①考虑右上肺前段周围型肺癌，并右肺门、纵隔、右侧腋窝及左侧锁骨上窝多发淋巴结转移，邻近右侧纵隔胸膜受累伴右侧中量胸腔积液，右下肺局部受压不张，建议活检；②右中肺实变并含气不全，考虑为右中肺炎症可能性大，多中心性肺癌待排，建议抗炎治疗后复查或纤支镜检查；③右下肺背段实性小结节，考虑炎性肉芽肿，转移瘤待排，建议随访；④左上肺尖后段磨玻璃小结节，局灶性炎症与 AAH 相鉴别，建议随访。4 月 2 日在 B 超室超声引导下经皮穿刺胸膜活检及右侧胸腔置管引流术，送检胸腔积液：李凡他试验（±），潘氏试验（+++），单个核细胞 93%，葡萄糖 3.47mmol/L，总蛋白 56.3g/L，乳酸脱氢酶 308.0U/L，神经元特异性烯醇化酶 55.24ng/ml，癌胚抗原 34.42ng/ml，糖类抗原 CA125 8 221.00U/ml，糖类抗原 CA153 117.60U/ml，非小 C 肺癌相关抗原 254.10ng/ml，鳞状上皮细胞癌抗原 1.7U/ml。胸腔积液病理及胸膜病理结果暂未回。予以出院待病理结果回报后再做相应处理。

患者出院后，仍自觉胸中不适，如有物顶在胸中，偶有缓解，但觉呼吸不畅，精神倦怠，咳嗽偶作，胸腔穿刺口仍觉疼痛不适。因在肿瘤科看到身边那些癌症病人痛不欲生的样子，感觉是在人间地狱一般，想想都很后怕。因为结果还没有完全出来，自己为了暂时不再加重痛苦，在邻居朋友的介绍下，来寻求中医治疗，希望通过服药可以减轻痛苦，改善症状。观其形态偏胖，精神可，谈话时有咽喉不利，偶有呼吸不畅，声音偶有嘶哑，胸中闷胀不适，如有物顶在里边，偶尔症状又会减轻，右侧胸背部穿刺 2 次，3 个伤口处仍不时刺痛，腹部胀满，口气重浊。夜间睡眠打呼噜。舌质黯，苔黄燥而厚腻，脉涩。自觉对 2 次住院经历，特别是在肿瘤科所看到的现象有所感触，觉得无法忍受或想象自己的未来会是那样的不堪。所以带着一丝希望，想尝试中医药的治疗，另外也是因为邻居大姐的案例（肺癌胸痛）服用中药月余后治疗效果明显，与在住院时自觉所感受的悲惨世界情景相比，他选择了先用中药观察。患者因工作关系常常会吸刺激性化学试剂，加之饮食不节，喜食辛辣油腻，痰湿瘀滞，内外交困，纠结在胸中。治疗当四诊合参，结合病机，予以宣清导浊之法，务在给邪以出路，谨防胸腔积液再发，方药：

苍术 10g	黄芩 20g	栀子 10g	大黄 20g
川芎 20g	法半夏 5g	鸡血藤 15g	王不留行 15g
麦芽 15g	水蛭 10g	党参 20g	何首乌 15g
番泻叶 10g	天山雪莲 3g	芒硝 5g	穿山甲 5g
甘草 10g			

5 剂,水煎服,1 日 1 剂。

二诊,2019 年 5 月 6 日,患者自觉症状有所改善,希望继续服用中药调理。原方去番泻叶,减水蛭为 5g,大黄为 10g,再服 7 剂。随访。

【临证明理】《素问·五脏别论》云:"凡治病必察其下,适其脉,观其志意,与其病也……病不许治者,病必不治,治之无功矣。"癌症病人,其治病之由,或痛或不痛,或有证治之,或无证而治。而现代医疗几乎均存在过度治疗之嫌,而终于事无补。病家之选,或西,或中,皆当随其愿也。此案之病,若诚能宗先贤圣人之训而治之,则或可有万一之得。

【个人体会】　患者因住院经历而担心自己病情恶化,并且在朋友的建议下,选择先用中药的决策。中医药的疗效对病人可能就是信心和希望。治疗目的无非是减轻痛苦,改善症状,若真的能正胜邪退抑制肿瘤,却非一时之功。首要的是使患者胸腔积液不再反复,胸闷症减,精神好转。

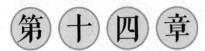

第十四章

皮 肤 科 案

第一节　弥漫性脱发案

患者黄某,女,广东汕头人,58岁。因停经后反复脱发伴头皮痛4年,加重1年余,于2014年11月26日就诊。患者多产,生下8个子女,产后调护不当,在54岁停经后不久因情绪波动较大即出现头皮疼痛,压之痛甚,头皮发痒如蚁行感,头发逐渐脱落而稀疏,初期呈散在脱发,逐渐发展成片状而为脱发斑,最严重时出现头发全部脱落,眉毛部分脱落。先后在多家医院脱发专科经过服中药1年毛发可见长出,但不久后又开始脱落。来诊时,患者形体虚浮,面色虚黄微肿,目光略显呆滞,头发大片脱落,仅有局部散在稀稀落落的黄白头发数条,用手轻轻一摸,就脱落数十根头发。家属代诉自发病以来,患者头皮疼痛,自觉头皮发痒如虫行,烦躁不宁,夜间不得卧。舌质红,苔黄厚腻,脉弦浮。患者多产失调,复伤于情志之火,风痰瘀火内扰,心神不宁,水火不济,发乃肾之余气,心肾不交,故毛发难安。治疗当审证求因,当以祛风通络,清热化痰,活血化瘀为先。方药:

柴胡 10g	黄芩 15g	生石膏 30g	木香 5g
栀子 15g	荆芥 10g	地榆 20g	白蒺藜 10g
陈皮 15g	白芍 10g	党参 10g	大黄 10g
番泻叶 10g	芒硝(冲服)10g	鸡血藤 15g	路路通 10g
甘草 10g			

5剂,水煎服。

二诊,2014 年 12 月 3 日,患者服药后,大便泻下日 3~5 次,自觉头部疼痛,发痒症状好转明显,睡眠稍有改善,舌质红,苔根厚腻,脉较前缓和。原方去柴胡、白芍,加何首乌、防风各 15g,再服 7 剂。

三诊,2014 年 12 月 17 日,患者服药后,自觉头目较前清爽,精神好转,头发不似初诊轻轻一捋即掉落,即使稍稍用力都不会掉,感觉非常开心,信心倍增,并且夜间睡眠明显改善。原方去番泻叶、地榆,加桃仁、白芷各 10g。

四诊,2014 年 12 月 24 日,患者自觉头部症状明显减轻,新生头发慢慢从头皮长出,夜间睡眠可。舌脉较前缓和。原方去栀子、芒硝,加黄芪、当归各 10g。再服 7 剂。

五诊,2015 年 1 月 31 日,患者头发呈黑色片状均匀长出,像春天野地的小草,自觉十分开心,继续服用中药调理。

【临证明理】 发者,肾之余。故脱发一症,多从补肾生发而治。然本案患者虽多方医治,效果不佳。究其病机,有一症即"头皮下疼"须详辨明理。诚然,发乃肾之余气,有赖精血之气濡养而生长。然"皮之不存,毛将焉附"?此案之标本显然乃脱发为标,而治皮乃其本。须当谨记!

此案患者因多产而感受风寒湿热之邪,内羁经络,日久化热,邪热内伏,血脉被扰,头为诸阳之会,风湿热瘀之邪内羁,发根被戕,焉有生长之理。故此案之根本,当治头皮痛,治发生存之地,改善生发之境域,以求生发之效。治疗以祛风除湿通络止痛而获效。

【个人体会】 患者素体脾胃虚弱,又因多产,天癸竭,而风寒湿热毒邪内侵,故治疗以祛风除湿兼清瘀毒为治。患者除脱发症状外,最痛苦的是头部的痒麻、疼痛或感觉异常,此络脉空虚感受风邪之明证。故以大柴胡汤为主,佐加荆、防等风药,以去其根本,谨防风火相煽,而成中风之虞。此病由来日久,断不能一时起效,当假以时日,或可有济。

第二节 顽固性湿疹案

患者王某,女,62 岁,因反复双手掌瘙痒脱皮 10 余年,加重伴双足底皮肤增厚皲裂、瘙痒、皮损、渗血 1 年余,由门诊于 2010 年 6 月 24 日收住入院。入院症见:形体略虚浮,面色少华,神志清晰,全身皮肤见散在色素沉着,双手掌皮肤稍增厚,双足底皮肤增厚、呈蜡黄色,斑片状脱皮,已脱皮部位皮肤潮红,见散在小水泡,双足底皮肤皲裂、渗血,行走时觉疼痛,纳可,睡眠差,大小便正常。舌质淡胖微紫,有齿痕,苔厚腻而润滑。脉涩微紧。治疗以温阳散寒,健脾化湿为法,当归四逆汤加减,方药:

麻黄 10g	熟附子(先煎1小时)45g		干姜 10g
桂枝 20g	肉桂 20g	白术 15g	黄芪 30g
防风 10g	当归 10g	茯苓 20g	细辛 6g
炙甘草 5g			

4剂水煎服,复渣,1日2次。

另中药外洗:

熟附子 45g	干姜 10g	麻黄 10g	桂枝 20g
川草乌各 30g	白鲜皮 15g	威灵仙 30g	徐长卿 20g
白蒺藜 30g	防风 20g	细辛 30g	炙甘草 15g

4剂水煎服,复渣,早晚2次沐足。

二诊,2010年6月30日查房,患者双足底皮肤好转,局部皮肤仍增厚、呈蜡黄色,呈斑片状脱皮,瘙痒明显减轻,未见水泡形成,双足底皮肤无皲裂,无渗液、渗血,行走时少许疼痛,双手掌大鱼际部位皮肤增厚,呈淡蜡黄色,无瘙痒,无脱皮,大便较前通畅,夜间睡眠好转,舌苔渐渐退,脉亦柔和。效不更方,守方继服,再观。

三诊,2010年7月5日,患者双足底皮肤明显好转,仅见脚跟部皮肤增厚、呈蜡黄色,无新增厚的皮肤,偶有瘙痒,未见水泡形成,双足底皮肤无皲裂,无渗液、渗血,行走时无疼痛,双手掌皮肤无明显增厚,无脱皮,无瘙痒、水疱,偶有数声咳嗽,无咳痰,无胸痛、气促,无发热,纳可,睡眠可,大小便正常。病情好转予以出院。嘱门诊继续中药调理。

【临证明理】 患者素体脾虚湿盛,复因多病、久病,风湿瘀毒下注,导致络脉不畅。况湿邪为病,缠绵难愈,且易于伤阳,故治疗当结合患者体质,标本兼治,内外合治。本病治疗当从湿论治,如清代叶天士《外感温热篇》:"舌苔不燥,自觉闷极者,属脾湿盛也。或有伤痕血迹者,必问曾经搔挖否,不可以有血便为枯症,仍从湿治可也。"辨别病机,由此可明。若徒以血热、血燥而论,则必误入歧途。当代皮科名医张志礼先生认为湿邪为患乃皮肤科许多顽固性疾病的主要病机之一,此论对临床许多出疹性疾病及皮肤科许多顽固性疾病的临床治疗提供了新的思路,值得参考和借鉴。

【个人体会】 顽固性湿疹是临床上难治性皮科疾病之一。西医学认为,湿疹是常见的变态反应性疾病。湿疹英文(eczema)一词来源于古希腊词"EKZEIN",意思是"沸腾",表现为一种瘙痒性丘疹性水疱,具有多形性(如红斑、丘疹、水疱、糜烂、渗出、结痂、肥厚、脱屑、皲裂等多种皮损)、对称性、反复性、渗出性等特点。在中医学中,根据发病年龄和发病部位又有"奶癣""旋耳风""绣球风""四弯风""鹅掌风""裙边风""浸淫疮"病名。湿疹之所以难治,主要因其病因病机复杂,临床治疗难得其要领。若能探得其根本,能遵《黄帝内经》之理,明其病机,则始为可治之例。

第三节　系统性红斑狼疮脱发尿浊案

患者梁某,女,36岁,公司职员,广州番禺人。因颜面皮肤红斑,脱发,小便异常反复15年,加重伴腹胀、夜寐不宁3个月,于2019年2月11日来诊。患者在2003年因颜面皮肤红斑、小便异常曾在某医院系统检查,诊断为系统性红斑狼疮。经过予以激素、免疫抑制剂等治疗后,症状仍不断反复。长期服用醋酸泼尼松片(强的松)、硫酸羟氯喹片、硫唑嘌呤片等。在2008年3月发现怀孕数月,年底产下一名男婴,至今体健。2008—2009年期间,患者病情完全好转,检查治标全部正常。2012—2013年患者先后因肺部感染先后住院3次,经过予以对症支持治疗后,病情好转,仍在用环磷酰胺等药维持。2015—2016年期间,病情尚稳定,2017年,患者开始反复出现风疹,脱发严重,头上长疮,疼痛剧烈而明显,面上红斑如蝶状,服用环孢素软胶囊约半年后,自觉症状没有好转。2018年10月,改用吗替麦考酚酯分散片(赛可平)而停用甲氨蝶呤、雷尼替丁、阿司匹林等,症状改善不明显,并且体重增加明显。目前患者仍在服用醋酸泼尼松片(强的松)10mg qd、环磷酰胺等。为求进一步系统治疗,遂在友人介绍下于2019年2月12日来我院中医科门诊治疗。现患者形体矮胖,呈向心性肥胖,面色潮红,红斑在面部目周呈蝶形,鼻翼两侧、眉棱骨处红斑肿胀高凸明显,隐约呈蝴蝶状或"×",颈部、胸腹部散见片状红斑,瘙痒时作,抓破后结痂,有瘢痕形成。自诉腹胀,口干,头皮疼痛难忍,常常不敢梳头,夜间小便频数,尿浊有泡沫,睡眠不宁,舌红唇干裂,苔厚,脉涩。患者素体湿热,病情复杂,用药复杂,久病风湿、药毒内羁,郁而不化,日久则侵蚀内外,泛溢肌肤则为肥胖、红斑、湿疹;流注六腑则腹胀难寐;逆行上犯,流注于头皮络脉,则发根不固,生而易脱,流窜五脏则为蛋白尿、血尿等,诸症蜂起,皆源于风湿久羁,瘀毒泛滥四处游弋所致。故治疗当以祛风解毒降浊为要,暂以宣肺降浊为法,方药:

柴胡 10g	黄芩 10g	法半夏 10g	党参 10g
升麻 10g	石膏 20g	栀子 10g	蒺藜 10g
水蛭 5g	莱菔子 15g	番泻叶(后下)10g	
鸡血藤 15g	大黄(后下)20g	芒硝(冲)10g	
百部 15g	何首乌 20g	甘草 10g	

7剂,水煎服,隔日1剂。

二诊,2019年2月26日,患者服药后,自觉二便通利,腹胀减,精神改善,余症变化不明显,舌脉较前缓和。原方去升麻、蒺藜,加白茅根30g,草薢10g,再服7剂,隔日1剂。再观。

三诊,2019年3月29日,患者服药后,精神状态改善,因颜面蝶形红斑消退明显,自觉皮肤较前光滑,十分开心,脱发减少,并且有许多新发生出,腹胀减,夜间睡眠好转,大便可,舌红,苔根微腻,脉弦。原方去草薢,加天麻、川芎各10g,再服10剂。

【临证明理】 此案之难明,在于病机诊断。从临床症状上看,似如"阳毒病"。《金匮要略·百合狐惑阴阳毒病脉证治》云:"阳毒之为病,面赤斑斑如锦纹,咽喉痛,唾脓血。五日可治,七日不可治,升麻鳖甲汤主之。"提示后人治疗之法。治疗以清热解毒,降浊祛瘀为主,宣肺降浊,另一处难明之处在于,患者妊娠生子期间1年,病去若失,而之后又有反复。

【个人体会】 临证以来,先后诊治5例系统性红斑狼疮。有1例以反复发热伴胸腔积液为主要表现,经予以防风通圣丸、升降散化裁而愈,至今随访,无复发。另外1例,因系统性红斑狼疮性脑病服用大量激素,复因失恋而骤停激素,终因救治无效而亡,始知此病之重。也有合并类风湿关节炎、支气管扩张而中西医协同治疗获效者。

第四节 重症药疹案

患者区某,女,60岁,未婚育,因反复头痛数日服中成药正天丸后,患者皮肤红斑丘疹瘙痒疼痛、咽喉疼痛等症状,经多方诊治症状反而进一步加重,遂求诊于我科。入院症见:四肢、头面、胸背部广泛皮疹红斑(四肢以外侧皮肤见皮疹红斑),斑疹连及成片,疹出红色不一(四肢胸背部皮疹呈黯红色,头面部呈鲜红色),触之肿、热、剧痛,伴口唇红肿干裂难以启口,口腔黏膜、舌体及咽喉部疼痛肿胀。患者颜面、四肢、胸背部广泛皮疹红斑,斑疹连及成片伴见脱皮,触之微痛,伴口唇红肿,口腔黏膜干裂,舌体淡紫苔水滑,涎水欲滴。四诊合参,提示为天癸竭,阳气亏虚,寒毒弥漫,其疹为寒毒逼阳外越之外见。治疗以温阳散寒为法,拟(炙)麻黄细辛附子汤加减,方药:

炙麻黄1包(5g)	桂枝1包(5g)	白术1包(5g)	细辛1包(5g)
肉桂1包(5g)	干姜1包(5g)	吴茱萸1包(5g)	砂仁1包(5g)
黄芪1包(5g)	防风1包(5g)	炙甘草1包(5g)	制附子2包(10g)
生姜2包(10g)			

开水冲服,每日2剂。

二诊,1月18日,患者诉皮疹疼痛较前明显好转,面部及口唇脱屑,口唇黏膜干裂亦明显好转,口腔内黏膜溃疡基本消退余留白色病损,咽部疼痛亦有好转,颈胸部、双上肢旧皮亦有剥脱趋势,胃纳转佳。

三诊,守方不变,3日后皮疹大部脱屑消退,咽痛消失,口腔内黏膜溃疡愈合,遂出院继续门诊治疗。

【临证明理】 西医学认为药疹是药物通过各种途径进入人体后引起的皮肤黏膜的炎症反应,严重者尚可累及机体其他系统。近几年来,随着新药的不断发展,药疹的发病率有升高的趋势,引起药疹的常见致敏药物也随之发生变化。致敏药物以头孢菌素类、青霉素类、解热镇痛药、中药注射液和口服中成药等较为多见。药疹的一般处理方法是停药;同时视病情轻重、有无系统损害等情况,给予糖皮质激素、抗组胺药物、营养支持等治疗。药疹中医称之为"药毒",认为由禀赋不足,药毒内侵,内外合邪所致。

【**个人体会**】 患者素体寒湿,头痛咽喉不利而应用正天丸(主要是麻黄附子细辛等)原本是正治之法,奈何因病重药轻,药气走表而未能治里,反见浮阳泛溢而成皮损、药疹之害。治病必求其本,继续依照前法,改用汤剂,乘胜追击而效如桴鼓。

第十五章

眼 科 案

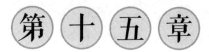

第一节　白塞综合征案

　　患者何某,男,42岁,广州人。因口腔溃疡反复30年加重伴关节疼痛、视物模糊10余年,于2018年8月20日就诊。患者自诉体质差,饮食不节,从小学时就经常出现反复口腔溃疡,对症处理后,可以缓解。10年来,患者口腔溃疡频繁发作,伴关节不利,视物不清,有飞蚊症,自诉饮食不节,喜食辛辣肥腻,起居无常,症状逐渐加重,曾在医院经过系统检查确诊为白塞综合征并予以激素等治疗后症状似有缓解,服药8年后,患者因结婚生子而停药2年,症状反复加重,视力下降明显。来诊时,患者自诉口腔溃疡频繁发作,疼痛难忍,明显影响饮食,双下肢关节疼痛,下蹲或起身时,疼痛明显加重,视物昏花,左侧视力(VOS)为0.04,右侧视力(VOD)为0,大便不畅,夜寐欠安。舌红,苔厚,脉涩。专科检查:左眼结膜充血、角膜透明,前方中深,瞳孔圆,光反射灵敏,晶状体混浊,散瞳后就见视乳头色淡,界清,所见视网膜平伏,周围视网膜经脉大量闭塞,见白色血管鞘。观其形体高大,声音重浊,咽喉不利,偶有痰阻而声音嘶哑,面色虚浮,口唇干红,舌面散见红色溃疡,自觉溃疡面较前增大,不容易愈合,而且发作频繁,痛苦异常,加之视物困难,生活能力下降,情绪烦躁,希望能够通过服中药减轻症状。患者禀赋不足,风湿内羁,复因饮食不节,久病长期服激素类药物8年,病情复杂。然遵《黄帝内经》之旨,急则治标,况《伤寒论》对"目中不了了"亦有阳明、少阴三急下之明示。拟祛风清热,通腑泻浊为法,拟方宣肺降浊清肠,方药:

黄芩 20g	苍术 10g	栀子 10g	法半夏 10g
黄柏 10g	百部 20g	川芎 20g	天麻 10g
钩藤 10g	砂仁 5g	党参 10g	大黄 20g
莱菔子 15g	番泻叶 10g	芒硝 10g	甘草 10g

7 剂,水煎服,1 日 1 剂,复渣,分服。

二诊,2018 年 8 月 27 日,服药后,患者自觉关节疼痛、视物情况无改善,但口腔溃疡比以前疼痛程度减轻,并且容易愈合,二便通畅,泻下量多,夜间睡眠情况有所改善。原方去法半夏、党参,加牛膝、续断、草薢各 10g。再服 7 剂。

三诊,2018 年 9 月 6 日,患者服药后,口腔溃疡明显减轻,自觉关节疼痛症状、视力等仍无明显改善。唇红,舌黯,苔厚,脉弦。原方去川芎、续断,加桃仁、莪术各 10g,再服 7 剂。隔日服。

四诊,2018 年 9 月 21 日,患者服药后,自觉精神好转,口腔溃疡继续好转,双下肢关节疼痛减轻,特别是下蹲、起身时,疼痛程度较前缓解明显,并且可以忍受。原方去钩藤、天麻,加杜仲、补骨脂各 15g,再服 7 剂。隔日 1 剂。

五诊,2018 年 10 月 6 日,患者来诊时,自诉诸症改善,尤其是自觉视力有所改善,因为以前视力范围内的小字基本都是一个个小黑圆点,分辨不清是什么字或图形,现在居然可以能看到线条、笔画,几乎有些意想不到的效果。希望继续服药以期待更好的效果。随访观察。

六诊,2018 年 10 月 20 日,患者自诉关节疼痛减轻明显,视力有稍稍改变,去专科复测视力:左侧视力(VOS)为 0.06,右侧视力(VOD)为 0.01。自觉十分开心。2019 年 2 月 19 日,复测视力:左侧视力(VOS)为 0.1,右侧视力变化不大。自诉可以看清处方上的小字,感觉比以前有明显进步。

【临证明理】 此案患者,禀赋特异,久病药毒,关节不利,口炎反复,视力进行性下降,确系难治之例。辨证宗岐黄之理,参《金匮要略·狐惑阴阳毒病脉证治》之治而获效。关键在于患者坚持不懈的日服 1 剂。若三天打鱼,两天晒网,非谓不效,实难有功。治疗之原理,仍从“风为百病之长”而得。但风证难疗,时日太久。故需耐心,假以时日而获效,实属不易。有此而感“病为本,工为标,标本相得,邪气乃服”之理,诚非虚言!

【个人体会】 白塞综合征是根据土耳其皮肤科医师 Behcet1937 年的病例报告而命名的。是以复发性口腔溃疡、外因溃疡、眼炎及皮肤损害为突出表现的慢性全身血管炎性疾病。白塞综合征可累及神经系统、消化道、肺、肾及附睾等器官,其基本病理表现为皮肤黏膜、眼及全身多系统的血管炎。本病目前尚无有效根治办法,根据系统受累程度选择治疗方案。治疗目的在于控制现有症状和病情发展,防止重要脏器损害,减少疾病复发,延缓疾病进展。

后翻阅文献综述,始知西医对此病对症治疗的无奈,而中药能获效如此,实在令人难以置信。后又打电话咨询全国同道,一致认为,患者能不断恢复视力,改善体质,提高生存质量已经是超常的疗效啦!

第二节　儿童视物昏花案

患者戚某,男,13 岁,中学生,广州人。因自觉视物昏花反复 4 个多月,于 2016 年 4 月 2 日就诊。患者自诉视物昏花反复 4 月余,曾在中山大学中山眼科中心、妇幼中心等多家医院或专科进行视力检测、眼底检查,均未发现异常。家长甚是疑惑,也不知该到哪里去诊治。偶然间问起,我建议来中医科试试。来诊时,观其形体略消瘦,面色晦黯不泽,额头似有散在的青春痘。饮食如常,肌肤色偏黑。自诉 4 个月前感觉视物昏花,视物模糊,偶有头痛头晕,经过不自主揉按眼睛后,症状无减轻。也曾在同学中间询问近视、远视、弱视的同学,症状均同自己的感觉不同。自觉视物昏花,视物不清,烦躁不安,精神紧张,并主动要求行头颅 CT 检查。观其形体消瘦,面色黯黑,口唇干红,大便不畅,夜寐欠安。舌质淡红,苔微腻,脉弦。中医诊断:惑疾。病机:阳明积热,腑气不降,浊阴上逆,清窍失养。患者素体脾虚,平时过食肥甘,积热内盛,腑气不降,清气不升,目窍失养而致视物昏花,视物不清。治疗当以通腑泻热。方药:

藿香 10g	黄芩 30g	生石膏 20g	荆芥 10g
陈皮 15g	枳实 10g	厚朴 15g	大黄 10g
槟榔 10g	栀子 10g	木香 10g	番泻叶 5g
芒硝(冲服)5g	甘草 10g		

5 剂水煎,并复渣服。隔日 1 剂。

二诊,患者服药后,大便次数多,泻下诸多秽浊之物,自觉腹中豁然开朗,舒服极了。而视物昏花减轻,视力略有改善。头颅 CT 检查结果无异常发现。原方去荆芥,减大黄 5g,加石决明 15g。再服 5 剂调理。数月后随访,自诉视物恢复,视力正常,再无不适。

【临证明理】 惑疾之名,最早见于《灵枢·大惑论》,其症状以视物昏花,眩晕为主要症状。病因于外感者,有自愈倾向,《黄帝内经》中论之尤详。亦有类似于本案者。凡目病,关乎五脏六腑二十八脉,而非仅仅止于肝。医者,但当深思而慎取。切莫囿于一见,而令人陷于囹圄。我非眼科之专家,然能治此症,得益于学习经典,此不传之秘也。况《伤寒论·辨阳明病脉证并治》有阳明三急下之"目中不了了"之论。即使少阴症,有遇此者,亦当急下。审之,慎之。

【个人体会】 读万卷书,行万里路。至于读书或行路之重要性,古人有"熟读王叔和,不如临证多"的说法。然而,下面一句则是"临证多更要多读王叔和",强调临证与读经典同等重要。在多临证的基础上,熟读经典,"反哺"临床,则可能实现从医技到医道的升华和蜕变。否则,一医匠、医工而已,如何能担当"继往圣之绝学"之重任?!

第三节 视力进行性下降案

患者姚某,男,65 岁,广州人。因视力进行性下降半年,于 2008 年 7 月 29日初诊。患者去年冬天因外出从化等地泡温泉后,出现左眼结膜充血,视物模糊,视力下降,随即到中山大学中山眼科中心治疗。诊断为感染性结膜炎,先后经中西医结合予以抗病毒、增强免疫力、清肝明目等治疗半年,并连续服用中成药羚羊角滴丸 3 个多月,症状仍无明显改善,而左眼视力渐渐下降至 0.2,上下楼梯和外出不便,原来可以自己一个人自驾开车出行,但因上楼梯、台阶时分不清边缘,自觉视力下降严重而不敢再自己开车。经人介绍前来门诊求治。观其形体适中,面色晦滞不爽,声重,舌黯苔薄,脉紧。患者高年肾亏,久居湿地,复感寒凉水湿之气,伤及中阳。脾阳失展,浊阴不降,清窍失于濡养。治疗当温阳除湿,方药麻黄附子细辛汤化裁:

麻黄 5g	附子(先煎 2 小时)60g	细辛 6g
吴茱萸 10g	当归 10g	砂仁 10g	炙甘草 10g
生姜 30g	大枣 15 枚	

4 剂,水煎服,1 日 1 剂。

二诊,2008 年 8 月 2 日,服后自觉眼前如有云雾或网格样物飘逸,余症同前,守方继进,并将附子加至 75g,再服 4 剂。

三诊,自觉症状稍稍好转,到眼科中心测左眼视力好转为0.5,患者信心倍增。原方去吴茱萸,加党参30g,再服7剂。

四诊,2008年8月19日病情稳定,自觉眼前云雾网格状物慢慢消失。8月21日再到眼科中心测视力,左侧视力已经达0.6。目前患者仍在门诊继续调理。2个月后随访,患者视力恢复到正常,自己又可以开车旅行,感觉十分开心。

【临证明理】《兰室秘藏·眼耳鼻门》曰:"夫五脏六腑之精气,皆禀受于脾,上贯于目。脾者,诸阴之首也,目者,血脉之宗也,故脾虚则五脏之精气皆失所司,不能归明于目矣。"故脾以运化水谷精微而充五脏六腑精气,以升散清阳而濡养清窍使目荣能视。本案患者年岁已过六十,阳脉已衰,复感寒凉水湿,内外合邪,清阳不升,浊阴不降,阴霾障日故目不能视。治当升其清阳,清升而目自明矣。

【个人体会】《素问·通评虚实论》云:"头痛耳鸣,九窍不利,肠胃之所生也。"此案目疾参考范中林六经辨证以温阳法获效,深知古人不欺余也。

第四节 视网膜变性双目失明案

患者钟某,男,56岁,广州番禺人。因视力进行性下降10年,加重3年,于2018年10月15日就诊。患者自诉体质差,形体消瘦从小就经常肠胃不好,稍有饮食不慎即腹痛、腹泻。10年前开始出现视力下降,开始时主要表现双侧夜盲和视野不断缩小,症状逐渐加重,但进展缓慢,四处求医,均未明确诊断,也没有什么效果。近3年来,患者视力下降明显,逐渐至双目失明。患者曾多次到专科医院检查,诊断为视网膜色素变性,因病因不明而没有治疗,1年前,因右眼视力下降明显,眼前有白色点片状白影,纷扰不定,在眼科医院行白内障手术,术后症状无明显改善。观其形体消瘦,面色无华,视物不能,需在家人搀扶下或借助拐杖前行。自诉生存质量下降,10年前自己还可以看手表内部部件等精密仪表,现在却生活不能自理。因看不见,故用眼不多,但总觉得眼睛疲倦,不愿意睁开,内里觉得眼球胀痛难受,额头疼痛,两眼经常有眼屎。素体肠胃差,饮食一般,大便不调。夜寐欠安。舌红,苔腻,脉涩。患者素体禀赋不足,肠胃薄弱,风湿久羁,络脉满溢,内阻精明,治疗当以祛邪为先,佐以调理脾胃之法。方药：

葛根 20g	苍术 10g	栀子 10g	石菖蒲 10g
黄柏 10g	蒺藜 10g	川芎 20g	天麻 10g
钩藤 10g	砂仁 5g	党参 10g	大黄 20g
莱菔子 15g	番泻叶 10g	芒硝 10g	甘草 10g

7 剂,水煎服,1 日 1 剂,复渣,分服。

二诊,2018 年 10 月 21 日,患者自诉服药后两目胀痛感减轻,分泌物减少,额头疼痛感消失。虽然仍目不识人,茫茫无所见,但整体感觉良好,精神好转,夜间睡眠也有所改善。原方去番泻叶、黄柏,加石决明、牛膝各 15g,再服 7 剂,2 日 1 剂。

三诊,2018 年 11 月 6 日,服药后,患者自觉眼睛较前舒服许多,但仍有眼屎,胀痛感消失,睡眠好转明显,心情好,仍视物不清,眼前一片迷茫,走路需家人搀扶引导。舌质黯,苔厚,脉弦细。原方去石菖蒲、莱菔子,加山楂 10g,麦芽 30g,再服 7 剂,隔日 1 剂。

四诊,2018 年 11 月 24 日,服药后,自觉视觉症状改善不明显,全身症状睡眠、饮食、情绪、目周胀痛感等明显改善。舌脉变化不大,原方党参加至 20g,再服 7 剂观察。

五诊,2018 年 12 月 10 日,患者服药后,自觉眼睛疲劳感减轻明显,视物仍有模糊感,眼前物体逐渐显现大致轮廓,似乎有一种想透过雾霾,穿过云雾的迷茫,仍不能清晰分辨。虽然只有模糊轮廓,但自我感觉有好转迹象。希望服用中药继续调理。

六诊,2018 年 12 月 25 日,患者服药后,自觉眼睛已经逐渐穿过浓雾,渐渐达到浓雾之边缘地带,仍有一层薄雾如轻纱覆盖,物体形状轮廓不断清晰而真实,坐在诊台旁边的椅子上对医生白大褂的边缘几乎能分辨,对医生的五官轮廓仍看不清晰。患者经过近 2 个月的治疗,感觉中药治疗好的希望很大,将来能独自来医院看病而不需要家人陪同。原方继续服用 7 剂,建议复查视力。

【临证明理】 此案患者视力下降渐至失明,邪之所凑,其气必虚,详察病史,可知患者素体不足,肠胃虚弱,此乃致病之根源,若后天饮食不节、调护不当则淫邪易感,杂病丛生。《医学真传·原病》曰:"所谓治病必求于本;求其本,必知其原;知其原,治不远矣。"故本案治疗祛邪之余,还应调理脾胃,标本兼治也。但调理体质之事,并非几剂药就能完备,还需渐次服药,徐徐图之。

【个人体会】 本案病程已有 10 年之久,其间患者四处求医,直至近年来在专科医院检查后才明确诊断,如此辗转反复又未得及时治疗,最终双目失明。叹医学虽发展进步,但仍有许多疑难杂症亟待解决,无论中医、西医,均各有限。

思及严复先生所言,中华优秀文化的失传,是因为"祖先开其端,子孙没有续其尾;祖先拟其大,子孙没有专其精"。中医是中华传统文化的瑰宝,我辈中医,以治病救人、传承中医为己任,须常思考如何以祖先的智慧解答现代的难题,如何以现代的智慧延续中医的命脉。

第五节 双侧目睛上视"天吊"案

患者李某,女,72 岁,新疆人。因双侧目睛上视,视物不清 2 年,于 2015 年 1 月 21 日初诊。患者素体脾胃薄弱,饮食量少,胃脘胀痛反复。5 年前曾因"甲状腺功能亢进"而服用西药 2 年。近 2 年来,突眼明显,视力下降,双侧目睛上移,左侧为甚,逐渐至视物需用手将上侧眼睑上翻才可以看清稍许。为进行系统诊治,患者曾在乌鲁木齐的专科医院检查,诊断为白内障、斜视等,建议手术治疗。为保障治疗效果,患者在其家属的建议及带领下,来到中山大学中山眼科中心诊治。眼科中心专家因患者特殊病史,加之目睛上视严重,认为白内障手术效果不理想而无法手术。患者失望之极,在万般无奈之下尝试中医治疗。患者形体偏瘦,因视物不清需在家人搀扶下走进诊室。自觉痛苦异常,坐在医生对面几乎看不清医生的模样,需要用手将双侧眼睑上翻才有少些光感,模糊看见医生的轮廓,而左眼因目睛上视严重,即使上翻眼睑也几乎什么都看不到。自诉平时饮食减少,胃痛反复,夜间睡眠很差,大便不通,因视力严重下降而活动减少。心情很郁闷。舌质淡黯,苔厚腻,脉沉涩。患者久居西北高寒之地,风寒内袭,脾胃薄弱,清浊相干而经气逆行,导致目睛上视。经云:风为百病之长。故治疗以祛风通络,降气化浊为主,方药以防风通圣汤化裁:

麻黄 5g	荆芥 5g	防风 10g	石膏 25g
桂枝 10g	淡附子 10g	细辛 3g	黄芩 20g
栀子 10g	大黄 10g	党参 10g	陈皮 10g
番泻叶 5g	芒硝 10g	甘草 10g	

3 剂,水煎服。

二诊,2015 年 1 月 24 日,患者服药后,大便通畅,自觉食欲渐增,夜间睡眠有所改善。舌脉变化不大。目睛上视同前,仍视物昏花不清。因患者想返新疆老家过年,继续服用中药调理,原方去石膏,加黄芪 15g,再服 15 剂,以观后效。

三诊,2015 年 2 月 16 日,电话来诊,自诉服药后,视力较前有所改善,仍目睛上视,饮食如常,精神好转,夜寐如常,心情也好了很多,希望继续服用中药调理,能让眼睛恢复。原方去番泻叶、细辛,加当归、桃仁各 10g。再继续服用 1 个月。

四诊,2015 年 3 月 18 日,患者打电话诉视力较前恢复,能自行出门上街,但左侧目睛上视改善不大,右侧目睛稍稍降至正常水平以上。自觉信心倍增,希望可以重见天日。原方去附子,加川芎、何首乌各 10g,再服月余。

五诊,2015 年 4 月 8 日,电话来诊,患者自诉非常兴奋,虽然仍有一些视物不清,但右侧目睛逐渐下降,终于可以看到蓝天啦! 她喜出望外,自觉越来越有信心,表示愿意再服用中药继续调理。原方加决明子 20g,继续服用。

【临证明理】　患者久病体虚,又长期居住西北高寒之地,经络受邪,逆而上行,导致精珠倒挂,而成“天吊”之态,视物不能。治疗当审证求因,标本兼治,结合患者体质特点,采用防风通圣丸化裁,先后调治近半年,患者终于重见光明。

【个人体会】　医者,意也。初诊病者,我自觉心中无底,然坚信中医理论之正确,虽用药尚有差距,但相信只要有正确的理论指导,一定可以减轻患者的痛苦,让她重见光明。不忘初心,一切为病人着想,用所学服务人民,此生之大幸!

第六节　双目失明案

患者叶某,男,72 岁,退休教师,湛江人。因双目失明半年,于 2009 年 8 月 7 日初诊。患者自诉双目失明近半年,右眼在 10 年前曾因外伤致右侧眼球戳穿伤而视物不能,仅仅依靠左眼可以看到外面的世界。半年前,患者自觉左侧视力开始下降,视物不清,曾在中山眼科中心进行专科检查提示:视网膜变性、玻璃体浑浊、视神经萎缩、眼底出血等,经予以诸症支持治疗后,症状仍在逐渐加重,渐渐眼前一片黑暗,完全失去视力。在此过程中,患者自觉眼前能看见时,眼前明亮有光感,颜色明亮,之后,眼前的亮度逐渐减弱,并且自觉元气由胸中不断下沉,眼前似有一团白雾,雾气逐渐加重,颜色逐渐由白转灰,再由灰色逐渐变黑,最终至漆黑一片,完全看不到外面的世界,此时感觉胸中的那团元气已经由下肢减降至足底。因西医治疗无望,遂在眼科专家的建议下来我科中医门诊求治,希望能重见光明。来诊时,观其面色淡白少华,言语缓慢,反应一般,自诉双目失明,完全看不到任何东西。伴腰痛,耳鸣,舌质淡白,苔润滑,脉沉细。

患者既往有脑垂体瘤病史。患者高年久病,阳气亏损,髓海不充,清窍失荣,浊阴上犯清空,经脉受阻,目窍失养导致视网膜变性、玻璃体浑浊、视神经萎缩、眼底出血等病理变化而逐渐导致失明。治疗重在大补元气,通脉逐瘀,方药:

吴茱萸 10g	党参 10g	白术 10g	熟附子(先煎 2 小时)60g
桂枝 20g	干姜 20g	细辛 6g	法半夏 10g
通草 6g	牛膝 10g	茯苓 20g	炙甘草 5g
生姜 30g	大枣 5 枚		

5 剂,水煎服。

二诊,初服 5 剂,症状无明显变化,疑用方杂乱,遂去吴茱萸、通草、牛膝、半夏、大枣之属,加肉桂 20g、黄芪 30g,以扶阳逐阴。再服 10 余剂。

三诊,患者自觉眼前有光感,深黑色的云雾逐渐变浅,或如灰白蒙蒙,用手在眼前晃动,感觉有一团雾气朦胧。患者又再次在眼科复查,眼底提示:眼底出血面积明显减小。眼科专家鼓励患者继续服用中药,患者信心倍增。原方附子加至 75g,7 剂再观。先后服药 40 余天,患者自觉可以在吃饭时看到碗、盘等的边缘。

四诊,2009 年 9 月 29 日复诊,患者已经可以看到报纸上的大标题,再服 10 剂。

五诊,2009 年 10 月 11 日再诊,患者已经可以自行走路,无需人搀扶,可以看到周围门窗等物。视力逐渐恢复。随访 10 余年,患者视物尚清晰,视力稳定。

【临证明理】 古人治眼病,必先分症,可治或不可治,难治易治,了然于心,而后对症用药,方可应手而愈。清代刘一明《眼科启蒙·治目要诀》有"瞳神凸凹者不治,青绿白者不治,纯黑者不治,睛少光彩者不治,瞳神散大如乌睛者不治,瞳神缩小如芥子者不治,不见灯头者不治,跌仆暴盲者不治,不见星月者不治,白翳如磁者不治,乌睛破者不治,瞳神移位者不治,瞳神如锯齿者不治,五风内障者不治,老人昏蒙者不治"等等,均为"不治"之列。显然此案患者表现为右眼因外伤致"瞳神戳穿而凸凹不平",左眼因于年高体弱,五风内障而致"昏蒙不清",终致双目失明,实为难治之例。然细辨之,患者右眼恢复视力似乎回天乏术,确乃不治;而左眼乃因高年肾虚,元气不足,痰瘀阻络而渐致视物不能。若能通过大补元气,活血通络,则"目受血而能视",或可重见光明。遂予以大剂附子、黄芪、白术、干姜、吴茱萸等而获效。可见,医理明,则效必至。若医道不明,则必罔效。

【个人体会】 本案治疗目标在于通过中医辨证治疗,探讨能否帮助患者恢复左目的视力。这对医生也是很大的挑战,感谢眼科中心那位不知姓名医师的信任和鼓励,因为这不仅是对患者的鼓励,同时也是对中医药的鼓励和肯定。在某种层面上,"明确的西医诊断加中药的有效治疗"也是一种新的中西医结合模式吧!

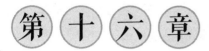 第十六章
妇科病案

第一节　急救痛经案

2008年7月26日,北京奥运会开幕在即,交通形势异常严峻,客流物流严重受限。在石家庄到广州的T90列车上拥挤不堪,因无法买到卧铺票,只能挤在2车厢,幸运是总算有个座位。列车行进到河南境内,刚过郑州没多久,就听到列车上的广播:"乘客中有医务人员的请到7号车厢与列车长联系,有病人急需救治。"我学的是中医专业,在急救方面似乎没有自信与现代临床的西医相比,万一有西医生出马,我可能会弄巧成拙或班门弄斧。于是坐在自己的位置上静观其变。当广播第二次传来寻找医务人员的救助声时,我已不能再犹豫,更不可能再有其他的想法,站起来挤进拥挤的人群直奔7号车厢。大约20分钟后,在列车办公席看到一位青年女性蜷卧在凳子上,表情痛苦,两手捂腹,额头冷汗淋漓不止,经过询问,素有痛经病史,本次出差恰逢经水来临,一时间疼痛发作难止。列车上亦无相应的救治药品。看到这种情况,因没有随身携带针灸针,立即用手法按压病人的血海、足三里、肾俞、命门等穴位并配合摩腹等治疗。15分钟后,患者症状缓解,面色转红润,冷汗止,可以自行饮热糖水。无独有偶,列车员很快又再广播找医生,工作人员在检修时不幸被铁器砸中头部,流血不止。单纯外伤流血,消毒止血包扎伤口即可。若有颅骨等严重创伤,建议列车长尽快在下一站停靠到当地医院骨科处理。

【临证明理】　汤药之未济,可施以针灸推拿之术。上古之时,多以针灸之术,以备急用。而需要调理者,可予以甘药调治。奈何,今之临床,用药废针

者,不在少数。而唯针废药者,亦不在少数。临证之时,当因人制宜,审时度势,亦针亦药之理,各尽其道。但使病人获益,而不致延误病机而恐成憾事。

【个人体会】 "医者,仁心仁术。"大凡遇到危及病人或意外事件,为医者不可有任何私心杂念,或有门户之见,或中西医之隔阂等,当一心救治,方不误事。当然我也为最初的犹豫时时自责,如果病人不仅仅是痛经,而是宫外孕、孕妇难产、心脑血管意外或其他更为复杂的病情,生死危难有时候仅仅在顷刻之间,那后果将不堪设想。面对危急重症、意外事件或在野外抢救,中西医各有一定的优势和特色。在特定的环境,特定的场合,缺医少药,手无寸针,这个时候无论中医还是西医,都要积极因地制宜、尽可能采取有效的方法救人于危难之中,此时此刻,中西医学已经没有界限可言了。

第二节 妊娠肺部感染发热不退案

患者陈某,女,29 岁,广州人。因妊娠 32 周咳嗽气促伴发热反复半月余,于 2015 年 3 月 7 日就诊。患者素体脾胃虚弱,形体虚胖,面色少华。近来春寒料峭,乍寒乍暖,气候变化无常,又因有身孕 8 个多月,加之过年而饮食过于温补,内外合邪故病发热、咳喘等症。1 周前,患者因咳嗽气促伴发热 1 周曾到某三甲医院妇产科就诊,诊断为肺部感染并经过抗菌消炎、对症支持住院治疗 8 天,症状好转后出院。出院当天晚上,身热又起,咳嗽频繁,咳嗽,咯痰,自觉短气乏力,动则气促。次日,家属带其先后到 5 家医院求治,医生均建议再次住院治疗而遭到患者的拒绝。患者及家属认为之前住院 10 余日,治疗效果不明显,对住院治疗感到不满意而拒绝再次入院。遂在友人的介绍下来我院门诊求治。患者形体虚浮,腹部膨隆,面色潮红,身热时起,口气重浊,咳嗽频作,咯痰不畅,自觉气促,动则尤甚,大便不畅,夜间睡卧不宁,饮食减少,舌尖红微有绛色,苔黄白厚腻不见底,脉沉滑。体格检查:两肺呼吸音粗,可在下部闻及细湿啰音及痰鸣音。下腹胀大膨起,可触及明显胎动。患者孕期饮食不节,复感外邪,内外合邪所致。治疗应用大柴胡汤化裁以清腑泻热,方药:

柴胡 10g	黄芩 30g	生石膏 25g	砂仁(后下)10g
陈皮 15g	杜仲 30g	紫苏梗 20g	大黄 10g

芒硝(冲服)10g　　栀子10g　　　　甘草10g

　　　　3剂水煎并复渣服。1日1剂,频煎频服。

二诊,2015年3月11日,患者服药后,自觉精神好转,大便日行三四次,泻下物均为污浊、臭毒之品,身热已退,咳嗽大减。饮食稍增,夜间睡眠转好。舌质淡红,舌苔较前变薄,舌根仍黄腻,脉滑。原方去柴胡,减石膏改为15g,加荆芥10g、防风10g。再服3剂。

三诊,2015年3月15日,患者诸症好转,昨晚又饮食不慎,咳嗽时作,余无不适,纳食可,二便如常,夜寐可。舌根仍厚腻,脉滑。原方去杜仲、芒硝,减大黄为5g。再服3剂而安。

【临证明理】 明代吴昆曰:"凡妊娠伤寒,六经治例皆同,但要安胎为主,凡药中有犯胎者,则不可用也。凡用动胎之药,必须斟酌,仔细详之。"而明万密斋则云:"妊娠伤寒,专以清热安胎为主,或汗或下,各宜随其五脏表里所见脉症主之,勿犯胎气。故在表发汗,以香苏散为主;半表半里,则和解之,以黄龙汤为主;在里则下之,以三黄解毒汤为主。并言此乃其家传之秘,活人甚多。"纵观此案,当属妊娠伤寒无疑。吴氏、万氏之言,皆为不传之秘,均不失"因人制宜""有故无殒亦无殒"之经旨。

【个人体会】 患者素体湿热,因妊娠误食多补,饮食积滞,胃管拥塞不通,宿食壅滞胃肠,复因气候变化,寒暖非时,将护失宜,内外合邪而病。《素问·六元正纪大论》云:"有故无殒,亦无殒也。"脾胃积滞,运化不及,则百病由生,故临床表现复杂。故在治疗中,以大柴胡汤表里双解为主,并嘱咐患者急煎急服,随时电话联系。二诊时疗效明显,热退、咳减,舌脉均较前改善。三诊因食复而咳嗽再起。圣人之言,实乃至理名言,奈何吾辈不能深思而慎取,故不时有失之交臂之遗憾!

医者,仁心仁术。肩负生民之职责,而无怨无悔。况世人时风日下,诬医者何其多也。吾辈但能尽心尽职,虽不足以告天下,但足以自慰!

第三节　妊娠咳嗽不愈案

患者劳某,女,34岁,大学教师,广东人,二胎妊娠孕15周。因妊娠后反复咳嗽不愈3个多月,于2019年4月20日来诊。患者4个月以前在大学附属医院用促排卵药后不久,咳嗽反复,停经后6周因卵巢过度刺激综合征,于2019年2月18日—3月17日在该院多科合作下,行腹水穿刺抽水并对症支持治疗月余,住院期间因发现总胆汁酸、甘胆酸增高而采用依诺肝素钠注射液(克赛)治疗。出院后仍咳嗽不止,先后服用多种中西药物,效果不明显。孕10周时,B超检查发现宫内双胎妊娠,在妇产专科行减胎术。术后仍咳嗽不止,咽喉不利,为求进一步治疗至呼吸中心求治。呼吸科主任专家在详细听取病人的病史,结合体格检查情况,建议中医药治疗。观其形态消瘦,面色萎黄,咳嗽时作,咽喉不利,饮食量少,口干,咯痰不畅,夜寐不安。舌质淡红,苔白微腻,脉弦细。患者素体脾虚,易感风寒,受孕过程及妊娠过程中的腹腔穿刺抽水、减胎术等,致使外邪反复,体内水湿瘀滞不化,内外合邪,导致肺失宣肃,而咳嗽反复不愈。治疗当外散邪气,佐内清水湿瘀浊,标本兼治。方药:

柴胡 10g	黄芩 20g	栀子 10g	大黄 5g
蒺藜 10g	法半夏 10g	莱菔子 15g	苏梗 15g
麦芽 15g	党参 20g	杜仲 15g	番泻叶 5g
芒硝 5g	甘草 10g		

7剂,水煎服,1日1剂。

二诊,2019年5月3日,孕17周,服药后,自觉咳嗽减轻明显,精神好转,夜间睡眠改善。近2日,天气骤变,咳嗽反复,呈阵发性,自诉饮食不节,喜食酸辣等物,偶有白痰咯出,晨起夜间咳嗽较重,严重时咳嗽伴随有小便出,大便尚可。舌红,苔厚,脉细滑。病情反复不仅仅因气候、饮食等,更主要的是孕后腹腔穿刺、减胎术等的影响,使得风湿游弋,流窜于内,发无定时。故治疗仍当标本兼治,方药:

柴胡 10g	黄芩 30g	栀子 10g	大黄 5g
白芍 10g	法半夏 10g	莱菔子 15g	苏梗 15g
麦芽 10g	党参 10g	杜仲 15g	砂仁 5g
茵陈 10g	芒硝 5g	甘草 10g	

5剂,水煎服,隔日1剂。另建议服药后复查胆汁酸等指标。

【临证明理】 此案患者咳嗽之因起于妊娠,病情复杂,故需治病之因。总以调理气血、安胎为要。治疗以审证求因,先别阴阳为旨,假以时日,或可有望。患者素体禀赋特异,每每使用西医学之方法如促排卵、保胎、减胎等等方法,对其身心影响之大,难以估量。患者能一次又一次坚强面对,并积极诊治,但愿能得天地之佑而大小平安。

【个人体会】　此案患者因体质不足,风寒湿热久羁,复因外感,更加损伤元气,故反复难愈。即使艰难,作为母亲,她依然多次选择比常人面临更多的危险而孕育新的生命,无论中西医,都给她以希望。我真的很感动! 问她为什么如此执着。她说,虽然第一次从怀孕到生产时她所遭受的痛苦和磨难比这一次还多,但是能顺利生下哥哥,还有在这4年多育儿过程中的快乐,让她觉得非常享受生命从无到有从小到大过程中的那份付出和喜悦。她觉得很知足,很快乐。这一次已经比第一次妊娠孕育过程好得太多。她无所顾忌,为了孩子,付出一切努力,真的太伟大。我想,如果是我,我真的可能做不到。但从内心,我对这位年轻的妈妈感到由衷的尊敬和佩服! 如此顽强,甚至难以想象! 再次感受到生命的异样美丽! 生命的旅程,不仅仅是欣赏,更重要的是体验生命的真实,发现生命的美丽!

第四节　妊娠七月胃脘痛案

　　患者区某,女,32岁,孕29周。因胃脘疼痛反复半月余,于2014年5月16日就诊。患者素体肠胃不足,饮食不节。近来因有身孕7个月而饮食过于温补,如牛、羊肉、番薯等物,近来反复出现胃脘疼痛,伴恶心、呕吐、心悸、胎动加速。先后在门急诊予以对症支持治疗,初服铝碳酸镁咀嚼片(达喜)等药后,可以稍稍缓解症状。之后症状反复,胃脘疼痛加剧,碍于西药可能产生副作用而寻求中医治疗。患者曾在某医院中医科诊断为脾胃虚弱证而予以六君子汤加杜仲、续断、桑寄生、白花蛇舌草、砂仁等2剂,服后效果不佳。遂再至他医处求治,经予以焦三仙(炒神曲、炒山楂、炒麦芽)加紫苏梗、佛手、陈皮、砂仁2剂,初服有效,胃脘疼痛稍稍缓解,再服无效。遂于今日至我院中医科门诊求治。现患者精神倦怠,四肢乏力,表情痛苦,自诉胃脘疼痛难忍,饮食不下,喝水后都觉得胀闷不适,反复半月余,现症状加剧,夜间不能睡眠,饮食难进,喝水后觉得水停胃内,继而一滴一滴慢慢漏下,口干口苦,口气臭秽,咽喉疼痛,咳嗽偶作,大便溏烂。舌质淡黯,苔白厚腻不见底,脉沉滑。既往史:慢性浅表性胃炎。体格检查:剑突下压痛明显。下腹胀大膨起,可触及胎动。患者孕期饮食不节,误补益疾。治疗应用大柴胡汤通畅胃管,方药:

| 柴胡 10g | 黄芩 15g | 生石膏 15g | 砂仁(后下)5g |

陈皮 15g　　　　白芍 30g　　　　党参 10g　　　　　大黄 10g

芒硝(冲服)5g　　苍术 10g　　　　甘草 10g

2 剂,水煎服。

二诊,2014 年 11 月 20 日,患者服药后,大便日行三四次,胃脘疼痛大减。自觉已无大碍,遂于昨日晚上陪家人到肯德基就餐。饭后半小时胃脘部疼痛反复,随即打电话求救,此所谓"食复"也。嘱咐今日来诊。患者自觉精神好转,胃部疼痛症状反复,面上散见红疹,舌质淡红,舌苔较前变薄,可见底,脉滑。原方白芍改为 10g,加紫苏梗 10g、白术 10g、木香 5g。再服 2 剂。

【临证明理】　患者素体脾胃虚弱,又因妊娠恣食滥补,饮食积滞,胃管拥塞不通,宿食壅滞胃肠,不通则痛。前医虽以健脾、消导之品,然收效甚微。《素问·六元正纪大论》云:"有故无殒,亦无殒也。"脾胃积滞,运化不及,则百病由生,故临床表现复杂。故在治疗中,以大柴胡汤为主,并嘱咐患者急服,并随时电话联系。二诊时舌脉均较前改善,患者饮食不节,煎炸辛辣不忌,余毒未清,而又被"食"所伤。症状反复,妊娠忌口,虽不及古人之严格,若不能因人而食,则症状反复自是难免!

【个人体会】　中药安胎之品,如黄芩、苏梗、白术、杜仲、阿胶、桑寄生之类,因病性之寒热虚实而选用。有妊娠病,选用安胎之品而不效者,是病未去也。妊娠病用安胎之药,可以安慰病人,掩人之耳目。若不能治病,即使选用安胎之品,既不能安胎,亦不能治病,枉费心机。如妊娠外感,虽辨证确当,又不可不慎用一两味安胎药,以安孕妇之心,实乃仁心也,有时亦不得已而为之,况且对病情并无妨碍,亦可省得诸多口舌之苦。为医之难,由此可知。

第五节　妊娠胎萎不长阴道出血案

齐某,女,39 岁,因妊娠 5 周后阴道出血少量,于 2012 年 5 月 9 日初诊。患者末次月经 2012 年 2 月 26 日,其后逐渐出现肢体倦怠乏力,口干,时恶心呕吐,喜食酸辣,停经 38 天后测 HCG(+)。55 天后行超声检查示:孕 6 周,有胎心搏动。近因劳力过度,精神过度紧张,于昨日出现阴道少量出血,曾服 1 剂桃红四物汤,症状无明显变化,今日仍出现阴道少量出血,无少腹坠胀疼痛。遂于今日上午来诊。嘱其马上行超声检查,再决定下一步的诊疗。B 超结果显示:有胚芽,无胎心搏动,显示胎儿宫内发育停止。建议刮宫治疗。患者因体弱高龄,不愿行刮宫手术,请求尝试用中药流产。如果效果不好,再行手术不迟。证属胎死血瘀,当泻下瘀血为急,方用桃核承气汤(仿抵当汤)加减:

桃仁 10g	红花 10g	当归 10g	大黄 10g
淡附子 30g	水蛭 10g	桂枝 10g	白芍 10g
芒硝 5g	制川乌 30g	黄芪 30g	甘草 10g

2 剂,水煎服。频煎频服,随诊!

二诊,2012 年 5 月 10 日,患者诉昨晚服药大约 2 个小时后,出现下腹坠胀,绞痛难忍,四肢酸软,周身虚汗淋漓,随即如厕,当即泻下块状瘀血大量,随即腹痛也稍稍减轻。今日上午再次行超声检查:宫内无异常发现,内膜稍增厚。建议继续服用中药调理。患者虽宫内已清,但气血已大伤,继续中药补气活血,再观:

桃仁 10g	红花 10g	当归 10g	党参 10g
淡附子 30g	干姜 10g	桂枝 10g	白芍 10g
白术 5g	仙鹤草 30g	黄芪 30g	甘草 10g

5 剂,加生姜 30g,水煎服。

三诊,2012 年 5 月 16 日,患者诉服药后,经水淋漓 10 余日,至今日月经来潮,建议其经停 3 日复查 B 超。继续将养数月方可,毕竟小产之伤远胜于正产之伤。随访 3 年,患者自然怀孕,剖宫产一子,体健。

【临证明理】 古人验胎之法,用于妇人两三个月月经不行,或过月难明有无,或脉滑疑似胎气有无之间,《济阴纲目》中用探胎散(皂角去皮、炙甘草各一钱,黄连五分,温酒调服,有胎则吐,无则不吐)、验胎方(川芎为细末,浓煎艾叶汤,空心调下二钱,觉腹内微动则有胎也,否则是经滞)、神方验胎散(川芎、全当归为末,浓煎好艾汤一盏调下或好酒调服。觉脐腹微动仍频,即有胎也,动能即愈,安稳无虞。如不是胎,即不动),可以试验,不可废也。若真无胎者,调经活血即可,未必一定要大动干戈而行清宫之术。现代临床医疗技术先进,早孕试纸验尿、B 超等验胎方法已经成为妇产科之妊娠早期的常规检查。然而仍有少数类似此案者,确需中药以试验之。

【个人体会】 古人见"胎动下血,心腹绞痛,儿在腹死活未分",唐代咎殷《经效产宝》以"当归三两,川芎六两"断死生,认为服此药后,死胎即下,活即安。曾读《繁盛之阴》,载明代末年儒医程茂先曾因自己年逾 40 的妻子出现此类情况而尝试用此法来判断,终老年得子,甚是有感并有所获,故如法炮制而终有裨益于病家。因现代有先进的超声技术,似乎古老的中医在调理胎产疾病方面的特色和优势越来越失去其应有的地位。此案宗《素问》之奥旨,汇临证之心得,以仲景桃核承气汤化裁,"有故无殒,亦无殒也",保胎如此,堕死胎亦如此。案中服药后的反应,亦非单纯药流才有此症状,即使自然流产,也要经历同样的苦楚和遭遇,但较之手术之伤痛,仍然不失其优势之所在。

第六节 人流后流血不止案

郭某,女,32 岁。因阴道出血反复不止月余,于 2014 年 2 月 26 日来门诊求治。1 个月前因计划外怀孕而在医院行人工流产清宫术。术后阴道仍流血不止,遂于今日再次到医院检查,超声检查显示,宫腔内混浊有囊性液体状,性质不明,建议进一步检查。妇科建议再次行清宫手术。患者因心有畏惧,担心再次清宫可能对身体带来更大的危害。遂抱着试试看的心理寻求中医治疗。来诊时,患者面色萎黄,饮食减少,夜间烦躁多汗,情绪紧张,阴道出血,淋漓不止,舌质紫黯,苔厚腻微黄,脉涩。患者乃因小产后,下焦瘀血未清,淋漓不止并外感风冷之气。治疗当以桃核承气汤化裁:

麻黄 5g	桂枝 10g	红花 5g	桃仁 10g
水蛭 10g	大黄 10g	党参 10g	当归 5g
淡附子(先煎)30g	木香 5g	牛膝 10g	路路通 10g
芒硝(冲服)10g	甘草 5g		

3 剂,水煎服。

二诊,患者服药 1 剂后,腹痛阵作,阴道下血多量,次日阴道出血停止。再次妇科超声检查显示:子宫正常,未发现异常。现饮食增加,夜间睡眠转好,阴道出血已止。遂于原方减水蛭、芒硝。加黄芪 30g、防风 10g。再服5 剂调理。

【临证明理】 此案乃下焦瘀血,所导致的阴道出血不止,病属实证,察病人之所苦,当泻则泻,故选用桃核承气汤"通因通用"而取效。叹今日中医之妇科,几乎在与西医结合时积极采用西药或手术,而完全忘记中医药的存在!南京中医药大学夏桂成教授实乃当今中医妇科之脊梁,更是吾辈学习之楷模和典范。

【个人体会】 临证之时,确有囿于西医学之"高大上"而拒中医于千里之外者;亦有根本不知道中医可治此病的寡闻陋见者;更有反复服用中药而鲜效者。生命万象,临证万象,不可一概而论。

第七节　药流不全之崩漏案

患者伍某,女,32 岁,公司职员。因阴道出血反复半月余,于 2017 年 11 月 16 日就诊。患者于 20 天前因停经 45 天而到妇科检查,血、尿、阴道 B 超等检查均提示早早孕。患者因个人因素强烈要求药流,主治医师予以药流常规(口服米索前列醇 0.6mg,1 小时后再予以肌注缩宫素 20U,到简易门诊观察,3 小时后排组织物及绒毛后,腹痛减轻,阴道流血不多,嘱回家休息。药流 10 天后,患者仍阴道出血不止,伴腹痛,遂到妇科复诊。再次行B 超检查提示:宫腔内回声不均匀,可见一不规则混合回声团,大小范围约为 21mm×12mm×18mm,边界欠清,内回声不均匀,彩色多普勒血流成像(CDFI)示其内部及其周围基层少量流血信号。诊断为:药流不全。建议行清宫术。患者因心理恐惧而拒绝清宫,遂在医生的建议下到中医科治疗。来诊时,患者精神倦怠,面色少华,自诉阴道出血不止,淋漓不尽,伴口干口苦,少腹胀痛,二便可,夜寐欠安。舌质淡黯,苔白厚腻不见底,脉弦。既往体健,月经规律。患者药流不全,瘀血内停胞宫,故出血不止。治疗当因势利导,通因通用,方药:

桃仁 10g	黄芩 15g	桂枝 15g	当归 15g
乌药 15g	鸡血藤 30g	党参 10g	大黄(后下)10g
芒硝(冲服)5g	木香 10g	甘草 10g	

5 剂,水煎服。1 日 1 剂。

二诊,2017 年 11 月 22 日,患者服药后,阴道出血量增多,偶有血块,大便日行三四次,少腹痛减。舌质黯,腻苔渐退,脉较前和缓。原方去乌药,加赤、白芍各 20g。继服 5 剂。

三诊,2017 年 11 月 28 日,患者精神好转,阴道出血停止,自觉少腹胀闷重坠,担心中药清宫未果,要求再次复查 B 超。病情好转,建议月经之后再检查。

继续服用中药调理。

四诊,2017 年 12 月 19 日,患者月经过后 4 天,复查 B 超,结果提示:子宫大小正常,未见占位性病变。双侧附件区未见明显包块。子宫大小正常,未见占位性病变。双侧附件区未见明显包块。患者异常开心,希望再服中药继续调理一段时间。

【临证明理】 此案之阴道出血属于药流不全所致之崩漏之症,四诊合参,结合 B 超提示,确乃下焦有形瘀血之证。治疗须"通因通用",务以瘀血除尽为度。西医之刮宫、清宫之术,无非清除瘀血,排出异物而已。与中医之活血化瘀之法,似有异曲同工之妙。然手术之冰冷铁器之伤,危害较甚,病人亦深知其害,故拒绝医生建议的再次清宫治疗,而采取中药保守治疗,以免冰冷铁器及手术过程中外感风寒湿冷、络脉损伤等弊。

传统中药可以通过活血化瘀,祛风通络,兼能解毒,可谓毕其功于一役。至于疗效判断,并非单纯以止血为标准,而必须以经期后复查 B 超为准,确无瘀血才为有效。

临证用药,确有深浅之分,若单单以桃仁、红花之属,则有效者,亦有不效者。恐其药力不足,而大黄乃必用之品。考《神农本草经》,大黄"主下瘀血,血闭,寒热,破癥瘕积聚,留饮宿食,荡涤肠胃,推陈致新,通利水谷,调中化食,安和五脏",实乃妇科清利瘀血之良药!仲景之桃核承气汤、抵当汤中皆是此意。奈何今世之医,畏大黄如虎狼,置之高阁,抛之脑后,真中医之不幸!诚可悲哉!

【个人体会】 当今临床,此类病例并非鲜见。仁者见仁,智者见智。有选用手术清宫者治之而愈者,自与中医无缘。有用手术而仍未能清干净者,有清宫未全而需再清者,有清宫未全而无法再行清宫术者,皆为中医药可治之列。究其病机则为瘀血阻滞,络伤兼夹外感之邪气。治疗总以通为用。然有在孕早期应用西药而保胎者,下瘀血之法中似重用解毒之品,或可有效。

考近代山西临床中医大家李翰卿先生在总结本病治疗之经验时,归纳为"崩漏四证,寒热虚瘀,夹杂难识,宜取腹脉"。他认为,病因简单者易治,复杂者难治,而临床上又以复杂者为多见,因此强调必须注意兼夹证。如虚证中要特别注意其中的实证,实证中要特别注意其中的虚证,寒证中要特别注意其中的热证,热证中要特别注意其中的寒证。特别强调所谓的"独处藏奸",如此方可取得较好的疗效。此论对临床治疗本病,启迪颇深。

第八节 产后小便不能案

黄某,女,公司职员,26岁。因产后小便不能半天,于2010年10月12日请中医科会诊。患者于今天上午在我院顺产一男婴。产后因为小便不能,腹部胀满,医生建议行导尿术,家属拒绝,要求请中医会诊服用中药尝试。患者素体虚弱,气血不足,更加产程消耗过度,元气更伤,气化不及,导致二便不通。观其面色苍白无华,唇舌干燥,腹部胀满而喜揉按,舌质淡紫,苔白微润,六脉微弱无力。辨证系产后劳力过度,元气不足,气化不及。治疗当以大补元气,活血通经为主,方药下乳涌泉散化裁:

黄芪3包(15g)	当归2包(10g)	桂枝2包(10g)
吴茱萸1包(5g)	白芍1包(5g)	穿山甲1包(5g)
王不留行1包(5g)	通草1包(5g)	熟地黄2包(10g)
熟附子4包(20g)	制川乌2包(10g)	麻黄1包(5g)
川芎1包(5g)	干姜2包(10g)	生姜2包(10g)
甘草1包(5g)		

4剂,开水冲,1日2剂。

二诊,2010年10月14日,患者于当天服药后3小时,其家属于当晚8点来电话告知,产妇已经大便得通,小便得下,病情明显好转。为使得产后奶水通畅,原方去麻黄、干姜、吴茱萸、川芎,加党参、白芍、续断、阿胶(烊化后冲服)各10g,改用汤剂继续服用10余剂而安。

【临证明理】《素问·标本病传论》以腹满、小便不利、大便不通最为急症,强调在这种标急的情况下,必须坚持"急则治标"的方法。然而西医学采取导尿法并非没有道理,只是结合本案的实际,采用中药大补元气,活血通经标本兼治,使得二便通利,则诸症消失。下乳涌泉散原为产后妇人缺乳而设,在此经化裁治疗小便不通只是因为有相同的病机,同病异治也好,异病同治也罢,只能说,其道一也。

《金匮要略·妇人产后病脉证治》论产后病因"新产血虚,多汗出,喜中风,故令病痉;亡血复汗,寒多,故令郁冒;亡津液,胃燥,故大便难"。虽未提及小便难,然其病机亦不外血虚、血瘀、感受风寒之因,故治疗宗标本兼治之则,以祛风散寒、活血化瘀、通利二便并举,似有"塞因塞用"之嫌。然"方不对病,则非方;剂不蠲疾,则非剂也"。七方乃大、小、缓、急、奇、偶、复者也;十剂乃宣、通、补、泻、轻、重、滑、涩、燥、湿者也。要之,在于临证之时方剂之疗效,而疗效之大小有无往往在于是否明于病机之理。此乃国医生存之根本,绝非戏言!

【个人体会】 临证之时,有病急乱投医者;有信巫不信医者;有信西医而不信中医者;有笃信中医而非西医者。医患之间,无非缘分而已。正如阴阳是必须在相互关联的基础上才能建立对立统一的联系。医患关系的确立是在具体诊疗过程中才产生的一种客观存在,从而形成一种特殊的"医缘"。此案患者的婆婆是我的一位老病人,因笃信中医,每遇危急、疑难之事,总是第一时间打电话给我,求助中医治疗。或许对产后小便不利,插尿管导尿并无太大损伤,然患者体虚,从心理上又拒绝顺产后再插尿管的治疗,而有效利用中药急则治标,标本兼治,何乐而不为?!

第九节 产后抑郁案

患者宁某,女,38岁,广东茂名人。因产后抑郁,胸闷、焦虑5年,加重伴睡眠不宁、体重渐增年余,于2014年2月24日上午10点多初诊。患者5年前产后因恶露不尽,月经失调,逐渐开始出现心情低落,头晕、心悸、胸闷反复,伴肢体麻木,腰背酸痛,饮食一般,大便不畅,夜寐欠安,曾在医院诊断为焦虑症,经过予以西药等对症支持治疗,症状反复不愈。近1年来,月经量少,色黑有血块,体重增加明显,许多以前的服装都没有办法穿。夜间睡眠困难,自觉对生活信心下降,对周围事物漠不关心,甚至对孩子的事情也不上心,做事丢三落四,记忆力下降明显。因觉生活无望,遂在网上搜索,看见有人说我擅长治疗产后病,于是抱着试试看的心理来诊。观其形体虚浮,神志清楚,言语时有反复,精神焦虑不安,多汗,时悲伤欲哭,自诉头晕、心悸、胸闷加剧,周身无一处舒适,感觉十分疲惫,四肢麻木,饮食可,大便干结,夜间睡眠欠安。因体重逐渐增加而无法忍受。舌质黯而胖大,苔厚腻,脉沉涩。证系产后风寒痰饮积滞,浊阴上逆,胸阳不振。治疗祛风化痰,活血通络导滞,方药:

麻黄 5g	黄芩 10g	干姜 10g	瓜蒌皮 5g

木香 5g	肉桂 5g	荆芥 5g	薤白 5g
石菖蒲 5g	路路通 10g	番泻叶 5g	大黄 10g
何首乌 10g	芒硝(冲服)10g	甘草 5g	

7剂,水煎服。1日1剂。

午后3点多钟,患者来电,已在回家路上,药方和中药均落在医院二楼饮水机处,麻烦医生帮忙把药邮寄到她的住处。患者之健忘,诚不虚言。遂将其中药按地址寄出,以观后效。

二诊,2014年3月26日,患者服药后,每日泻下四五次,自觉精神好转,月经量较前增多。只是胃口差,希望能尽快减肥。原方去干姜、薤白、荆芥,加丹参、王不留行、莪术各15g,再服7剂。

三诊,2014年4月18日,自诉体重有所下降,其他症状明显减轻,因路途遥远,交通不便,希望每月来1次,自己可以在家照方抓药。原方减大黄、芒硝,加党参、白芍、陈皮各20g。再服10剂调理。

四诊,2014年7月底,患者来电诸症好转,体重减轻近8kg,自觉信心倍增。原方去番泻叶、芒硝,加桃仁、泽泻各15g。

五诊,2014年9月10日,患者自觉治疗非常满意,体重下降,身材似乎恢复如前,自诉以前就是个爱美的人,特别喜欢逛街,穿漂亮衣服,因为疾病的原因,看着自己日益发福的样子,简直难以忍受,对家人漠不关心,同丈夫感情不和,所有种种,均由病起。现在随着身体状况的逐渐改善,自己也恢复了往日的自信,跟家人的关系也和睦许多。总之,自己觉得非常开心,今天适逢教师节,本来想在医院周围的花店买花,当面跟医生说一声谢谢,以表达她的心意。可想想最近的八项规定,医院规定禁止医生收取病人的礼品,为了保护医生的安全,一切从简。

【临证明理】《素问·风论》言:"风气与阳明入胃,循脉而上至目内眦,其人肥则风气不得外泄,则为热中而目黄。"肥胖之因,在于脾胃之风湿。患者之忧郁焦虑,病因复杂。四诊合参,患者之病病在身体肥胖,故审证求因,以祛其产后风寒痰瘀为要,务在给邪以出路。

【个人体会】患者因产后调理不当,导致气血紊乱,而痰饮、风水、瘀血丛生。治疗当见病知源,审证求因。因病程较长,故需要一定的疗程。据传,扁鹊云:"人之所依者,形也;乱于和气者,病也;理于烦毒者,药也;济病扶危者,医也。故安身之本,必资于食,救疾之速,必凭药。不明药者,不能以除病。病之,药之,斯之二事,有灵之所要也。若忽而不学,诚可悲夫!"

第十节　产后中风漏汗症

患者吴某,女,46 岁,福建漳州人。因多汗、气促反复 20 年,于 2011 年 6 月 23 日初诊。患者曾于 20 年前产后受风,调理不当,而出现多汗恶风怕冷,动则气促,多方医治症状仍有反复不愈,并呈进行性加重。先后在福建省人民医院等系统治疗,仍不见改善。后因先后人工流产两次后,汗出气促加重,严重时遇冷遇热均出汗,甚至坐在凳子上,屁股下面出汗,背靠墙上腰背出汗,夏天坐在凉凳上也出汗,手足无所适从。观其形体略虚浮,面色晄白少华,虽是暑热天仍感觉很冷,穿着厚衣服,一进空调房间,则虚汗淋漓。夜间头部怕风,需戴帽裹头。饮食一般,大便不畅,夜间睡眠差。舌质淡胖,有瘀斑,苔白润,脉沉涩。患者乃产后受风,调理不当,复因小产,内伤阳气,卫外不固而导致诸症蜂起。治疗当以温阳祛风,固表止汗。方药:

熟附子 4 包(20g)	桂枝 2 包(10g)	吴茱萸 5g	白术 1 包(5g)
茯苓 1 包(5g)	黄芪 2 包(10g)	当归 1 包(5g)	细辛 1 包(5g)
干姜 1 包(5g)	炙甘草 1 包(5g)	生姜 2 包(10g)	制川乌 2 包(10g)

4 剂开水冲服,日 2 剂。以观后效。

二诊,2011 年 6 月 25 日,患者自诉服药后,肢体微觉温暖,手足四肢感觉良好,大便较前通利,泻下稀烂夹黏液,带下量减,夜间睡眠明显好转。仍然恶风怕冷,不时汗出,头部尤甚,动则气促。舌脉变化不大。药已对症,假以时日,必定会收功。遂于原方去麻黄、细辛,嘱咐其继续服用中药调治。方药:

熟附子 45g	桂枝 10g	吴茱萸 10g	白术 15g
茯苓 10g	黄芪 30g	当归 10g	白芍 10g
炙甘草 5g	生姜 30g		

14 剂,返原籍福建调理。再观!

三诊,2011 年 7 月 15 日电话来诊,自诉服药后,症状好转,汗出大减,特别是头部怕风,不能耐受风扇、空调等症状已经消失,唯头不时有汗出。嘱咐其继续用原方调理,待阳气充盛则头汗自止。

【临证明理】《素问·风论》言:"风为百病之长也,至其变化乃为他病也,无常方,然致有风气也。"而"五脏风之形状不同","肺风之状,多汗恶风,色骈然白,时咳短气,昼日则差,暮则甚,诊在眉上,其色白。心风之状,多汗恶风,焦绝善怒吓,赤色,病甚则言不可快,诊在口,其色赤。肝风之状,多汗恶风,善悲,色微苍,嗌干善怒,时憎女子,诊在目下,其色青。脾风之状,多汗恶风,身体怠堕,四肢不欲动,色薄微黄,不嗜食,诊在鼻上,其色黄。肾风之状,多汗恶风,面瘫然浮肿,脊痛不能正立,其色炲,隐曲不利,诊在肌上,其色黑。胃风之状,颈多汗恶风,食饮不下,膈塞不通,腹善满,失衣则䐜胀,食寒则泄,诊形瘦而腹大……"况"首风""漏风""泄风"等症,均见多汗之症,自古汗症之因,必因于风。奈何后人仅有"气虚自汗""阴虚盗汗"的理论。至此,医者茫然,病家亦不自知。而汗症却逐渐变成疑难杂症。究其因,无非是医理难明,而治汗无法,实为憾事!

【个人体会】 患者因于初产后调理不当,漏汗伤阳,调治不当,遂成顽疾。之后又复因两次小产所伤,动及元阳。阳气衰竭,四肢厥冷;卫阳不固,玄府失开阖之职,故漏汗不已。治疗宗仲景桂枝加附子汤法(治疗伤寒误汗亡阳后)之意,旨在恢复机体的卫外固表的功能。治疗关键是在祛除外风的基础上着重体质的调理,假以时日,可缓缓收功。次年9月,患者打电话,又有一汗症病友求治,病史、症状大体相类似,如法炮制而效。

第十一节　坚果积滞致阴吹案

薛某,女,32岁,广州花都人,已婚,生一女8岁。因阴道时时出气,簌簌有声如矢气频作反复月余,于2018年11月14日来诊。患者素体湿热,饮食不节,形体虚胖,面色潮红有痤疮。近半年来,因为追求身材苗条而采用减食瘦身,并配合瑜伽锻炼。近1个月来,患者在练习瑜伽的过程中,经常能听到阴道不时发出一阵阵"簌簌""簌簌"的响声,因有时声音较大怕引起别人的注意,自己也觉得十分尴尬,感觉有一种伤及自尊的难过。遂主动来门诊寻求中医治疗,并且想知道到底是什么原因引起的。来诊时,患者形体虚浮,精神倦怠,面色潮红,有痤疮满布,口干、口气重浊,自觉烦躁,多汗,大便不畅,阴道不时有"簌簌"声,特别是在集体练习瑜伽时,这种声音不时发出,感觉很没有面子,有伤自尊心。平素月经失调,量少,夜寐欠安。舌红,苔黄厚腻,脉弦滑。

四诊合参,辨证为湿热下注,腑气不通所致。细问其如何减肥? 答曰:"少食多运动,配合做瑜伽训练。"再问:"如果饿了顶不住怎么办?"答曰:"吃花生米。"如此坚持了半年。难怪如此! 阴吹之因明矣。过食花生等坚果,往往如囫囵吞枣,积滞不化,日久羁留,腑气不通,而致谷气、胃气下泄不循常道,逼走前阴而呈阴吹之症。治疗但通利谷道,理气导滞,方可使腑气通畅,气循常道,则阴吹自止。方药:

苍术 10g	黄芩 10g	栀子 10g	法半夏 10g
莪术 15g	川厚朴 15g	石膏 30g	枳实 10g
槟榔 10g	川芎 15g	麦芽 15g	莪术 10g
番泻叶(后下)10g	大黄(后下)10g	芒硝(冲服)10g	
甘草 10g			

5 剂,水煎服,1 日 1 剂。

另嘱咐不可再乱吃零食、坚果等物,1 日 3 餐,顺其自然即可。切不可本末倒置而别生后患。

二诊,2019 年 1 月 6 日,患者服药后,阴吹症状明显减轻。近来因劳累过度,大便不畅,症状反复,希望再服药调理。原方继续服用 7 剂。

【临证明理】 阴吹之症,见于《金匮要略·妇人杂病脉证并治》:"胃气下泄,阴吹而正喧,此谷气之实也,膏发煎导之。"提示临证当因势利导,重在导滞通腑。仲景以膏发煎、麻子仁丸等以示后人。《沈氏女科辑要笺正》载王孟英按:"阴吹亦妇人常有之事,别来无所苦,亦不为病。况属隐之候,故医亦不知耳。俗传产后弥月而啖葱者,必患此。惟吹之太喧,而大便坚燥,乃称为病。然仲圣但润其阳明之燥,则腑气自通,仍不必治其吹也。"正如此案,因阴吹音声太喧有伤自尊而要求治疗,因坚果积滞日久而腑气不通。医理明而治必有效。尊圣人之意,顺势而为,不效者鲜矣!

【个人体会】 妇人阴吹之症,临证并非鲜见,以生育后的女性多见。然其症有轻重,病机有寒热虚实之异。但究其病因病机,无非腑气不通之甚,胃气、谷气被逼走前阴而呈阴吹之症。与矢气频作、泄泻、带下、瘟疫症之交肠瘕之理大同,无非不循肠道而已,治之之法,不在治其标之泄利、带下等,而重在通利六腑,以复胃肠通降之职权而使气血津液痰浊瘀血积滞归于常道而已。仲景之"导"道,明矣!

第十二节 停经瘀血腹痛案

患者莫某,女,50岁,广州人。因左下腹疼痛反复年余,加重伴烦躁月余,于2018年3月26日就诊。患者自诉已停经3年,曾因左下少腹疼痛先后在妇科、消化科、外科等系统诊治,妇科B超、腹部CT、胃肠镜检查等均无异常发现。现左下腹痛反复不愈,部位相对固定,压之有闷胀不适,或刺痛不已,未扪及明显肿物或包块。偶有情绪急躁,易怒,夜寐不宁,伴腰背酸痛,肢体麻木,口干不欲饮水,大便不调,或干结难下,或黏腻不爽。舌质黯,苔厚腻,脉涩。观其形体虚浮,面色潮红,鼻头有细微络脉迂曲,四肢沉重,自诉头目不爽,偶有耳鸣,自觉痛苦异常。四诊合参,患者乃下焦瘀血证,治宜理气活血,祛瘀通络利,方药大柴胡汤化裁:

柴胡 10g	黄芩 30g	生石膏 20g	桃仁 10g
牛膝 15g	蒺藜 10g	莪术 15g	大黄(后下)20g
石菖蒲 10g	栀子 10g	木香(后下)10g	路路通 10g
番泻叶(冲服)10g	芒硝(冲服)10g		甘草 10g

5剂水煎,并复渣服。1日1剂。

二诊,2018年4月9日,患者自诉服药1剂后,腹部绞痛明显,大便日行五六次,泻下物均为污浊、臭秽之物,继续服药后,泻下逐渐减少,服药5剂后,阴道下血,如正常月经,先后一共5日,经血均为瘀黑,或成小块状,味道臭秽不堪,刺鼻难闻。腹中疼痛骤减若失,胸中也渐渐感觉宽敞,顿觉心情大好,十分开心。为求进一步系统调理而求中药继续治疗。原方去石膏、石菖蒲、木香,减番泻叶,加党参、鸡血藤各15g,再服5剂。

【临证明理】《金匮要略·惊悸吐衄下血胸满瘀血病脉证治》将"瘀血病"单列,并言:"病人胸满,唇痿舌青,口燥,但欲漱水不欲咽,无寒热,脉微大来迟,腹不满,其人言我满,为有瘀血。"此瘀血之明证。此案患者天癸将竭,经水骤停之后,腹痛反复,且疼痛部位固定,舌脉均有瘀血之症。患者虽临证表现复杂,但究其脉症,总不离瘀血范畴。治疗以理气活血,祛瘀通络为主。方中大黄后下,重在祛瘀生新。患者服药后,腹痛加重,此药中病所之明证。服药5剂后,泻下瘀血如经之第5日,实乃瘀血之的证。无怪乎病人在二诊时连呼

"神奇",实叹中药之效！由此心境大开,腹痛若失！

《金匮要略》中的瘀血病和宿食病一样,疾病名称不仅提示疾病的病因和病机,并且直接提示疾病的治疗,即"泻实"为主。这种疾病命名方法也容易为患者接受,很接地气,值得临床借鉴和思考。

【个人体会】 瘀血病在现代临床非常多见,并非妇人之专属。然而瘀血之久暂,药量大小不同,服药后差别很大。无独有偶,次日,又有 50 岁妇人停经 3 月余来诊,服上药 5 剂后,经水至,七八日后经水停,大喜,遂将欲生二宝之愿告之,余笑曰:"顺其自然。"《素问·上古天真论》云:"(女子)七七,任脉虚,太冲脉衰少,天癸竭,地道不通,故形坏而无子……帝曰:有其年已老而有子者何也? 岐伯曰:此其天寿过度,气脉常通,而肾气有余也。"因人制宜,实乃根本也。医者,仁心仁术,切不可有贪天之功。审之,慎之！

第十三节 瘀血如狂之神志病案

患者蒋某,女,47 岁,广州环卫工人。因情绪烦躁欲死、哭闹无常 1 周,于 2018 年 8 月 23 日就诊。患者自诉平素心情郁闷不适,对家庭生活感到不满,自觉婚姻失败,经常有离婚的念头,但考虑到孩子小,尚未成年,又不免打退堂鼓,如此反复,痛苦异常。1 周前,朋友聚会、领导请客吃饭,遂饮食恣意无忌,自诉过食竹丝鸡并饮汤大量后,即觉胸闷不适,烦躁异常,回家后即痛苦不止,烦躁欲死,多次想跳楼,幸亏家人及时拦阻才得以幸免。5 年前在妇科放环后而突然闭经,一直到现在月经都没有来过。近 1 周来,情绪烦躁不稳,哭闹无常,或悲伤欲哭,或烦躁不能自止,时闷闷不乐,时欲打人毁物,回到家后就要开窗跳楼,家人担心,遂建议其到精神病医院或精神科就治,患者又虑精神病药物的毒副作用而强烈拒绝。来诊时,观其形体盛壮,面色潮红,声高,言语激动,未语泪先流,泣不成声,待情绪稍稍稳定后,才能完整叙述发病经过。自诉一直以来,心情压抑,对现实婚姻家庭生活不满,但碍于孩子年幼,尚未成家,又迷恋手机游戏,故脾气烦躁,情绪不稳已是家常便饭,最近 1 周症状加重,烦躁欲死,特别是下班回家后,即不能自我控制,暴躁异常,打人毁物,或欲爬楼跳窗,头痛有爆裂感,夜间不寐。舌黯,苔厚腻,脉涩。患者形盛体实,素体痰热内蕴,复因长期肝气郁滞,瘀血内阻,导致热入血室而不畅。古人指出"瘀血在上,其人健忘,瘀血在下,其人如狂"。患者因饮食痰浊积滞内停而加重,故治疗当以泻腑通经,导浊化瘀为先,并佐以适当的心理疏导,所谓"心病还须心药治",理应如此。若徒以药治病,恐不能胜其情,病虽去而仍有反复之虞。暂拟方药如下,以观后效:

柴胡 10g	黄芩 30g	生石膏 30g	路路通 5g
栀子 15g	川芎 30g	桃仁 15g	大黄(后下)20g
何首乌 10g	郁金 10g	合欢皮 15g	鸡血藤 15g
番泻叶(后下)10g		芒硝(冲服)10g	甘草 10g

5剂水煎,并复渣服。1日1剂,频煎频服。

二诊,2018年8月27日,患者服药后,泻下量多,烦躁症减,自觉心情平静了很多。回想5年前在妇科放环后,腹痛反复,月经停止,并没有太在意,之后小腹部反复隐痛,也没有太在意而进行特殊的诊治,现在似乎真的明白了这些道理,心情逐渐稳定,对未来又重新树立信心,对医生的理解和有效治疗也表示十分感谢。建议中药继续服用。原方去栀子、郁金,加红花、莪术各10g,再服7剂。

三诊,2018年9月4日,服药后,泻下黑便,阴道有少量出血,感觉如同正常来月经一样,量不多。此瘀血之明证。自诉心情平静,好像没有发生过任何事情,前后判若两人。自觉每天除了上班,回家后也能自我调节一下情绪,想想自己能在广州买房安家落户,跟家人沟通之后,自豪感、幸福感不禁油然而生。

【临证明理】 古人论经闭多引丹溪之论:"经不通,或因堕胎及多产伤血,或因久患潮热销血,或因久发盗汗耗血,或因脾胃不和,饮食少进而不生血,或因痢疾失血,治宜生血补血,除热调和之剂,随证用之。或因七情伤心,心气停结,故血闭而不行,宜调心气,通心经,使血生而经自行。"调心、调脾、活血、生血、除热散寒,重在随证调和。而此案经闭腹痛,因手术放环内置异物,复因情志郁结,使得风冷、郁热、痰饮、瘀血互结,导致经闭而腹痛,瘀血作祟,导致烦躁如狂等症。治疗以安心为先,动之以情,晓之以理,帮助病人找到导致此病之根源,继之以中药攻下逐瘀,佐以祛风清热,故获效如此。

【个人体会】 临证以来,接诊此类患者不多,但每一例都记忆犹新。深刻体会古人"宁治十男子,不治一妇人"之叹!妇人病,除因自身经带胎产之病,还受到时代、环境、计生政策、婚姻状况等诸多因素,并随着科技的发达而呈现诸多复杂性。诸如本案,宫内置环等因素,加之家庭生活、婚姻状况的满意度,使得妇人病愈显复杂。然强调"治病求本",审证求因,心病当需心药治,假以随证得当,病家自可安康。

第十七章 儿科病案

第一节 反复鼻衄不愈案

方某,女,9岁,因反复鼻衄发作4年余,于2014年8月16日来诊。家长代诉,患儿鼻衄反复发作数年,曾经多次到医院进行血液检查,均无异常发现。每每因喝冰冻饮料,吃水果或高蛋白的食物都可以导致鼻衄发作。虽然在日常生活中,家人尽可能注意减少饮食方面的刺激,可是孩子鼻子流血的事情仍然经常发生。也曾经带孩子多处求医问药千方百计去治疗,效果都不理想。遂在友人介绍下,来我院中医门诊治疗。观其形体虚浮,面色少华,略微有些胖,自诉每天都有鼻子出血,腹痛时作,大便不畅,口唇干红,口气重浊难闻,夜间口干,多汗。睡眠时经常烦躁,四肢躁动不安,或喜伏卧,夜间有磨牙等。腹诊脐周有明显压痛。舌质淡红,苔厚腻,脉弦。患儿素体脾胃虚弱,饮食不节,积滞痰饮内停,郁久化火,循经上窜,络脉损伤而为鼻衄。治疗当以清热凉血,泻下通腹。方药:

广藿香 10g	生地黄 10g	黄芩 10g	栀子 10g
生石膏 15g	川厚朴 15g	枳实 10g	槟榔 10g
大黄(后下)10g	芒硝(冲服)5g	甘草 10g	

5剂,水煎服,1日1剂。

二诊,2014年8月23日,家长代诉患儿服药后,矢气频作,连她自己都觉得臭秽难闻,不时拿手绢捂上自己的嘴巴和鼻子,继则泻下大量秽浊污物、黏液及宿食粪便等。顿时,松了一口气,感觉到前所未有的轻松爽快。之后数日,腹痛、鼻衄未再发生。观其面色也较前红润一些。原方去石膏、栀子、生地黄,再加党参15g,莱菔子15g,继续服用上方7剂。随访数年,未有复发。

【临证明理】《灵枢·口问》:"夫百病之始生也,皆生于风雨寒暑,阴阳喜怒,饮食居处,大惊卒恐。则血气分离,阴阳破散,经络厥绝,脉道不通,阴阳相逆,卫气稽留,经脉虚空,血气不次,乃失其常。"小儿稚阴稚阳,虽少喜怒七情之害,然生气通天而易感风雨寒暑,饮食积滞,痰火内郁,脉道不通,气血逆乱而失其常道。故鼻衄在小儿较为多见,且多有风湿积滞痰火内蕴而致。

【个人体会】 鼻衄为儿科最常见临床症状之一,多由饮食不节,过食肥甘、辛辣等物引起。治疗多用白虎汤、泻心汤、承气汤等。若病由脾阳不足,也可选用理中辈。虽有"久病多虚",然毕竟为常理,此案患儿虽病史较长,仍有可下之症,如唇红、腹痛、多汗、夜间烦躁、磨牙等,故用通腑泻热之法而获效。鼻衄之症,临证多见,要点在鉴别病情之轻重、虚实、寒热,审证求因,见病知源,诚可思过半矣!

或问,此案既为实热证候,为何喝冷饮、多吃水果都会导致鼻衄的发生呢?缘由胃管不通,无论风气、痰饮、寒湿、积滞,均可迫血妄行,故用石膏、生地黄、硝、黄诸药,意在通过通降腑气而使得周身经络之"使道"通利,气血津液各归于常化,而非只是凉血止血之用。

第二节 注意缺陷多动障碍案

患儿钟某,男,9岁,学生,广东韶关人。因反复眨眼,拧鼻,不时口角有怪异动作2年,加重月余,于2015年7月6日初诊。家长代诉,患儿于2年前无明显诱因出现不自主眨眼,偶有拧鼻,或口角作怪异状,先后在多家医院诊治,效果不明显。观其面色少华,形体偏瘦,表情淡漠,眨眼频繁,就诊过程中不自主以手拧鼻,或用两手夹面,口唇前突,作怪异状,或有不自主摇头,或呈叹气状,问他哪里不舒服,回答就是浑身不舒服,以上这些动作是否有意识,答曰"我知道,但是就是因为不舒服才去做"。平时,饮食一般,食量较小,经常挑食,口气重浊或臭秽,或拒绝吃蔬菜,偶有腹痛、鼻衄等,夜间睡觉不宁,或辗转反侧,或时有惊醒,或呈拳打脚踢状,或磨牙,或张口呼吸。大便不畅,多干结,小便黄赤,有异味。口唇干裂脱皮,舌质淡红,苔根厚腻,脉弦滑。患儿饮食不

节,脾胃素虚,六淫之邪内侵,导致经脉受邪,脉气不利,故现诸症。治疗当祛风通络,佐以通腑泻热,方药:

柴胡 10g	黄芩 30g	生石膏 20g	荆芥 10g
陈皮 5g	葛根 20g	防风 10g	大黄 5g
淡豆豉 10g	栀子 10g	白芥子 10g	路路通 10g
芒硝(冲服)5g	甘草 10g		

5 剂水煎,并复渣,2 日 1 剂,温服。

二诊,2015 年 7 月 20 日复诊,患儿服药后,大便通利,口气臭秽症减,饮食稍增,面部不适、眨眼、拧鼻等动作明显减少。晚上睡觉时仍偶有磨牙等症状,原方去柴胡、淡豆豉、芒硝,加藿香、白芍各 10g,再服 7 剂。

三诊,2015 年 8 月 8 日,患儿情况好转明显,家长希望服药调理体质。原方去石膏、栀子、大黄,加党参、茯苓各 15g,再服 7 剂调理。另嘱防风通圣丸可间断服用以表里双清。

【临证明理】 本案患儿的临床表现以"不自主地反复眨眼,拧鼻,不时口角有怪异动作"等为主,而在进一步询问其感觉时,患儿常常以"很不舒服""自觉难受""无可奈何""即使这样做了,仍然很不舒服"等表述。事实上,患儿(年龄超过 5 岁以上或学龄期儿童)在主观上自己也不愿意有这种行为,而是因为确实身体上的不适而出现的不自主本能反应。这和一般家长所认为的不良习惯、小毛病所导致的情况有本质的区别。除此之外,有些患儿不仅表现出耳目口鼻等不适症状,还表现为独头动摇、耸肩、不安腿、手足无所适从等,结合患儿体质、肠胃状态、夜间睡眠状态如口气臭、口唇干红、大便不畅、多汗、眼屎多、夜卧不宁、磨牙、辗转反侧、情绪烦躁甚至有打人毁物倾向等,四诊合参,本病辨证当属阳明受邪,经气逆乱所致,故治疗当以疏通阳明,佐以祛风化痰消导为法而取效。

《灵枢·经脉》言:"胃足阳明之脉,起于鼻之交頞中,旁纳太阳之脉,下循鼻外,入上齿中,还出夹口环唇,下交承浆,却循颐后下廉,出大迎,循颊车,上耳前,过客主人,循发际,至额颅;其支者,从大迎前下人迎,循咽喉,入缺盆,下膈属胃络脾;其直者,从缺盆下乳内廉,下挟脐,入气街中;其支者,起于胃口,下循腹里,下至气街中而合,以下髀关,抵伏兔,下膝膑中,下循胫外廉,下足跗,入中指内间;其支者,下廉三寸而别,下入中指外间;其支者,别跗上,入大指间,出其端。"阳明经脉多气多血,外感或饮食积滞皆可致经脉受邪,则必出现经脉循行所过之处的症状,如颜面部抽动,动眼、拧鼻、摇头、抖肩,甚至出现典型"善呻数欠""汗出鼽衄""膝膑肿痛,循膺、乳、气街、股、伏兔、骭外廉、足跗上皆痛,中指不用"等肢体症状。在临床上,患儿此病表现症状不一,有以颜面部不适抽动为主,也有以咽喉部声音异常为主,更有以下肢活动不利或动作异常为主,然究其本,实乃阳明经脉之病。故治疗当辨其虚实,或针或药,诚能确得其本而治,则非难事!

无独有偶,佛山同道电话询问小儿多动症的治疗,建议从阳明入手,小承气汤或大柴胡汤可治,3 日后又电话告知效如桴鼓,1 剂知,2 剂愈。

西医学认为,儿童注意力缺陷多动症是一种较常见的行为障碍性疾病。以注意力不集中,自我控制差,动作过多,情绪不稳,容易冲动,或伴有学习困难等为临床表现。但究其实质,此乃经络病也。西医学将儿童注意力缺陷多动症这一概念,甚至定义为轻微脑功能障碍综合征,完全是标本颠倒,忽略了机体潜在的本能反应。所以在治疗上存在的诸多缺陷,也可以说是错误的。

【个人体会】 本病中医辨病关键在于患儿是否有意识感知异常动作的存在,查明患儿出现行为障碍的实质,以区别"癫痫""中风""痉症"等。辨证的关键为遵循《黄帝内经》经络理论的提示,回归到中医本身的理论去思考疾病的本质,即"治病求本",而非沿用西医之概念,混淆视听,妄加非议,牵强附会,胡乱用药,结果不仅无效还使病情加重或变生他疾。更有因久治不效怀疑中医而非议中药无效者,实乃中医之大不幸!

记得在南京中医药大学读书实习期间,曾遇见一患儿,男,9 岁,独头动摇,摇晃后再向前伸,先后在全国多家儿童医院或神经专科诊治,效果不理想。问之:"头摇为何故?"答曰:"即使如此仍然觉得颈项不舒服。"如此明矣!乃经络不通之故,独头动摇目的是使颈项之络脉通畅。《伤寒论》之"颈项强几几"是也。以葛根汤 3 剂而效。谨记于此,以明经义。

第三节　饮食积滞致胸闷气促心悸案

患者刘某,女,11 岁,广州人,小学生。因胸闷、气促、心悸反复 3 月余,于 2015 年 6 月 1 日初诊。患者 3 个月前无明显诱因胸闷气促,动则尤甚,遂至省妇幼儿童中心检查,胸片、肺功能等检查均无异常,心电图提示窦性心律失常。经过予以对症处理,症状无明显缓解。患儿因自觉胸闷气促心慌加重而无法上体育课,遂再至省医院心血管专科检查,心电图仍提示为窦性心律失常,心率 120 次/min。因多方医治无效,遂在友人介绍下,于 2016 年 6 月 1 日来中医门诊就诊。观其形体略瘦,额头痤疮满布,面色不泽,口唇干裂起皮,言语声音高亢,自诉胸闷气促,心悸时作,总感觉气不够用,不能进行正常体育锻炼,每次跳绳四五下就觉得喘不过气来。饮食可,口气重浊,大便干结不畅。夜间睡眠少,烦躁,有磨牙。舌质红,苔厚腻,脉紧涩有力。患儿素体饮食不节,积滞痰饮内生,阳明脉络逆满,邪气循经上行,故见气促、胸闷、额头痤疮,热邪扰心,故心悸、胸闷,夜寐不宁,邪热夹积,腑气不通,故气促、短气,综合诸症,乃阳明积滞、邪热弥漫之证,治疗当以泻腑清热通络为主。方药:

柴胡 10g	黄芩 15g	生石膏 25g	番泻叶 5g
陈皮 15g	党参 10g	大黄 10g	石菖蒲 10g
栀子 10g	芒硝(冲服)5g	路路通 10g	甘草 10g

5 剂,水煎服。1 日 1 剂。

二诊,2015 年 6 月 6 日,患儿精神好转,神清气爽,自诉服药后,每日大便日行 2~3 次,色黑质软,偶有稀烂便,自觉腹中"舒服极啦",而气促、胸闷诸症骤减,心悸若失,夜间睡眠明显改善。现在自己可以一口气跳绳 200 次也不觉得气促啦!观其额头痤疮、痘痘已明显减少,舌质红,厚腻苔渐退,脉较前缓和。原方去番泻叶,再服 5 剂调理。

【临证明理】 此案虽以胸闷气促心悸为主诉,有类似胸痹、心悸之症,但究其实质,实乃胃气壅滞,痰瘀上逆凌心所致,相当于西医学的胃心综合征。《难经·四难》云:"呼出心与肺,吸入肾与肝,呼吸之间,脾受谷味也,其脉在中。"故临证患者出现单纯气促症状,不仅要考虑心肺肝肾的问题,更要重视脾胃的问题。《金匮要略》曰:"病人无寒热,短气不足以息者,实也。"提示在治疗上可以通过泻腑通络等调整全身的气机以治气促等症。

《灵枢·经别》言:"足阳明之正,上至髀,入于腹里,属胃,散之脾,上通于心,上循咽,出于口,上频颔,还系目系,合于阳明也……"《灵枢·经脉》:"脾足太阴之脉……其支者,复从胃,别上膈,注心中。"可见,阳明胃经在循行过程中"上通于心",或通过足太阴脾经"上膈,注心中",胃与心在生理结构上有经脉之间直接紧密的联系,使得其在病理上也相互影响。盖医者不明经络,譬犹盲人摸象,黑灯骑瞎马,终不知所图。

此案患者乃因肠胃积滞,痰浊水湿凌心导致胸阳不展,胸闷、气促、心悸等,治疗当审证求因,确得其本而顺势利导,则效如桴鼓。

【**个人体会**】 本病西医诊断为胃心综合征。胃心综合征是由胃部疾病如反流性食管炎、慢性肥厚性胃炎、胃及十二指肠球部溃疡,胃扩张、胃黏膜脱垂、食管或幽门狭窄等引发心血管系统功能紊乱的一组临床症候群。多数医家认为其发病机制是消化系统病灶刺激或功能障碍,使自主神经功能紊乱,通过机械作用或电解质代谢紊乱等途径影响到心脏。其治疗的关键和根本在于明确引起消化系统疾病的原因,从根本上解决胃肠问题如解痉止痛、中和胃酸、使用胃动力药质子泵抑制剂等。西医学对本病的认识跟中医对本病的认识几乎完全一致。可见在本病的治疗上中西医均以"治病求本"为原则,只是选择不同的药物或治疗手段而已。个人临证体会是西药效果轻症则可,严重者用中药而效果更佳。

第四节 会诊重度营养不良、反复肺部感染、发育迟缓案

倪某,男,6岁,广东汕头人。因反复咳嗽,伴间断大便次数增多5年余,于2018年10月10日入院。患儿5年前因支气管炎于我院住院治疗好转出院后开始出现反复单声咳嗽,与气候变化及活动因素无关,有少许白黏痰,难咳出,无气促、发绀,活动度较同龄儿童稍低,伴间断解黄色糊状大便,每日2~3次,无腹痛、腹胀,无黏液、血丝,未予特殊处理。3年前因支气管肺炎于我院住院治疗,好转出院后开始出现活动后气促,无发绀。1个月前口服10余剂中药后,患儿腹泻加重,呈水样便,每日7~8次,遂至广州市儿童医院住院治疗,诊断:①慢性腹泻;②支气管肺炎;③蛋白质-能量营养不良(重度);④贫血(重度);⑤遗传代谢性疾病?⑥免疫缺陷?予头孢哌酮钠舒巴坦钠(舒普深)、注射用哌拉西林钠他唑巴坦钠(特治星)、甲硝唑、伊曲康唑抗感染口服益生菌、护胃等对症处理后症状好转。今为进一步诊治来我院。起病以来,精神、睡眠一般,胃纳欠佳,小便如常。近期体重下降3kg。

既往史:平素体质差,每2~3个月患肺炎于当地门诊治疗。患儿哥哥4年前因噬血细胞综合征于国外死亡,具体不详。

体格检查:体温36.9 ℃,脉搏130次/min,呼吸30次/min,血压

88/56mmHg,吸空气下经皮血氧饱和度98%,体重11kg。神志清楚,体形消瘦,面色稍苍白。全身浅表淋巴结未触及肿大。咽无充血,双侧扁桃体无肿大。三凹征阳性,双肺呼吸音粗,可闻及中等量喘鸣音。心界不大,心律齐,未闻及病理性杂音。腹部膨隆,脐稍突出,腹肌软,腹壁静脉显露,未见胃肠形蠕动波,肝脾肋下未触及,无压痛、反跳痛,输尿管行程无压痛,移动性浊音可疑阳性,双肾区无叩痛,肠鸣音活跃。

辅助检查:

2018-09-11血常规:白细胞6.1×10^9/L,血红蛋白73g/L,血小板223×10^9/L。肿瘤六项:癌胚抗原8.49ng/ml,糖类抗原125 228.3U/ml,糖类抗原15 337.8U/ml,糖类抗原19 978.28U/ml,鳞状细胞癌抗原1.7ng/ml。自身抗体、结核抗体、大便培养阴性。腹部彩超:肠管扩张,肝胆脾胰未见明显异常,双肾未见明显异常。胸片:双肺渗出性病变,性质待定。2018-09-14胸部CT:①双肺炎症,左肺下叶、右肺中叶支气管扩张待排;②门静脉周围水肿,胰头稍饱满,腹水,腹腔内脂肪间隙模糊,肠管扩张,考虑炎症可能。2018-09-18头颅MR:①双侧大脑半球脑沟加深;②双侧上颌窦、筛窦及蝶窦炎症。2018-09-21骨髓细胞学检查:骨髓增生活跃,粒系、巨核系增生,红系增生明显,血小板散在或小堆分布。肺泡灌洗液提示巨细胞病毒、白假丝酵母菌、革兰阳性菌感染。2018-09-29胸部CT:右肺中叶、左肺舌段支气管扩张合并双肺感染。2018-09-30X射线:双髋关节未见骨、关节异常。PET-CT:①十二指肠球部降部、水平部代谢活跃,考虑炎症可能大,余小肠、结直肠普通扩张;②双肺多发支气管扩张伴多发炎性病变;③肝脾稍大,代谢未见异常增高,胰腺稍肿胀,代谢不高;④蝶窦、筛窦、双侧上颌窦炎;⑤心包少量积液、左髋关节局部组织稍肿胀,代谢活跃,考虑炎性改变。

入院诊断:①重症肺炎;②支气管扩张;③重度蛋白质-能量营养不良;④中度贫血;⑤慢性腹泻。

入院后完善相关检查,如三大常规、病原学等,暂予注射用哌拉西林钠他唑巴坦钠(特治星)、伏立康唑抗感染;甲硝唑治疗;加强营养支持;追问病史,患儿曾于儿童医院输注丙种球蛋白[2g/(kg·d)×5d,9月30日起],考虑患儿免疫球蛋白G明显升高为输注丙种球蛋白后所致;密切观察患儿病情变化,适时调整用药方案。住院1周后,患儿偶有连声咳嗽,多在拍背后出现,有痰不会咳出,无气促、喘息,无发热,精神、睡眠、胃纳可,大小便正常。双肺可闻及散在痰鸣音,较前稍改善,病情稳定,注意追踪检查结果,治疗方案同前。遂于2018年10月19日请中医科第一次会诊。观其形体矮小,发育迟缓,四肢瘦削如小柴火棍儿,皮下有瘀斑如花纹状,精神烦躁,表情痛苦,眉头紧皱,两眼眯着不愿睁开,问之不理,呼吸气促,可听到喉中多痰,口唇干裂起皮,鼻中插胃管以进食,肚腹膨隆,叩之如按鼓皮而砰砰有声,大便不畅,舌红,苔厚腻如树根盘踞舌面,脉细如线。患儿久病,生长发育迟缓,虽有6岁,体重却仅有11kg,看上去也只有一两周岁的孩子那么大。按照医嘱不能饮食,每天只能靠鼻饲灌下去一些所谓的营养液,因疑有髋关节炎而暂时禁止站立和行走。如此复杂的病情,真不知该如何下手医治。脾胃为后天之本,第一步治疗必须通腑泻痰,复脾胃升降之枢机。建议给患儿适量饮用温开水和米油,不必禁食;配合小儿推拿:摩腹、捏脊、推六腑、清天河水,每日3次,并注意在床上不断揉按下肢,点按足三里,阳陵泉、三阴交、昆仑、照海、太冲、涌泉。嘱咐家长适时抱患儿晒晒太阳。另中药新加黄龙汤化裁,方药:

太子参10g	麦冬15g	玄参15g	生地黄15g
茯苓15g	枳实10g	法半夏10g	陈皮5g
麦芽30g	葛根10g	厚朴10g	砂仁5g
大黄10g	番泻叶5g	芒硝5g	甘草10g

3剂,水煎服,1剂分2日。

二诊,1周后,2018年10月26日,再次会诊,患儿身热已退,咳嗽较前减轻,精神好转,我刚一进病房,他就笑啦,接着又自顾自地玩手机啦。家长代诉,整体情况好转,夜间汗出减少,睡眠较前安静,希望继续服用中药调理。观其精神,表情较前丰富,颜面潮红渐减,口唇较前和润,舌苔稍退,仍厚腻,脉细如线。嘱其立即停止玩手机,患儿当即哭闹,躺在床上要赖皮。我动之以情,晓之以理,患儿遂不再哭闹。患儿身材小弱,发育迟缓,但对医生的话还是可以理解的。鼓励他如果能坚持吃药,就可以早些回家见到妈妈,还可以站起来和弟弟妹妹玩。患儿点头同意,暂时表示可以不看手机,配合治疗。"人之初,性本善",信然。其他医嘱同前,再三嘱咐一定要坚持每日推拿。中药去茯苓、厚朴,加石膏、栀子各10g,再服5剂而观。

三诊,2018年11月7日,患儿胃管已拔,精神好转明显,可自行饮食,咳嗽减,二便通畅,仍腹胀,下肢较前有力,舌淡红,苔微腻,脉细如前,但较和缓。伏立康唑血浆药物浓度1.07μg/ml,粪便分析无异常。肺泡灌洗液巨细胞病毒(CMV-DNA)定量:5.47E+05Copies/ml,痰巨细胞病毒(CMV-DNA)定量:6.50E+06Copies/ml。副主任医师查房后指出:患儿间有咳嗽,有痰不会咳出,双肺可闻及痰鸣音,伏立康唑血浆药物浓度:1.07μg/ml,符合有效药物浓度;

患儿不喜活动,左下肢常处于弯曲状态,结合外院髋关节 CT 示左髋关节炎性改变,嘱家长多帮助患儿行左下肢康复训练,病情稳定,治疗方案同前。病情好转,建议可于近日出院康复治疗,中药 7 剂,隔日 1 剂。

随访 1 个月后,家长代诉,体重增加 2kg,可以在家中玩耍,可以踩小单车玩,但上楼梯时,仍觉不太够力气。假以时日,或可有济!

【临证明理】 形,乃神之斋;神,乃形之主。小儿形气不足,禀赋虚弱,久病缠身必致发育迟缓,神气何在? 然治疗之法,又岂止药物治疗而已?! 一般儿童,刚生下来,体重都有六七斤重,母乳喂养也长达八九个月,照理也不应长成这样。可是,当我第一次会诊时,家长从柜子里拿出那一大筐零食时,我很惊讶! 也很无语! 如此溺爱,实则与戕害无异! 病有外感,有内伤,有感于情伤,有伤于溺爱。如此而已。

【个人体会】 临证之时,每每遇到一些周身插管的病人,我几乎都会放弃,真的觉得无能为力。如此患儿,若是在 10 年前,我也许只能随便开开方子而已,或效或不效。毕竟在西医插管、抗菌、吸痰、甚至机械通气等治疗的大环境下,区区几剂中药又能奈何?! 然治病救人是医者之天职。随着临证经验的积累,对中医、对临证、对治疗疑难病的信心让我越来越勇敢地面对,不断尝试,不断总结,只求一效,或有裨益于病患,如此而已!

第五节　过食荔枝致湿疹案

曾某,女,8 岁,因双手掌遍布红疹 2 天,于 2013 年 6 月 5 日初诊。观其形体微浮胖,面色晦黯不泽,精神倦怠,双手不自主互相抓挠,表情痛苦,双手掌皮下红疹成片,或红白相兼,偶见皮肤被抓破后有水液渗出。足底也散见红色点片状红疹,以足底边缘处多见。家长代诉患儿昨日饱食荔枝十几粒。当晚即开始手足瘙痒,红色皮疹相继透出手足掌心皮下,伴见纳食减少,嗳气,时呈叹气样呼吸,咳嗽偶作,咽喉不利,大便不畅。自服清咽滴丸,症状未减。遂于近日来门诊求治。舌质淡黯,苔厚腻,脉滑。病由过度饮食,伤于荔枝,积滞内停,湿浊弥漫,迫血妄行,予以辛开苦降,宣清导浊之法,方药:

| 苍术 10g | 厚朴 10g | 陈皮 5g | 石菖蒲 10g |
| 槟榔 10g | 黄芩 10g | 番泻叶 10g | 大黄 10g |

木香 5g　　　　　党参 10g　　　　　路路通 10g　　　　　甘草 5g

3 剂,水煎服,加生姜 10 片,红糖一勺。

二诊,2013 年 6 月 8 日,患儿精神好转,手足皮疹已减去十分之六七,诉服药后,大便泻下五六次,泻下物味道臭秽,可见宿食、痰涎等物,胃纳稍增,舌上厚苔渐退。原方去番泻叶、大黄,加桂枝、白芍、木香各 10g。

三诊,患儿手足皮疹退去十之八九,她的妈妈说,幸亏今年治疗得早,否则这个夏天孩子就要辛苦啦。但愿今年调理后,明年不复发就好啦。

【临证明理】 荔枝,味甘、酸,性温,入心脾肝经,可以止呃逆,止腹泻,为食疗佳品。具有补脑健身、开胃益脾、促进食欲之功。多食易上火。每到荔枝下来的时候,不少人因过多荔枝而导致发热、湿疹、咽痛等症。特别有些人为了爽口,先放进冰箱里,再拿出来吃,结果更加容易火上浇油,导致疾病的发生。素体湿热、阴虚阳亢、肠燥不通者应该小心,且不可过食。

【个人体会】 此案由果积内停所致,治疗以辛开苦降,宣清导浊之法,而取效如此。另外,方中大黄、番泻叶同煎同服,可气血同治,通上彻下,散结通络,意在去邪务尽,结散血清,气血归于常化。另嘱其忌食冰箱生冷、凉茶饮料等,以杜绝后患。否则随之而来的将是青春期的月经不调等诸多病变。

第六节　伤食致呕吐发热腹痛案

患者曾某,女,12 岁,广州人,学生。因反复呕吐、腹痛 2 日,加重半发热半天,于 2014 年 12 月 24 日夜间初诊。我们知道,吃在广州。广州人非常注重饮食,而且也十分传统。特别是对传统节日的重视,是我们这些来自北方的人始料未及的。广州人非常重视过冬,甚至有"过冬大过年"的说法。患者因冬至那天中午吃饺子,晚上吃汤圆,次日家中又接二连三吃椰子煲鸡、芋头大骨汤等。随即出现呕吐症状,自服藿香正气丸、保济口服液等症状无改善。并于今日出现发热、腹痛等。为求进一步诊治,患者父母带其于 2014 年 12 月 25 日晚来急诊治疗。来诊时,患儿面色潮红,口唇干红如妆,自觉腹痛难忍,表情痛苦,精神倦怠,时觉恶寒,因其疼痛难忍,随即予以温覆止痛等对症处理。半个小时后,患儿腹痛缓解,然恶寒加重,观其舌苔厚腻,闻其口气酸涩而臭秽,脉浮滑数。血常规显示:白细胞、中性粒细胞均增高,提示有炎症改变。结合

病史,四诊合参,本病当急以消积导滞为要。方药:

麻黄 10g	石膏 25g	柴胡 5g	黄芩 10g
法半夏 5g	白芍 15g	大黄 10g	石菖蒲 5g
槟榔 10g	栀子 15g	神曲 15g	陈皮 15g
木香 10g	厚朴 10g	芒硝(冲服)10g	甘草 5g

2 剂,水煎服。

二诊,2014 年 12 月 26 日,家长代诉当晚回家服上药后,随即呕吐 1 次,呕吐物为所服中药及胃内不消化物。吐后仍身热不退,体温持续在 39℃以上,家长着急随即予以退烧药。谁知服用退烧药后不到 10 分钟,患儿即出现鼻头肿胀,额头及目周肿胀,眼睛变小如绿豆,眼镜因头目、鼻头过度肿大而跌落在地,见到此情此景,患儿妈妈大惊失色,自觉惭愧,非常自责。随即打通电话,询问下一步该怎么办。嘱咐继续服用中药,务必以排毒为要。今日来诊时,患儿身热已退,无呕吐、腹痛,稍稍有食欲,咽喉不利,偶有咳嗽,大便泻下增多,自觉精神明显好转。观其舌苔渐退,口气大减,脉象缓和。嘱其饮食清淡,3 日内禁食肉类,以防复发。原方去番泻叶、芒硝,减石膏、大黄为半量。继续服用 3 剂。

【临证明理】 此案之难明,在于西药之退热明显有优势,而患儿服药后出现的一系列中毒之症状似乎与服用退烧药关系密切。如何解释? 毕竟,西药退热解毒汗出身凉对于一般高热不退确有短暂或临时效果,而对于邪毒壅盛,弥漫三焦,却使得邪毒无法单纯通过"汗出而愈",而游弋、聚结一处,呈"大头瘟病"之态。若通过吐下之法,则或可避免。

【个人体会】 饮食养生是中医养生学的重要内容之一。然《黄帝内经》中的"伤食者恶食"正是提醒人们一个最简单的"过犹不及"的道理。正如此案患儿家长总结说:"这真是好心办坏事啊!"孙思邈早在《备急千金要方》中多次警示后人这个道理:过爱小儿反害小儿。岂止饮食一端?! 现在人们常常喜欢用时髦的"节假日综合征"一词,以上现象只不过是"节假日综合征"的一种。希望人们能够引以为戒,"有则改之,无则加勉"吧!

第七节 食积致下肢酸痛案

2013 年 6 月 11 日晚上 10 点左右,宝贝女儿准备睡觉时,突然叫喊腿疼难忍，一定要我帮她按摩推拿，作为医生的我，按摩推拿简直就是小儿科，太小意思了。于是我认真地给她的双下肢进行了系统的推、拿、揉、按、点穴等治疗，时间大约过去了 20min，我问她感觉如何，小家伙回答感觉挺舒服的。可是当我一停下手来，她又开始喊痛。而且这一次似乎比刚才还要厉害，看着她那痛苦的表情和在眼中打转的泪水，我知道孩子是真痛，绝不是诈病。于是我又耐心地检查她的双下肢，确实没有发现有红肿或瘀点、疙瘩、肿块等。正在疑惑之处，又听见孩子说开始头痛、恶心，想起下午吃的肉丸子她就想吐。坏了！原来是下午吃得超市买的肉丸子太多了。据她自己讲，她一下子就吃了七八个。事不宜迟，我赶紧催她到厕所去，拿了根筷子小心地刺激她的咽喉部，前后连续吐了三五次。终于她的头不痛了，自己感觉脚也不痛啦。漱洗完毕，她急忙上床去做她的美梦啦。

这件事给我的感触很深，曾经记得在 1998 年冬天我儿科急诊值班的时候，来了一个七八岁的男孩，她妈妈说孩子不能走路，只能单腿"弹拐拐"。在骨科、外科等检查无任何异常发现。排除阑尾炎、骨折等疾病的可能。看着这个孩子，我也没有什么高招，只好让他先去做个血液的常规检查。1 个小时后，小男孩回来了，他兴高采烈地跑回来，腿居然好啦！可以自由蹦蹦跳跳。仔细询问，原来小男孩在去验血的时候，突然肚子痛，赶紧去了趟厕所，大便之后回来，感觉轻松很多，结果腿也好了。

【临证明理】《素问·痿论》云："阳明者，五脏六腑之海，主润宗筋，宗筋主束骨而利机关也。"并言："冲脉者，经脉之海也，主渗灌溪谷，与阳明合于宗筋，阴阳总宗筋之会，会与气街，而阳明为之长，皆属于带脉，而络于督脉，故阳明虚则宗筋纵，带脉不引，故足痿不用也。"

伤食一证，表现不一，古人论述颇详。而治疗之法，有在经在络、在脏在腑之异。而今人之医理似乎多崇西医，故难以辨明，而失中医之本。若诚能潜心揣摩，则终不失为一中医。病本不疑难，识断不明，治疗无效，而为难治之列。

【个人体会】 饮食不节，过饱过食，阳明经气不通，的确可以导致下肢疼痛、运动不利等症状。对此证论述，清代曹颖甫论之颇详。若为骨科医生，有时也要提醒自己，注意病人的大便是否通畅。

第八节 外伤瘀血致高血压案

患者武某,男,12 岁,河北邯郸人。因外伤后血压升高半月,于 2016 年 12 月 10 日来诊。患儿于半月前不慎被汽车撞后从电动自行车上摔倒在地,当时自觉无不适,唯头顶有一肿块如雀卵大小,四肢散见青紫瘀斑。遂至邯郸市中心医院住院诊治。入院后检查显示患儿血压高:160~170/100~110mmHg,头颅 CT 检查显示:左侧顶部皮下异常信号,请结合临床。患儿自诉头痛偶作,时恶心欲呕,口唇干裂,大便不畅,夜间噩梦纷纭,似有虎狼缠身,侥幸摆脱。住院期间曾用硝苯地平等药,血压下降不明显。因住院疗效欠佳,家长焦急,遂欲转至北京医院求治。因亲戚关系,即打电话来诊,虑其因外伤新发,瘀血流注经脉,恐成癫痫之虞。遵《黄帝内经》之旨,先以桃核承气汤化裁:

柴胡 10g	黄芩 10g	荆芥 5g	生石膏 20g
丹参 10g	桃仁 10g	大黄 10g	瓜蒌皮 10g
红花 5g	牛膝 10g	鸡血藤 10g	番泻叶 5g
芒硝(冲服)10g	路路通 5g	甘草 10g	

3 剂水煎,并复渣服。1 日 1 剂,频煎频服。

二诊,2016 年 12 月 30 日,电话来诊,患儿服药后,头痛恶心症状减,饮食如常,大便泻下量多,有泡沫及墨绿色黏液。四肢青紫瘀斑消退明显,口唇不干,舌质淡红,苔薄白,脉弦。在当地医院复查头颅 CT 显示:左侧顶部皮下异常信号。血压已经降至 130~140/80~90mmHg。家长要求继续服用中药调理。原方去石膏、红花、番泻叶,减大黄、芒硝至 5g,再服 5 剂。

三诊,患者间断服药半年,血压正常稳定,偶有头痛等,已经返学校正常读书。

【临证明理】 患儿因外伤导致体内瘀血流窜,气机紊乱。《素问·缪刺论》云:"人有所堕坠,恶血留内,腹中满胀,不得前后,先饮利药。此上伤厥阴之脉,下伤少阴之络。刺足内踝之下,然骨之前血脉出血……"外伤瘀血证治,先贤早有训示,奈何今人置之脑后。圣人之言,实乃至理名言,奈何吾辈不能深思而慎取,故不时有失之交臂之遗憾!

【个人体会】 打电话听说了事情的经过,细思确实乃外伤引起。而治疗之大法应不出古人之左右。若不能及时以利药通利血脉,则恐成癫痫之杂症,身边的例子并不少见。希望今后临证能明此理者可帮助更多的人,故谨记于此。医者,仁心仁术,肩负生民之职责,而无怨无悔。况世人时风日下,诬医者何其多也。吾辈但能尽心尽职,无愧于心,虽不足以告天下,但足以自慰!

第九节 泄泻不止之热结旁流案

钟某,男,1 岁 2 个月。因发热后泄泻不止五六日,于 2014 年 4 月 21 日来诊。患儿曾因发热咳嗽 1 天,于 2014 年 4 月 16 日在我院门诊治疗,医生予以银翘散加大黄 2 剂。患儿服药 1 剂后,大便溏烂,次数增多,偶有大便带血,但发热未退。即于次日到市儿童医院求治,经过予以静脉点滴消炎药并对症支持治疗 2 天后,身热已退,仍纳差,夜间多汗,睡卧不宁。但大便次数仍每日四五次,量多少不一,不成形,或大便带血或带有黏液,或夹有不消化物。患儿家长非常焦急,遂反复致电初诊中医生,咨询初次服用大黄是否会导致泄泻不止。医生担心病人投诉,遂按照规定逐级汇报到医院医务科。医务科指示:先由科内解决,找科室主任处理。患儿家长遂于 2014 年 4 月 21 日带患儿来门诊找到我。观其形体消瘦,精神可,家长带诉大便日行四五次,虽然在儿童医院开过蒙脱石散(思密达),似乎也没有什么效果,近日饮食减少,夜间烦躁多汗,睡卧不安,观其口唇干红,舌苔根部厚腻,指纹淡滞隐隐显于风关之内。诊察过程中,患儿突然头一摇,身体微微一扭,屁股稍稍一撅,大便泻下一堆不消化物并有大量黏液及秽浊等物。家长更加紧张,质问医生到底应该如何是好?作为科主任,我必须做到两点:首先用事实说明患儿泄泻症状并非由大黄引起,而是疾病治疗过程中的一种排毒反应。试想,如果患儿不能将这些垃圾毒素等排出,换句话而言,把排出的垃圾毒素再给他塞回去,结果岂不是更加糟糕?其次解决患儿目前所存在的主要问题。经过耐心解释,患儿家长终于能理解发热后大便次数多的问题。接下来,如何解决这个问题。我说,方案有两个,首先可以给孩子进行小儿推拿(摩腹并捏脊),并停所有目前的口服药,再观察几天;其次,根据病情变化,结合患儿目前的病情,辨证属于热结旁流,当通因通用,继续服用中药治疗排毒。家长也没有犹豫选择了后者。处方如下:

广藿香 5g	黄芩 10g	石菖蒲 5g	路路通 5g
栀子 10g	山楂 10g	荆芥 5g	陈皮 10g
大黄(后下)5g	芒硝(冲服)5g	甘草 10g	

2 剂,水煎服,1 日 1 剂。

接下来,交代家属服药后,大便或泻下更多,但很快就会好转。并把我的电话号码留给对方,以方便随时联系,观察病情。患儿家长随即半信半疑离开诊室。午后来电询问煎煮药的问题。次日来电表示感谢,诉服药后,大便日行1次,饮食如常,夜间睡眠安稳,汗出大减。接着问剩下的 1 剂药要不要继续服用。答曰:可隔日再服。

【临证明理】 伤寒阳明证,大便溏烂,为邪气已尽;温热病,大便溏为邪未尽,故当通因通用而继续用下法。所谓医者,意也,医理不明,则难以说服病家。若用药不效,徒以口舌之胜,则不失为狂妄之徒,成为笑柄,故有医道难之论。

张仲景云:"夫智者之举错也,常审以慎;愚者之动作也,必果而速。安危之变,岂可诡哉!世上之士,但务彼翕习之荣,而莫见此倾危之败。惟明者,居然能护其本,近取诸身,夫何远之有焉?"诚为吾辈行医之良训!

【个人体会】 在当今医患关系如此紧张的非常时期,此案非常典型,反映了我们中医师敢于担当的优良品质。特别是首诊医生正是出于高度负责的态度对诊治患儿病情的过程及反应逐级汇报,并到医务科进行主动自我投诉。这是一种多么难能可贵的精神和态度!同时,转诊到上级医师或主任医师处诊治,体现了中医诊治疾病过程中同样存在会诊和三级医师负责制度。这种制度不仅在住院部、病区执行,同样也应该在中医门诊救治过程中得到完美体现。最后,感谢我们的患者,是他们给了医生学习和经验积累的机会和可能。《素问·汤液醪醴论》曰:"病为本,工为标,标本不得,邪气不服。"此案中医生与患者及家属多次沟通,使得医患和谐,标本相得,而疾病可治,这才是我们医疗救助的终极目标啊!

第十节　腰椎穿刺术致腰痛案

钟某,男,8 岁,增城人。因腰椎穿刺后腰痛反复 5 日,于 2018 年 1 月 5

日来诊。患儿家长代诉患儿半月前曾因不明原因的肢体抽搐而在中山二院住院治疗。为查明病因而于 2018 年 1 月 1 日行腰椎穿刺术,脑脊液检查无异常发现,遂于当日出院。出院后,患儿自诉腰痛难忍,反复发作,严重时坐卧、行走不能,痛苦异常,哭闹喊叫腰疼不止,家长无奈,也不愿意再去住院,为求进一步系统诊治,即来我科求助中医治疗。来诊时,观其形体略偏瘦,表情痛苦,自诉腰痛难忍,坐卧不能而成角弓反张状,因体格检查不能合作,腰部疼痛难忍,遂令患儿妈妈一起抬至诊床上,一边轻手揉按,一边问其疼痛部位,似乎疼痛部位并不明确。先按腰背,次点委中穴,再行揉按、震颤手法等。10 分钟后,患儿自诉腰部不疼了,可是头又开始不舒坦,感觉有些胀痛,随即又给予开天门、推坎宫、揉耳后高骨,很快患儿症状缓解,但自诉下肢乏力,可以勉强走路,回到诊台。详细向家长询问病史,患儿妈妈因月余前刚刚生二胎,家中饮食过于温补,少不了猪脚姜、煲鸡汤、牛羊肉等滋补之品,患儿素喜食肉,可以说无肉不欢,患儿恣食肥甘厚味,半月前出现肢体抽搐等,为查明病因而在外院行腰椎穿刺术。出院后,患儿反复腰痛难忍,夜间剧烈,因疼痛无法忍受而哭闹不止,坐卧难安,严重影响睡眠。观其精神倦怠,言语反应可,神志清楚,口气重浊,腹部膨隆,胀满,无明显压痛,大便不畅,小便黄,有浊味,夜寐不宁。唇舌干红,苔厚腻,脉弦。四诊合参,患者乃因过食肥甘导致肠胃积滞而经脉拘挛呈柔痉状,复因穿刺而感受外来之风寒邪气而成风痰阻络,故而表现为反复腰痛或头痛或肢体痉挛、项背不适等。治疗当先治其标,后治其本,方药:

荆芥 5g	防风 10g	桂枝 10g	白芍 20g
葛根 30g	黄芩 15g	川芎 10g	路路通 10g
栀子 10g	大黄 10g	番泻叶 5g	芒硝(冲服)5g
甘草 10g			

5 剂,水煎服。1 日 1 剂。

二诊,患者服药 3 剂后,泻下量多,臭秽难闻,腹胀大减,已无腰痛。肢体倦怠,口干,饮食可,咳嗽偶作,原方去荆芥、防风、番泻叶、芒硝,减大黄 5g,加杏仁 10g。再服 5 剂。随访年余未发。

【临证明理】 此案难明在于诊断,小儿虽主诉腰痛,但只是经络病的一部分表现,纵观发病过程,四诊合参,患儿当诊断为痉证为宜。小儿腰痛一症,临床比较罕见。细审其腰痛之症,原非腰部之疼痛,实乃经脉拘挛而引起的腰部不适兼夹症状,患儿起病之由,查病之源,乃因肢体抽搐而起。况且,腰痛发作之时,坐卧不能,呈角弓反张之态,而辨证实由内伤积滞,阳明热盛伤津。故治病求本。先治其标者,推拿舒筋而已,后又见头痛者,此邪气循经上传,仍需治其本,故后续以汤药荡涤肠胃而获效。

【个人体会】 此案临床较为罕见,病机复杂,然细究其因,无非外感风寒,内伤积滞所致。临证贵在随机应变,痛病人之所苦,若真能手到病除,亦不失医者仁心,诚可为良医!

第十一节 儿童再发性腹痛案

患者陈某,男,14岁,学生,广州人。因腹痛反复半年余,加重2天,于2016年7月18日就诊。患儿近半年来,腹痛反复,轻重缓急不一。饮食喜肥甘厚腻,无肉不欢,大便不畅,曾先后多次到医院门、急诊就治。腹部B超、胃肠镜、腹部CT等检查均无异常发现,经过予以消炎、止痛、制酸、解痉等治疗,效果不理想,腹部疼痛仍反复。前日在去韩国旅游,中途到济南因腹痛突发剧烈而即刻返回。为求进一步诊治,遂在朋友推荐下至中医科门诊就诊。患者形体略显虚浮,精神可,面色潮红,鼻头有少许络脉迂曲,口唇干红起皮,大便不畅或干结如羊屎。腹部胀痛时作,每因受寒或伤食饮冷等诱发,以脐周为甚,或部位弥散不定。严重时,腹痛剧烈难忍,表情痛苦,额头冷汗。舌质红,苔厚,脉弦紧。患儿喜食肥甘,饮食积滞,肠腑不通,复因感受外邪或饮食不节而诱发或加重。不通则痛。故治疗以通腑泻热,佐以祛风通络为法,方药:

柴胡 15g	黄芩 15g	法半夏 15g	白芍 30g
党参 10g	大黄 10g	荆芥 10g	防风 10g
乌药 15g	木香 10g	延胡索 10g	鸡血藤 10g
芒硝(冲服)10g	甘草 10g		

7剂,水煎服,1日1剂。

另必要时,中药药包外敷以温经通络。

二诊,2016年7月30日,患者自诉服药后,大便泻下量多,色黑,味秽,停药后,腹痛减轻明显。原方去柴胡、法半夏、芒硝,加肉桂5g,木香5g,再服5剂。

三诊,服药后,诸症若失。饮食可,二便如常。因素体胃火盛,建议以防风通圣丸备用。随访1年未复发。

【临证明理】 病者,因"不通则痛"也。医者,当"通则不痛"。而通之之法,又诚如《医学真传》所论:"夫通则不痛,理也。但通之之法,各有不同。调气以和血,调血以和气,通也;下逆者,使之上行,中结者,使之旁达,亦通也。虚者,助之使通,寒者,温之使通,无非通之之法也。若必以下泄为通,则妄矣。"如此,治痛之法明矣。而临证之时,痛又有轻重缓急之分,故治亦有汤丸针灸之异,标本兼治之不同。但能示人以活法,则不失医者之仁心。

【个人体会】 患儿饮食积滞,肥甘厚腻不节,又恣食冷物,气机阻滞,不通则痛。故每疼痛因感受风寒而诱发或加重。治疗当审证求因,务以祛邪通络止痛为要。或可佐以温通之外用法以达急则治标之效。临证之时,无论寒热,温经通络外治止痛为先。其次,调气血,辨虚实,以汤药泄里通络以治其本。小儿诸痛症,不外风寒阻滞,饮食积滞内伤为多,毕竟七情内伤实属罕见,治疗往往并非难事。西医学发达,几乎所有腹痛的患儿都会按照医生的指导做腹部彩超,结果多数提示,肠系膜淋巴结增大。可是,怎么治疗呢? 还是得回到传统的中医治疗上去。

第十二节　紫癜性肾炎之血尿案

患儿韩某,女,7岁,江苏镇江人。患儿因紫癜反复发作半年加重1周,于1998年2月25日收入省中医院儿科。半年前,患儿曾在当地医院诊断为紫癜性肾炎,经激素和中药清热凉血剂犀角地黄汤加减治疗后,症状仍反复不愈。入院时,患儿自诉头痛,不想吃东西双下肢对称性紫斑,高出皮面,纳可,大便干,腹痛时作,舌质淡红,苔厚腻,脉缓,尿常规示:潜血(+++),蛋白(+++),红细胞(+++)。尿红细胞相位差:红细胞48万/ml,形态为混合型。入院诊断:紫癜性肾炎。证系湿邪夹滞,气血不和。治当化湿调气,佐以通腑。方药:

苍术 10g	厚朴 5g	陈皮 3g	茯苓 10g
炒白术 10g	车前子(包)10g	当归 10g	赤芍 10g
蝉蜕 5g	生薏苡仁 15g	白茅根 30g	海蛤壳 10g
青皮 5g	六一散(包)10g		

5剂,水煎服,另王氏保赤丸1支,每天2次。

服药后,患儿下肢紫癜渐退,腹痛大减,纳可,大便稠黏味秽浊难闻,尿常规示：潜血(+)，蛋白(++)，红细胞(少许)。尿相位差红细胞数 32 万 /ml，形态为混合型。病情好转，遂停王氏保赤丸，守方继进。又服 5 剂，双下肢未见新的紫癜出现，尿常规示：潜血(++)，蛋白(-)，红细胞(少许)。尿相位差红细胞数 28 万 /ml，形态为混合型。余无异常。病情平稳，继以原方去蝉蜕、海蛤壳、厚朴，加党参、牛膝、石韦、泽兰。服药 7 剂后，复查尿常规示：潜血(+)，蛋白(-)。尿相位差红细胞数 12 万 /ml，形态为混合型。余无异常，病情明显好转。7 剂后复查剂后尿常规示：尿相位差红细胞数 2 万 /ml，形态为均一型。先后共服药 20 余剂，已获临床痊愈，予以出院，随防 1 年，未见反复。

【临证明理】 此案之血尿辨证手眼，在于面色和舌苔。初见患儿，始知"面色如垢"之词，绝非虚言，而观其舌苔，方知厚腻而不见底之义。如此，湿热证俱。而治疗则宗叶天士之说"凡舌苔闷极者，不必以有血便为枯证，仍从湿治可也"，开后人治血之懵懂，启愚者之茅塞，真黄帝之后学知音也。

【个人体会】 过敏性紫癜，西医学认为是一种主要累及毛细血管的变态反应性疾病。中医辨证多按血热妄行，气不摄血分型论治。早在 20 世纪 70 年代，就有关于本病治疗经验的案例报道，认为清热凉血法治疗本病效果不如清热利湿。这虽是一家之言，但表明湿邪导致本病在临床上并不少见，昆明吴佩衡教授治疗本病亦从湿治，多以平胃散、四妙散、胃苓汤、甘露消毒饮等方，每获良效，此案曾经用清热凉血法治疗，效果不佳，改用祛湿法后而取效若此，不过对证而已。

患儿的妈妈在办理出院时，质疑出院带药同之前住院、出院带药都不同，我说病万变，药亦万变。若徒用水牛角等，恐无益于病。对患者来讲，最重要的事是病可以治，并且能够治好，何必一定用同样的药而对病没有任何帮助呢？家属连连点头称是。

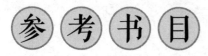

参考书目

［1］南京中医药大学. 黄帝内经素问译释 [M]. 上海：上海科学技术出版社，2009.

［2］南京中医药大学. 黄帝内经灵枢译释 [M]. 上海：上海科学技术出版社，2011.

［3］杨上善. 黄帝内经太素 [M]. 北京：中医古籍出版社，2016.

［4］马莳. 黄帝内经注证发微 [M]. 北京：中医古籍出版社，2017.

［5］吴昆. 医方考 [M]. 洪青山，校注. 北京：中国中医药出版社，2007.

［6］秦越人. 难经 [M]. 北京：科学技术文献出版社，2010.

［7］李培生，刘渡舟. 伤寒论讲义 [M]. 上海：上海科学技术出版社，1985.

［8］陈自明. 校注妇人良方 [M]. 薛立斋，注. 上海：科技卫生出版社，1958.

［9］武之望. 济阴纲目 [M]. 北京：中国医药科技出版社，2014.

［10］孙思邈. 备急千金要方 [M]. 太原：山西科学技术出版社，2010.

［11］张仲景. 金匮要略 [M]. 北京：中国医药科技出版社，2018.

［12］高士栻. 医学真传 [M]. 宋咏梅，李圣兰，点校. 天津：天津科学技术出版社，2000.

［13］林珮琴. 类证治裁 [M]. 上海：第二军医大学出版社，2008.

［14］褚澄. 褚氏遗书校注 [M]. 徐敬生，马鸿祥，校注. 郑州：河南科学技术出版社，2017.

［15］叶天士. 临证指南医案 [M]. 北京：中国中医药出版社，2008.

［16］戴圣. 礼记精华 [M]. 傅春晓，译注. 沈阳：辽宁人民出版社，2018.

［17］巢元方. 诸病源候论 [M]. 黄作阵，点校. 沈阳：辽宁科学技术出版社，1997.

［18］尚书 [M]. 徐奇堂，译注. 广州：广州出版社，2001.

［19］昝殷. 经效产宝 [M]. 北京：人民卫生出版社，1955.

［20］江瓘. 名医类案 [M]. 北京：人民卫生出版社，1957.

［21］神农本草经 [M]. 南宁：广西科学技术出版社，2016.

［22］张觉人. 红蓼山馆医集 [M]. 北京：学苑出版社，2009.

［23］刘一明. 刘一明医学全书 [M]. 北京：中医古籍出版社，2016.

［24］曹颖甫. 曹氏伤寒金匮发微合刊 [M]. 上海：上海科学技术出版社，1959.

［25］沈尧封 . 沈氏女科辑要笺正 [M]. 上海：上海卫生出版社 , 1958.

［26］李翰卿 . 中国百年百名中医临床家丛书——李翰卿 [M]. 北京：中国中医药出版社 , 2001.

［27］费侠莉 . 繁盛之阴：中国医学史中的性 (960-1665)[M]. 甄橙 , 主译 . 南京：江苏人民出版社 , 2006.